舌象与肝病

梁惠卿　陈少东　林立——主编

化学工业出版社
·北京·

内容简介

本书由世界中医药联合会舌象专业研究委员会挂牌单位厦门大学医学院中医系和厦门中医院肝病专家团队编写。主要介绍舌诊的基本知识，常见肝病中医辨证与舌象，肝病常用中药与舌象，肝病常用方剂与舌象。图文结合，舌象均采集自编者临床实践，附有舌诊指导肝病辨证论治的医案。力求帮助中医师能更好地进行肝病的辨证论治。

本书适合中医师及中医学生阅读参考。

图书在版编目（CIP）数据

肝病与舌象 / 梁惠卿，陈少东，林立主编. —北京：化学工业出版社，2022.5

ISBN 978-7-122-40852-5

Ⅰ.①肝… Ⅱ.①梁…②陈…③林… Ⅲ.①肝病（中医）-舌象-图集 Ⅳ.①R256.4-64②R241.25-64

中国版本图书馆 CIP 数据核字（2022）第 033409 号

责任编辑：戴小玲　　文字编辑：张晓锦
责任校对：宋　夏　　装帧设计：史利平

出版发行：化学工业出版社（北京市东城区青年湖南街13号　邮政编码100011）
印　　装：北京宝隆世纪印刷有限公司
710mm×1000mm　1/16　印张$10^1/_4$　字数180千字　2022年5月北京第1版第1次印刷

购书咨询：010-64518888　　售后服务：010-64518899
网　　址：http://www.cip.com.cn
凡购买本书，如有缺损质量问题，本社销售中心负责调换。

定　　价：68.00元

编写人员名单

主　编　梁惠卿　陈少东　林　立

副主编　王玉杰　张春芳　赖鹏华　张绍良

编　者　庄鸿莉　卢大为　高凉琴　肖群霞
庄琳伊　邱昶钧　蔡晓红　吴晓纹
郑燕茹　黄稚真　胡　敏　吴畀辰
杨小荣　吴春城　陈　悦　张满英
陈少芳　杨嘉恩　刘垚昱　张林林
梁惠卿　陈少东　林　立　王玉杰
张春芳　赖鹏华　张绍良

Preface 前言

舌诊是中医望诊的特色组成部分之一，能客观真实地反映人体内在脏腑、经络、气血变化，通过诊察舌质、舌苔、舌下脉络等，可以判断疾病邪正盛衰、区别病邪性质、辨别病位深浅、推断疾病的转归与预后。《灵枢·经脉》曰："肝者，筋之合也，筋者聚于阴气，而脉络于舌本也。"表明了舌与肝之间存在着内在的关联性。

肝脏是人体最大的实质性器官，也是机体新陈代谢的重要场所，其担负着极其重要而复杂的功能，如：促进脂肪、蛋白质、糖类的代谢和储存，调节血容量，分泌胆汁，解毒等。近年来，除病毒性肝病外，酒精性肝病、非酒精性脂肪性肝病等发病率逐年上升，并且随着生活条件的改善及社会竞争压力的加大，人们加班熬夜、喝酒应酬、大吃大喝等不良习惯让肝脏承受着巨大的负荷。肝脏是一个沉默的器官，当出现消化道出血、肝性脑病、腹水等并发症时，疾病已经进入中晚期，严重威胁患者的生命健康。舌象是机体变化的重要窗口，不同肝病不同时期的舌象各有特点，故辨别舌象变化对于肝病的诊治具有重要价值。

本书从舌诊基本原理开始讲起，向读者详细介绍常见肝病的诊疗方案，并重点分析肝病不同证型的舌象特点、常用方药及其舌象特点、现代药理研究等内容。本书图文结合，立体形象，内容丰富，给读者提供了一个很好的学习平台，同时也给临床肝病内科医师的诊疗活动提供重要的参考。

编　者

目录 Contents

第一章　舌诊基本知识

第一节　舌诊的基本原理

舌诊，是通过观察人体舌质、舌苔和舌下络脉的变化，了解人体生理功能和病理变化的诊察方法，又称望舌。

一、舌象与脏腑经络关系

脏腑经络、气血津液直接或间接地与舌产生联系，其生理功能、病理改变均可反映于舌，故舌象可以作为观察体内脏腑气血盛衰变化的窗口。

二、舌象与脏腑分候

脏腑的病变反映于舌面，具有一定的分布规律。

舌面脏腑部位分属图以五脏来划分，适用于脏腑辨证。舌尖多反映上焦心肺的病变；舌中多反映中焦脾胃的病变；舌根多反映下焦肾的病变；舌两侧多反映肝胆的病变。

舌与胃脘关系分布图以胃经划分，适用于胃病的诊断。舌尖属上脘，舌中属中脘，舌根属下脘。

第二节　舌诊的基本内容

舌诊的内容主要包括望舌质和望舌苔两方面。必须全面观察舌质与舌苔，综合分析，才能做出正确诊断。

一、望舌质

望舌质包括观察舌色、舌形等方面内容。

（一）望舌色

舌色，即舌质的颜色，分为淡红、淡白、红、绛、青紫。

1. 淡红舌

表现： 舌色白里透红，不深不浅，淡红均匀，色泽荣润。见图 1-2-1。

提示： 气血调和，或表证，或病轻。

2. 淡白舌

表现： 较淡红色浅淡，白色偏多而红色偏少。见图 1-2-2。

提示： 气血两虚证或虚寒证。

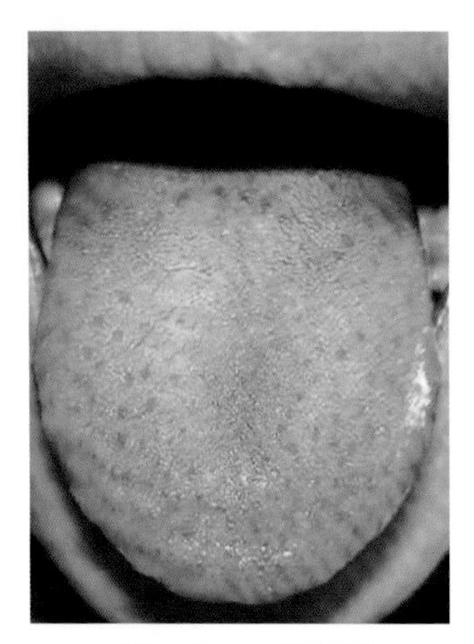

图1-2-1　淡红舌

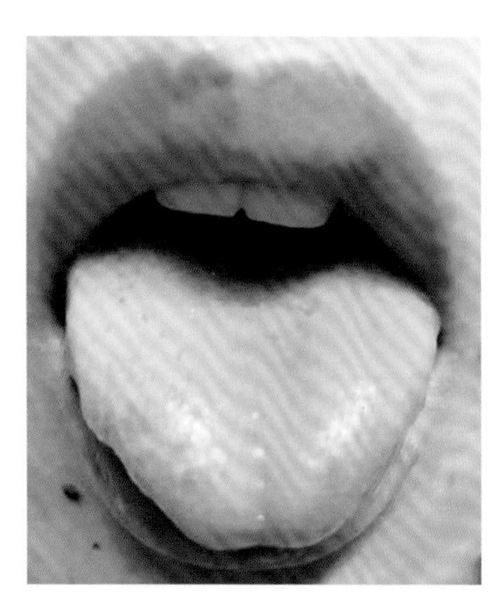

图1-2-2　淡白舌

3. 红舌

表现： 比正常舌色红，或呈鲜红色。见图 1-2-3。

提示： 主热证。

4. 绛舌

表现： 比红舌颜色更深，或略带暗红色。见图 1-2-4。

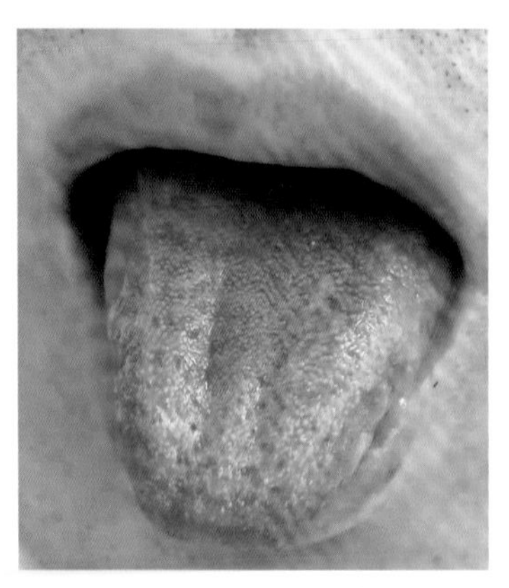

图1-2-3　红舌

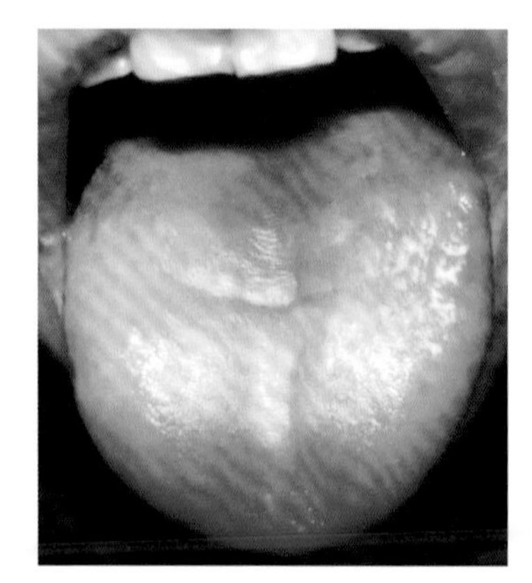

图1-2-4　绛舌

提示： 热盛证，且有瘀血征象。

5. 青紫舌

表现： 深绛而色暗。见图 1-2-5。

提示： 气血运行不畅。

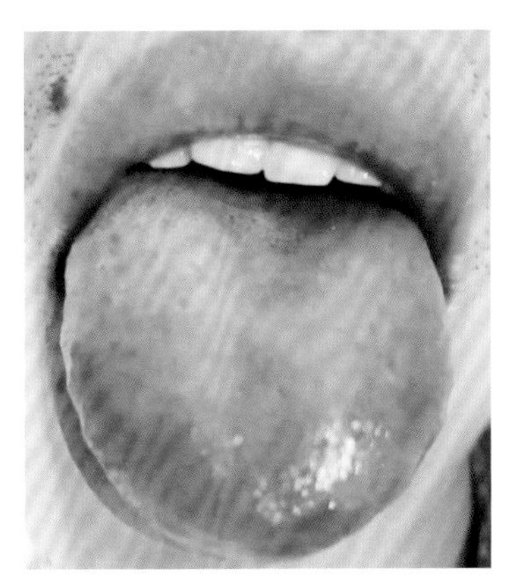

图 1-2-5　青紫舌

（二）望舌形

舌形，是指舌质的形状，包括老嫩、胖瘦、点刺、裂纹、齿痕等方面的特征。

1. 老、嫩舌

老舌表现： 舌质坚敛苍老，纹理粗糙或皱缩，舌色较暗。见图 1-2-6。

提示： 实证。

嫩舌表现： 舌质浮胖娇嫩，纹理细腻，舌色浅淡。见图 1-2-7。

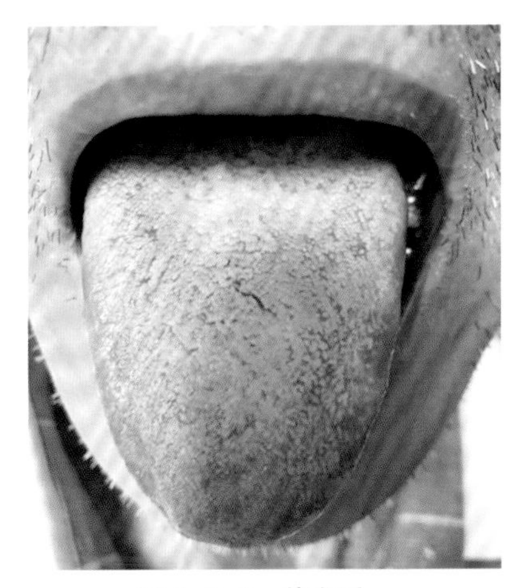

图 1-2-6　苍老舌

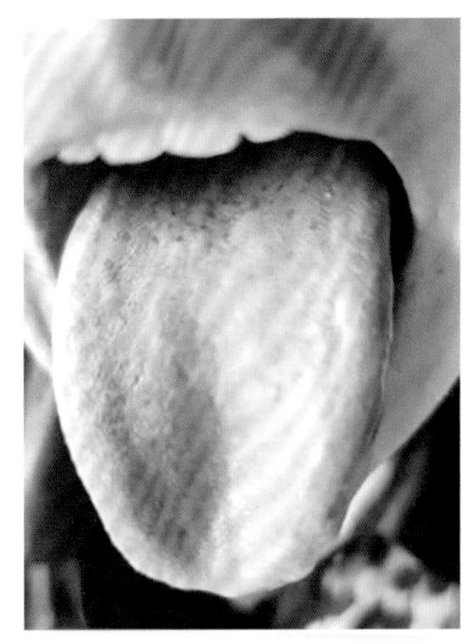

图 1-2-7　娇嫩舌

提示： 虚证。

2. 胖、瘦舌

胖舌表现： 舌体比正常舌大而厚，伸舌满口。见图 1-2-8。

提示： 水湿、痰饮内停。

瘦舌表现： 舌体比正常舌瘦小而薄。见图 1-2-9。

提示： 主气血两虚、阴虚火旺。

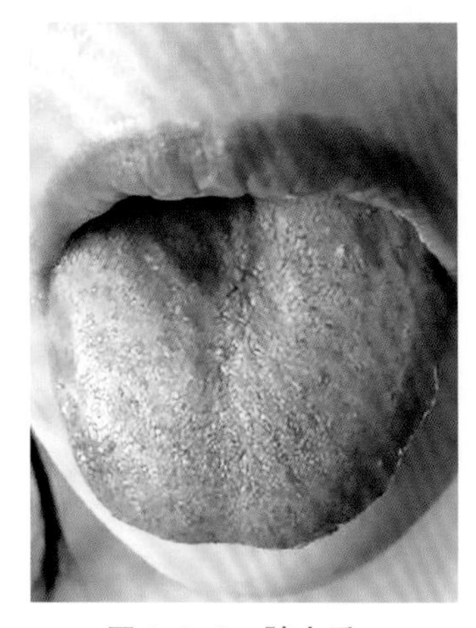

图1-2-8　胖大舌

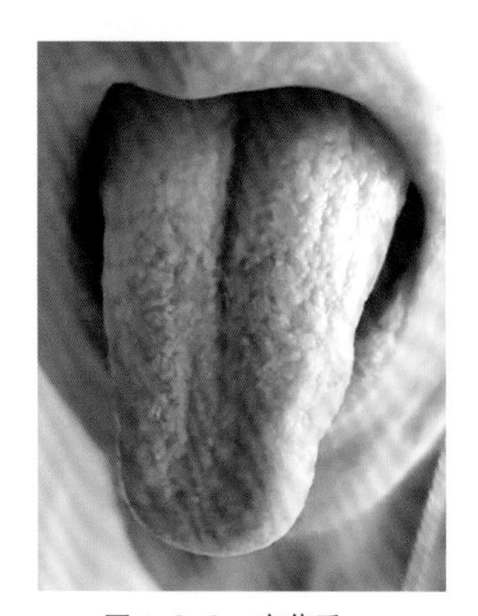

图1-2-9　瘦薄舌

3. 点、刺舌

表现： 舌乳头突起如刺，有摸之棘手的红色或白色星点。见图 1-2-10。

提示： 主脏腑热极，或血分热盛。

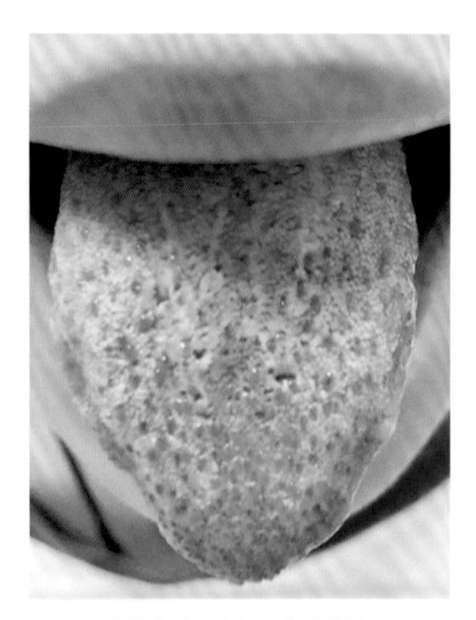

图1-2-10　点刺舌

4. 裂纹舌

表现： 舌面上出现各种形状的裂纹、裂沟，深浅不一，多少不等。见图1-2-11。

提示： 阴虚火旺，或精血亏虚，或脾虚湿侵。

5. 齿痕舌

表现： 舌体边缘有牙齿压迫的痕迹。见图 1-2-12。

提示： 脾虚湿盛或气血不足。

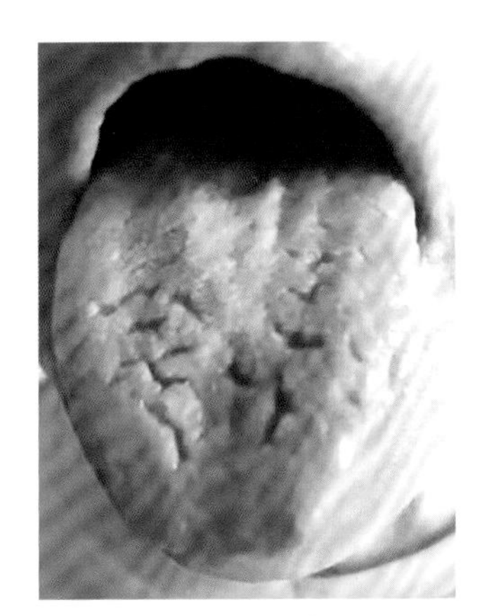

图1-2-11　裂纹舌

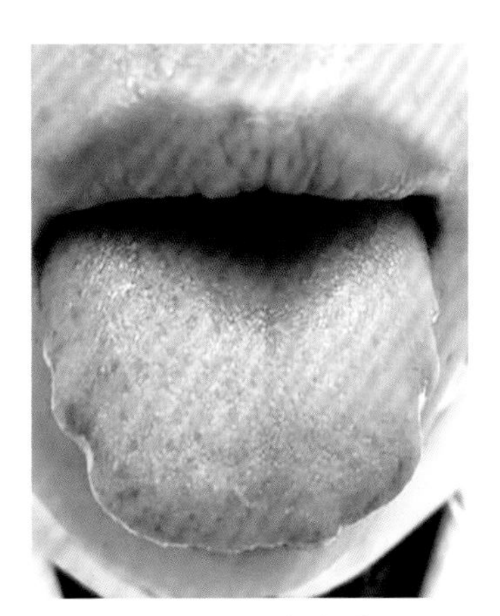

图1-2-12　齿痕舌

二、望舌苔

正常的舌苔，一般是薄白均匀，干湿适中，舌面的中部和根部稍厚。望舌苔要注意苔质和苔色两方面的变化。

(一) 望苔质

临床上常见的苔质变化有薄厚、润燥、腻腐、剥落等几个方面。

1. 薄、厚苔

薄苔表现： 透过舌苔能隐约见到舌质。见图 1-2-13。

提示： 正常人，或主疾病初起，病邪在表。

厚苔表现： 不能透过舌苔看到舌质。见图1-2-14。

提示： 主邪盛入里，或内有痰饮食积。

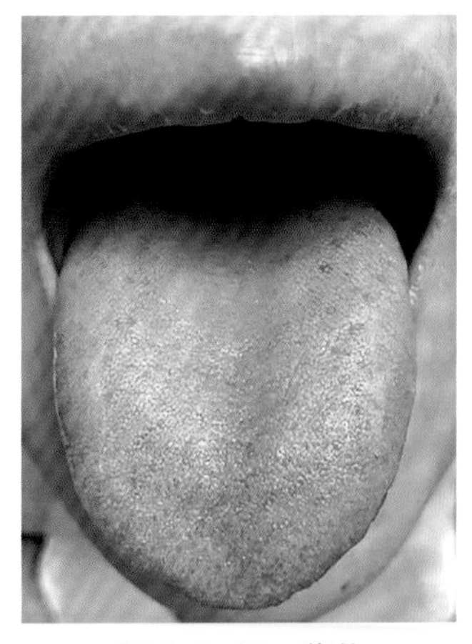

图1-2-13　薄苔

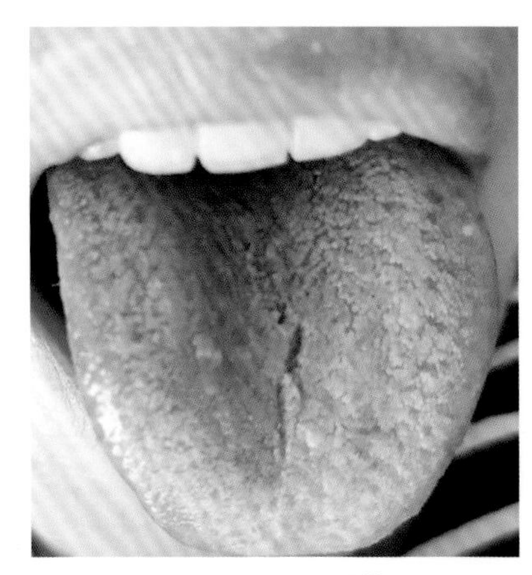

图 1-2-14　厚苔

2. 滑、燥苔

滑苔表现： 舌面水分过多，扪之湿滑，甚者伸舌欲滴。见图 1-2-15。

提示： 主痰饮、水湿。

燥苔表现： 舌苔干燥，望之干枯，扪之无津，甚则舌苔干裂。见图 1-2-16。

提示： 主津液已伤。

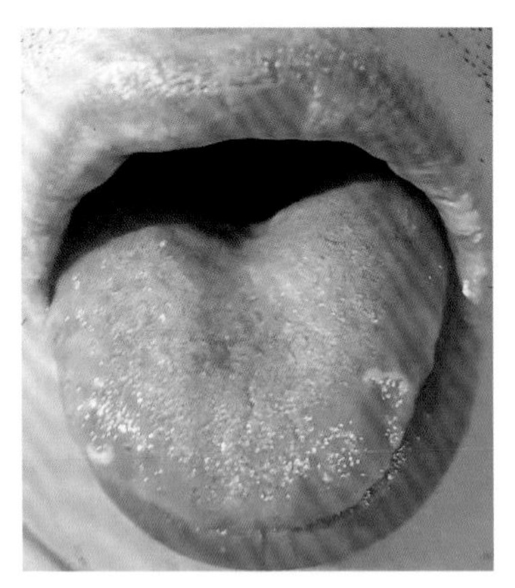

图 1-2-15　滑苔

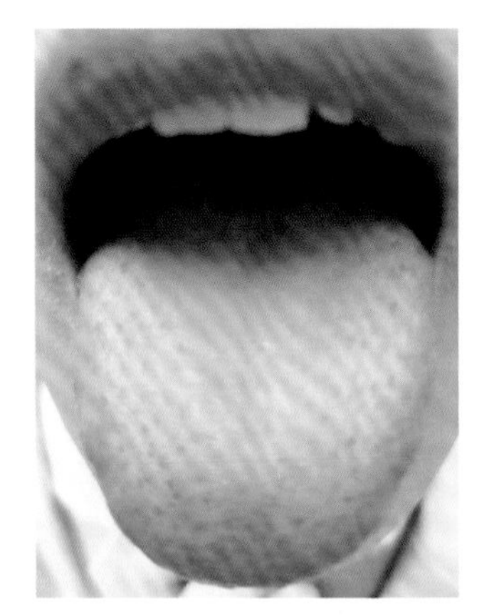

图 1-2-16　燥苔

3. 腻、腐苔

腻苔表现： 苔质颗粒细腻致密，融合成片，如涂有油腻之状，紧贴舌面，揩之不去，刮之不脱。见图 1-2-17。

提示： 浊邪内蕴，阳气被遏，主湿浊、痰饮、食积。

腐苔表现： 苔质颗粒疏松，粗大而厚，行如豆腐渣堆积舌面，揩之易去。见图 1-2-18。

提示：阳热有余，蒸腾胃中秽浊之邪，使之上泛，主食积胃肠或痰浊内蕴。

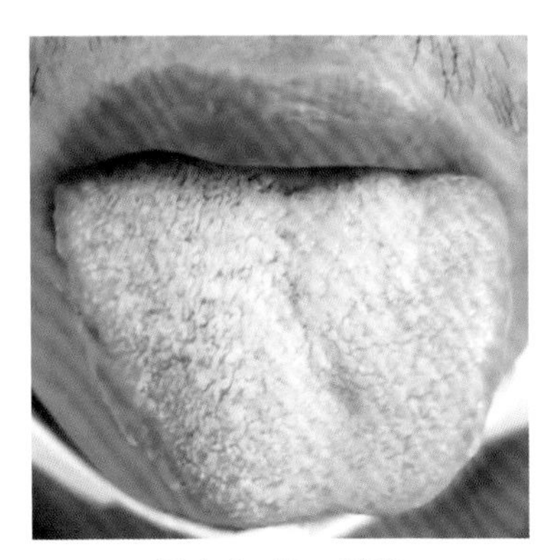

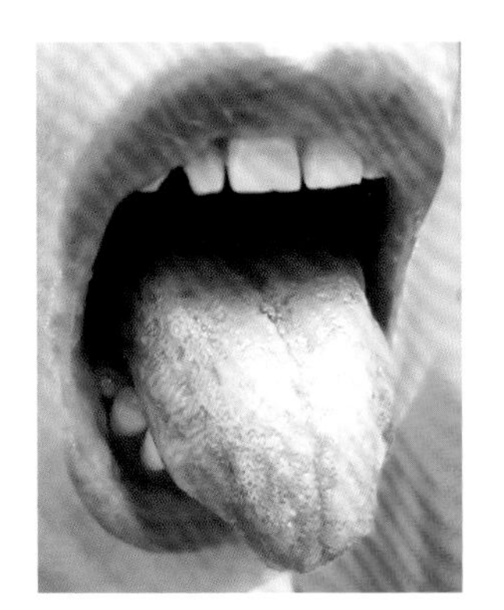

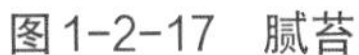

图1-2-17　腻苔

图1-2-18　腐苔

4. 剥（落）苔

表现：舌面本有舌苔，疾病过程中舌苔全部或部分脱落，脱落处光滑无苔。见图 1-2-19。

提示：主胃气不足，胃阴损伤，或气血两虚。

（二）望苔色

苔色，即舌苔颜色，包括白苔、黄苔、灰黑苔三类，临床可单独出现，亦可相兼出现。

1. 白苔

表现：舌面上所附着的苔垢呈现白色。见图 1-2-20。

提示：正常舌苔，亦主表证、寒证。

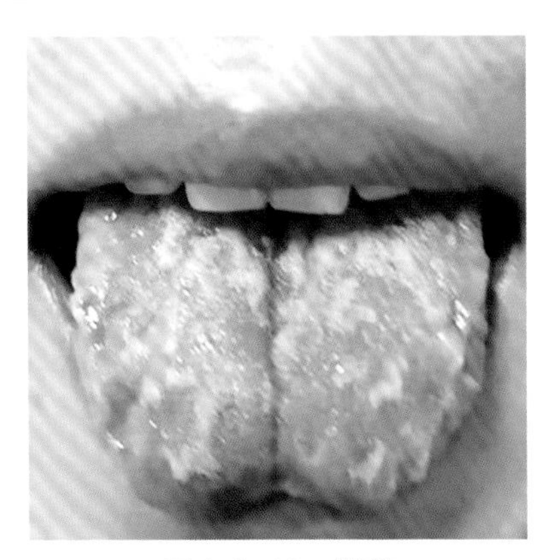

图1-2-19　剥苔

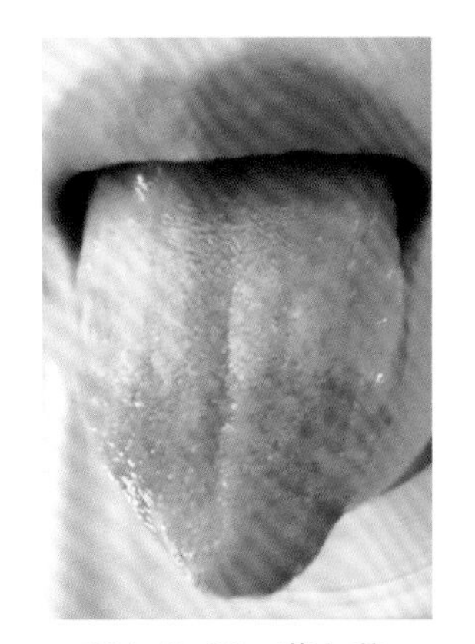

图1-2-20　薄白苔

2. 黄苔

表现： 舌苔呈现黄色。见图 1-2-21。

提示： 主热证、里证。

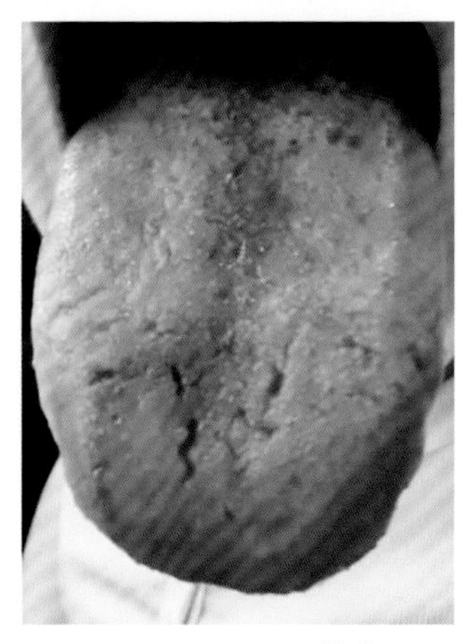

图1-2-21 深黄苔

3. 灰黑苔

表现： 舌苔呈现灰黑色。见图 1-2-22 以及图 1-2-23。

提示： 主阴寒内盛，或里热炽盛。

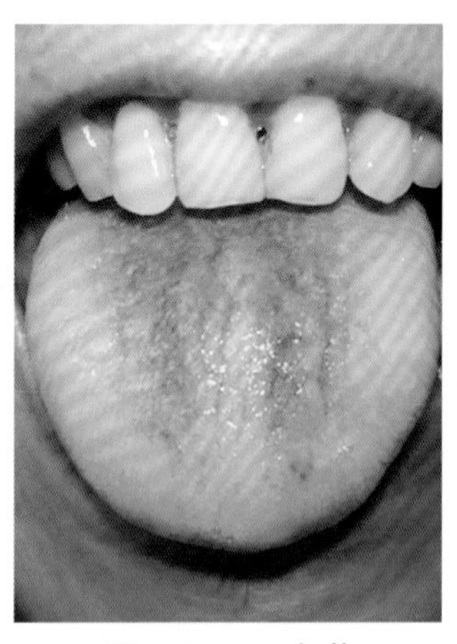

图1-2-22 灰苔

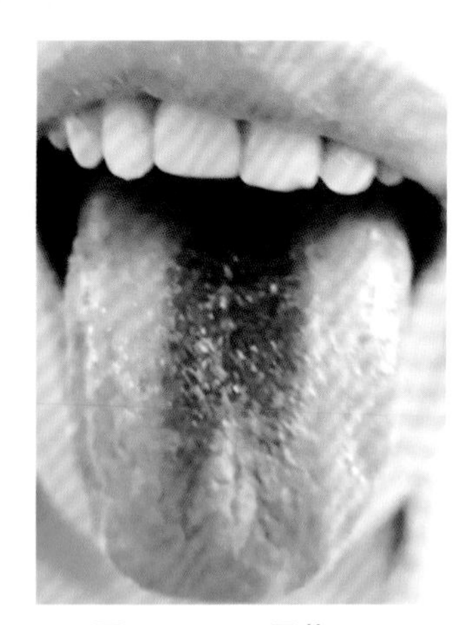

图1-2-23 黑苔

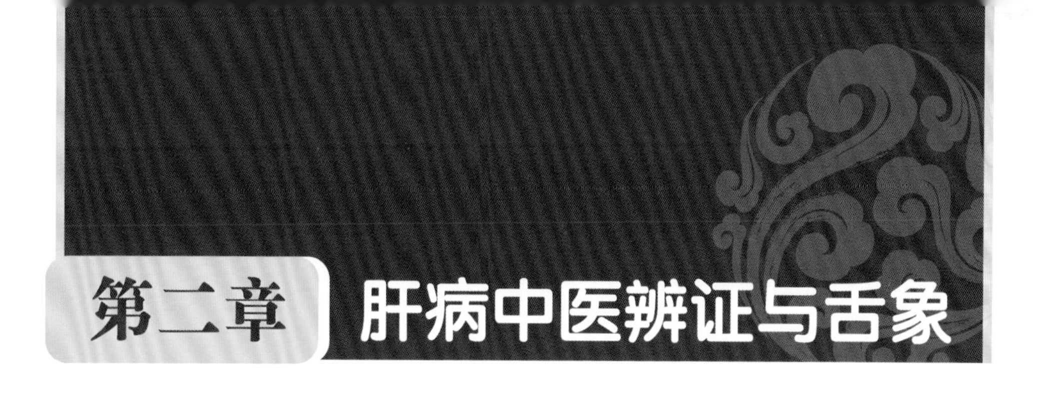

第二章 肝病中医辨证与舌象

肝主疏泄、藏血，具有调节气血、津液的运行，脾胃之气的升降，胆汁的分泌和排泄等作用。中医认为肝病是由于湿热毒、药毒、酒毒等邪毒内侵，人体正气不足，无以抗邪而发病。当邪毒入侵血分，可致“肝胆湿热证”；湿邪阻滞气机，肝失疏泄，可致“肝郁气滞证”；肝郁乘脾或湿热伤脾，可致“肝郁脾虚证”；寒湿困遏脾阳，中焦气滞，土壅木郁，可见“寒湿困脾证”；久病致瘀，久病入络，可致“瘀血内阻证”；邪毒郁久损伤阴液，可致“肝肾阴虚证”；久病阴损及阳，可见“脾肾阳虚证”的发生。下面将重点介绍这些证型的临床表现及舌象特点。

第一节 肝胆湿热证

临床表现： 以身目发黄、胁肋胀痛等及湿热症状为主要表现。

辨证要点： 身目发黄，胁肋胀痛，阴痒，带下黄臭，脉弦数。

舌象特征： 舌红苔黄腻。见图 2-1-1、图 2-1-2。

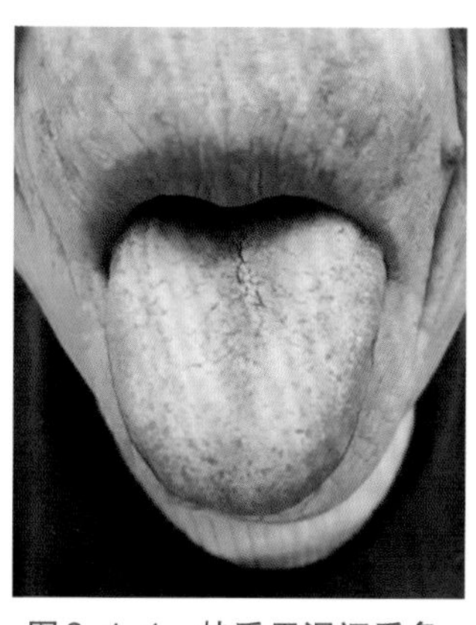

图2-1-1 热重于湿证舌象

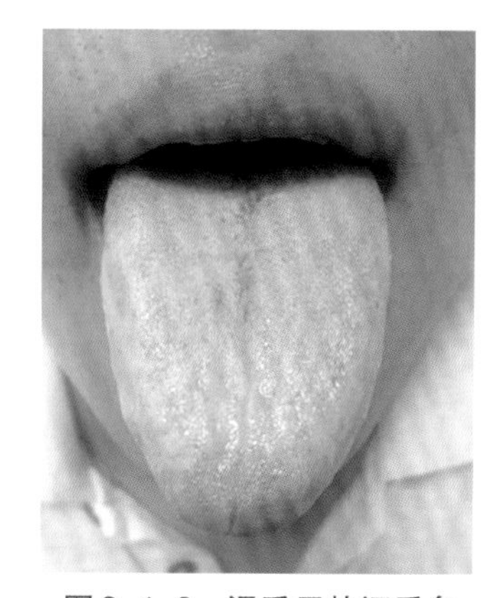

图2-1-2 湿重于热证舌象

病机分析： 湿热蕴结于肝胆，疏泄失职，肝气郁滞，故右胁肋部胀痛；肝气横逆，犯脾碍胃，脾失健运则腹部胀满；胃失和降则恶心而厌食；胆气上溢则口苦；舌红苔黄腻，脉弦数为湿热内蕴肝胆之征。

根据病因和临床症状，本证有两种亚型。

一、热重于湿证

临床表现： 身目俱黄，黄色鲜明，渴喜冷饮，大便干，小便黄，烦躁，食欲减退，恶心呕吐，腹胀或者便溏，舌苔厚腻微黄，脉象濡数或濡缓。见图2-1-1。

治则： 清热祛湿。

方药： 茵陈蒿汤。

茵陈、栀子、大黄。

二、湿重于热证

临床表现： 身目俱黄，黄色不鲜明，“湿”的表现比较明显，头重身困，胸脘痞满，食欲减退，恶心呕吐，腹胀或者便溏，舌苔厚腻微黄，脉象濡数或濡缓。见图2-1-2。

治则： 利湿清热。

方药： 甘露消毒丸。

茵陈、滑石、黄芩、石菖蒲、川贝母、木通、藿香、射干、连翘、薄荷、豆蔻。

第二节　肝郁气滞证

临床表现： 胸胁或少腹胀满窜痛，情志抑郁或易怒、善太息，或见咽部异物感，或颈部瘿瘤，或胁下肿块；妇女可见乳房胀痛，月经不调，痛经，脉弦。

辨证要点： 情志抑郁，胸胁、少腹部胀痛，脉弦。

舌象特点： 舌色淡红，舌苔薄白。见图2-2-1。

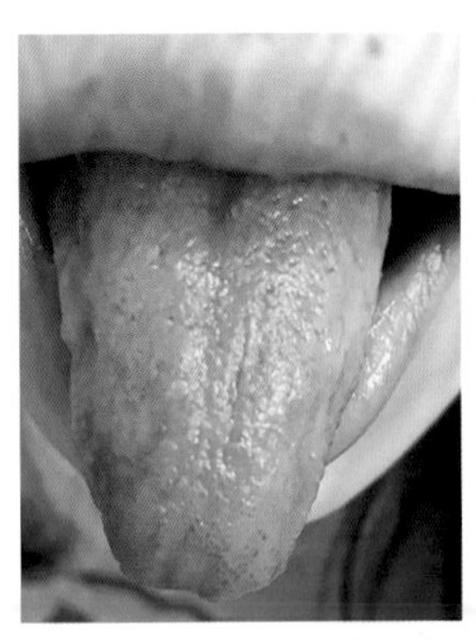

图2-2-1　肝郁气滞舌象

病机分析： 由于肝的疏泄功能异常，调畅情志不及，故见情志抑郁或易怒、善太息，或见咽部异物感；肝气疏泄失常，气机阻滞，胸胁、少腹气机不展，故见胸胁或少腹胀满窜痛；肝主疏泄，调整气机，肝藏血有调血之功，肝主疏泄，经气不利，调血不能，故妇女可见乳房胀痛、月经不调；舌苔薄白，脉弦为肝郁气滞之征象。

治则： 疏肝解郁。

方药： 柴胡疏肝散。

陈皮、柴胡、川芎、香附、枳壳、芍药、炙甘草。

第三节　肝郁脾虚证

临床表现： 胸胁胀满窜痛，太息则胀闷疼痛可减，精神抑郁，急躁易怒，食少腹胀，肠鸣矢气，便溏不爽，或溏结不调，脉弦或缓。

辨证要点： 胁肋胀痛，腹胀或便溏，苔白。

舌象特征： 舌色淡红，舌苔薄白。见图 2-3-1。

病机分析： 肝失疏泄，经气郁滞，则胸胁胀满窜痛；太息可引气舒展，气郁得散，故胀闷疼痛可减；肝气郁滞，情志不畅，则精神抑郁；气郁化火，肝失柔顺之性，则急躁易怒；肝气横逆犯脾，脾气虚弱，不能运化水谷，则食少腹胀；气滞湿阻，则肠鸣矢气，便溏不爽，或溏结不调；肝气犯脾，气机郁结，运化失常，故腹痛则泻；便后气机得以条畅，则泻后腹痛暂得缓解；舌苔白，脉弦或缓，为肝郁脾虚之征象。

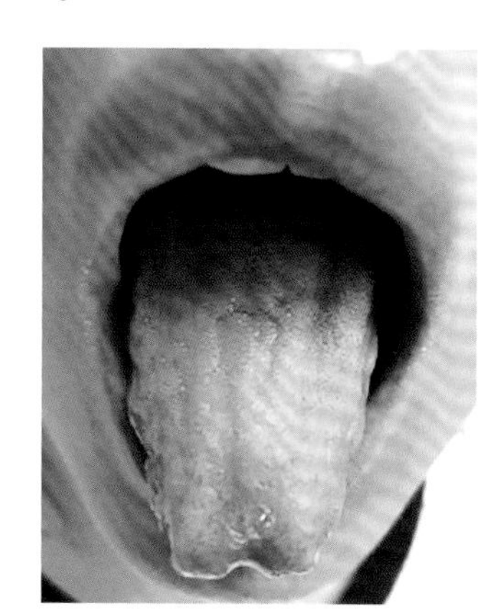

图 2-3-1　肝郁脾虚舌象

治则： 疏肝解郁，养血健脾。

方药： 逍遥散。

柴胡、当归、白芍、白术、茯苓、炙甘草、薄荷、烧生姜。

第四节　寒湿困脾证

临床表现： 脘腹痞闷或腹胀腹痛，纳呆，便溏，口中黏腻，泛恶欲呕，或身目黄染，黄色晦暗如烟熏，或肢体浮肿，小便短少，妇女可见白带量多，脉濡缓或沉细。

辨证要点： 脘闷体重，便溏浮肿，舌体胖大，苔白滑，脉濡缓或沉细。

舌象特征： 舌色淡或舌体胖大，舌苔白滑。见图 2-4-1。

病机分析： 寒湿内盛，脾阳受困，运化失职，气滞中焦，轻则脘腹痞闷，重则腹胀腹痛；脾失健运，水谷不化，故纳呆；水湿下渗，则便溏；寒湿内盛，湿邪上泛，则口中黏腻；脾失健

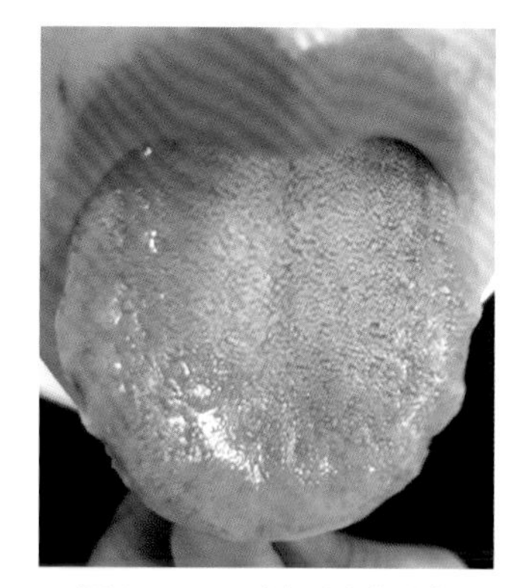

图 2-4-1　寒湿困脾舌象

运，影响胃气和降，胃气上逆，故泛恶欲呕；湿性重着，湿邪困脾，郁遏清阳，则头身困重；湿邪困脾，气血失畅，则面色晦黄；寒湿困脾，中焦气滞，土壅木郁，肝胆疏泄失职，胆汁外溢，加之气血运行不畅，故身目发黄，黄色晦暗如烟熏；寒湿下注，带脉不固，妇女可见白带量多；水湿不化，泛溢肌肤，则肢体浮肿，小便短少；舌体胖大，苔白腻，脉濡缓或沉细，均为寒湿内盛之象。

治则： 温阳健脾。

方药： 茵陈术附汤加减。

茵陈、白术、附子、干姜、炙甘草、肉桂。

第五节　瘀血内阻证

临床表现： 胁肋部刺痛，痛处固定，或胁下可扪及积块，时有肢体麻木，女性会出现月经量减少、颜色暗或夹血块，面色晦暗，或皮肤干涩，肌肤甲错，可见朱砂掌、蜘蛛痣或胸前毛细血管扩张，脉沉涩。

辨证要点： 胁肋部刺痛，面色晦暗，舌质暗红或有瘀点、紫斑。

舌象特征： 舌质暗红或有瘀点、紫斑。见图 2-5-1。

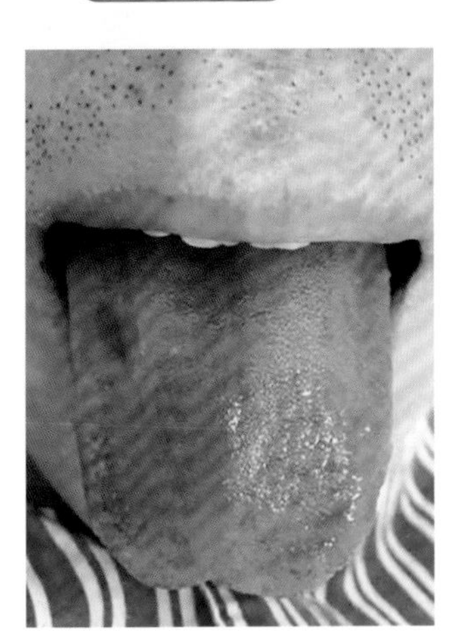

图2-5-1　瘀血内阻舌象

病机分析： 气血运行受阻，不通则痛，故有刺痛、固定、拒按等特点；血液瘀积不散，凝结成块，滞留于体表则呈青紫色，滞留腹内，则触之坚硬，推之不移；瘀血阻塞脉络，阻碍血液运行，终致血涌络破，血不得循经而外溢，排出体外者，则见出血；停聚体内者，凝结为瘀，又堵塞脉络，成为再次出血的原因，故由瘀血引发的出血，其特点是反复不止，色紫暗或夹有血块；血行障碍，气血不能濡养肌肤，则见皮肤干涩、肌肤甲错；脉络瘀阻，则见舌下络脉曲张，皮肤显现丝状红缕，皮下紫斑，腹露青筋。舌质紫暗，或见紫斑、紫点，脉涩或结、代均为瘀血内阻之征。

治则： 活血通络。

方药： 膈下逐瘀汤。

五灵脂、川芎、牡丹皮、赤芍、乌药、延胡索、当归、桃仁、红花、甘草、香附、枳壳。

第六节　肝肾阴虚证

临床表现： 自觉胁肋部隐隐不舒、绵绵作痛，两眼干涩，口干咽燥，五心烦热，劳累加重，可有低热颧红，心中烦闷，头晕眼花，耳鸣健忘，腰膝酸软，失眠多梦，脉细数。

辨证要点： 胁肋隐痛，腰膝酸软，口干咽燥，五心烦热，低热颧红，舌质红偏干，舌体瘦小，苔薄少。

舌象特征： 舌质红偏干，舌体瘦小，舌苔薄少。见图 2-6-1。

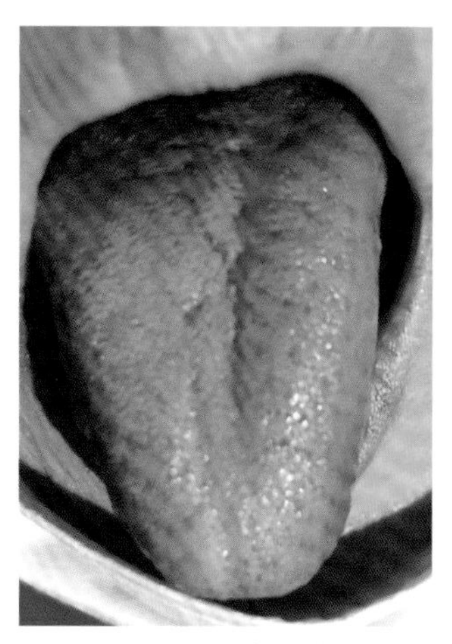

图2-6-1　肝肾阴虚舌象

病机分析： 肝肾阴虚，水不涵木，肝阳偏亢，上扰清窍，故头晕目眩；肝阴亏虚，肝络失滋，故胸胁隐痛；肝肾阴虚，不能上达，目失濡养，则两目干涩；肾精不足，不能濡养清窍，髓海失养，则耳鸣健忘；肾阴不足，腰膝失养，故腰膝酸软；虚火上扰，心神不安，故失眠多梦；虚火扰动精室，精关不固，则见遗精；阴精不足，血海不充，冲任失养，则月经量少。口燥咽干，五心烦热，或低热颧红，舌红少苔，脉细数等皆为阴虚失濡，虚热内炽之征。

治则： 滋补肝肾。

方药： 六味地黄丸。

熟地黄、山茱萸、山药、泽泻、牡丹皮、茯苓。

第七节　脾肾阳虚证

临床表现： 畏寒喜暖，面色㿠白，腰膝酸冷，少腹冷痛，形寒肢冷，久泄久痢，小便清长或夜尿频数，耳鸣耳聋，或男子阳痿早泄，女子月经少或闭经，脉沉细缓。

辨证要点： 畏寒喜暖，腰膝酸冷，少腹冷痛，久泄久痢，小便清长或夜尿频数，舌淡、胖大。

舌象特征： 舌质淡，舌体胖大，舌苔白湿润。见图 2-7-1。

病机分析： 肾阳亏虚，温煦失职，则腰膝、下腹冷痛；脾阳虚弱，运化失常，故久泄不止；命门火衰，阴寒凝滞，故黎明前腹痛泄泻，完谷不化，便

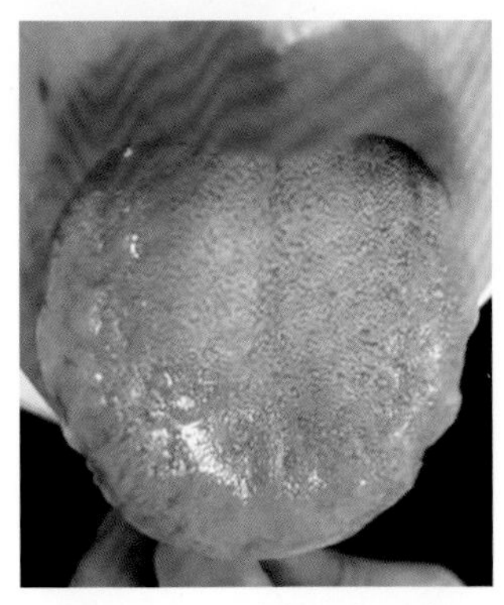
图2-7-1 脾肾阳虚舌象

质清冷；脾肾阳虚，不能温化水液，泛溢肌肤，故久病浮肿，小便不利；阳虚不能温煦全身，则形寒肢冷；肾阳虚弱，性欲冷淡，故见男子阳痿；肾阳虚不能温煦胞宫，故见月经量少闭经；肾开窍于耳，耳失充养，故见耳鸣耳聋；阳虚水气上泛，故面色㿠白。舌淡胖，苔白滑，脉沉迟无力皆虚寒证常见之征。

治则： 温补脾肾。

方药： 附子理中丸合金匮肾气丸。

人参、白术、干姜、炙甘草、附子、干地黄、山药、山茱萸、泽泻、茯苓、牡丹皮、桂枝。

第三章 肝病常用中药与舌象

第一节 补益药

1. 制何首乌

何首乌的炮制加工品，制成品为不规则皱缩状的块片，厚约 1cm。表面黑褐色或棕褐色，凹凸不平。质坚硬，断面角质样，棕褐色或黑色。气微，味微甘而苦涩。

药性苦、甘、涩，温。归肝、心、肾经。具有补肝肾、益精血、乌须发、强筋骨的功效。用于血虚萎黄，眩晕耳鸣，须发早白，腰膝酸软，肢体麻木，崩漏带下，久疟体虚及高脂血症。

现代药理研究表明，制何首乌具有保肝、改善造血功能、抗衰老、抗氧化、调节糖脂代谢、调节免疫、乌发等作用。临床常用于治疗脂肪肝、2 型糖尿病、失眠等疾病。何首乌有一定的肝脏毒性，可能会引起药物性肝损害，因此应在临床医师正确的指导下使用。

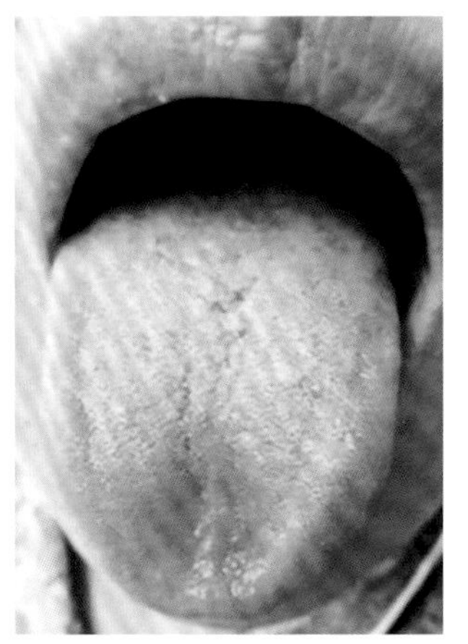

图3-1-1 制何首乌舌象

舌象特点： 舌淡苔薄黄。见图 3-1-1。

2. 当归

为伞形科植物当归的干燥根，本品略呈圆柱形，下部有支根 3 ~ 5 条或更多，长 15 ~ 25cm。表面黄棕色至棕褐色，具纵皱纹及横长皮孔。根头（归头）直径 1.5 ~ 4cm，具环纹，上端圆钝，有紫色或黄绿色的茎及叶鞘的残基；主根（归身）表面凹凸不平；支根（归尾）直径 0.3 ~ 1cm，上粗下细，多扭曲，有少数须根痕。质柔韧，断面黄白色或淡黄棕色，皮部厚，有裂隙及多数棕色点状分泌腔，木部色较淡，形成层环黄棕色。

药性甘、辛，温。归肝、心、脾经。具有补血活血、调经止痛、润肠通便的功效。用于血虚萎黄，眩晕心悸，血虚、血瘀之月经不调，经闭痛经，虚寒腹痛，风湿痹痛，跌扑损伤，痈疽疮疡，血虚肠燥便秘。

现代药理研究表明，当归具有保肝利胆、抗肿瘤、降血脂及抗动脉硬化、降血糖、抗炎镇痛、保护肾脏、增强免疫等作用，临床多用于治疗肝硬化、白细胞减少症、偏头痛、月经不调等疾病。

舌象特点： 舌淡苔薄。见图 3-1-2。

3. 熟地黄

为玄参科植物地黄的干燥块根，经炮制加工品制成，本品为不规则的块片、碎块，大小、厚薄不一。表面乌黑色，有光泽，黏性大。质柔软而带韧性，不易折断，断面乌黑色，有光泽。

药性甘，微温。归肝、肾经。具有补血滋阴、益精填髓的功效。用于血虚萎黄，心悸怔忡，月经不调，崩漏下血；肝肾阴虚，腰膝酸软，骨蒸潮热，盗汗遗精，内热消渴，肝肾不足，精血亏虚，眩晕耳鸣，须发早白。

现代药理研究表明，熟地黄具有增强免疫、降低血糖、促进凝血、增强造血功能、抗氧化、利尿、抗溃疡等作用，临床多用于治疗慢性肝炎、原发性肝癌、腹水、糖尿病等疾病。

舌象特点： 舌红苔少。见图 3-1-3。

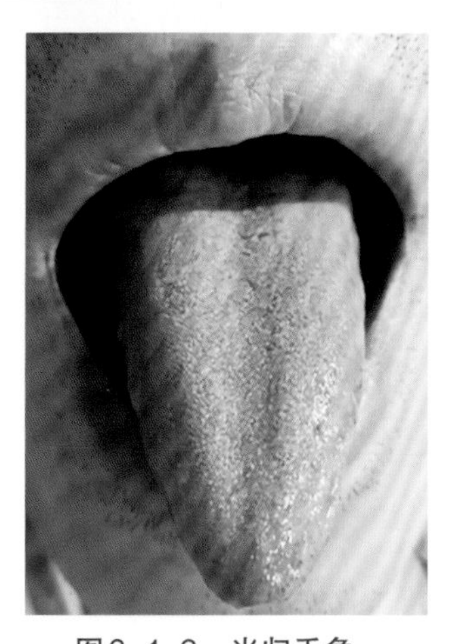

图3-1-2　当归舌象

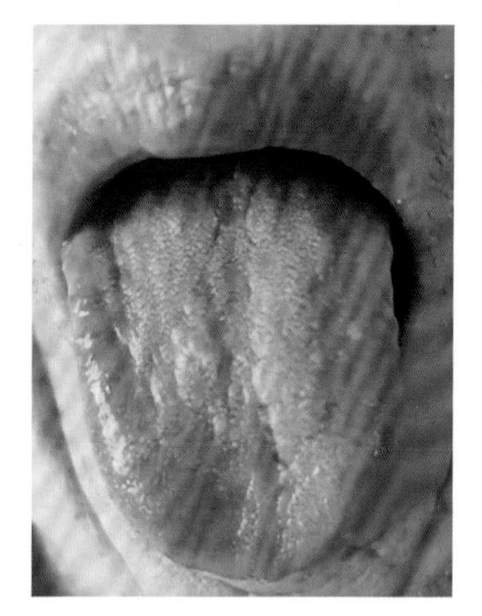

图3-1-3　熟地黄舌象

4. 白芍

为毛茛科植物芍药的干燥根，呈圆柱形，平直或稍弯曲，两端平截，长 5 ~ 18cm，直径 1 ~ 2.5cm。表面类白色或淡红棕色，光洁或有纵皱纹及细根痕，偶有残存的棕褐色外皮。质坚实，不易折断，断面较平坦，类白色或微带棕红色，形成层环明显，射线放射状。

药性苦、酸，微寒。归肝、脾经。具有养血调经、敛阴止汗、柔肝止痛、平抑肝阳的功效。用于血虚萎黄，月经不调，崩漏，自汗，盗汗，胁肋脘腹疼痛，四肢挛急疼痛，肝阳上亢之头痛眩晕。

现代药理研究表明，白芍具有保肝、调节免疫、增强造血功能、镇静、镇痛、抗炎、抗病毒、调节胃肠运动等作用，临床多用于治疗慢性活动性肝炎、乙型肝炎、脂肪肝、干燥综合征、月经不调等疾病。

舌象特点： 舌淡少苔。见图 3-1-4。

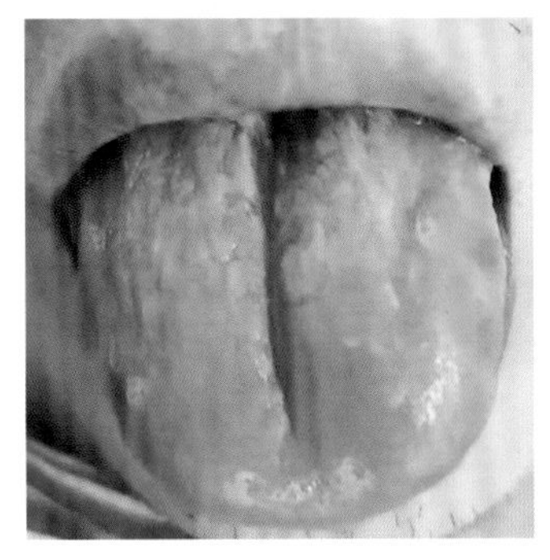

图3-1-4　白芍舌象

5. 白术

为菊科植物白术的干燥根茎，不规则的肥厚团块，长 3 ~ 13cm，直径 1.5 ~ 7cm。表面灰黄色或灰棕色，有瘤状突起及断续的纵皱和沟纹，并有须根痕，顶端有残留茎基和芽痕。质坚硬不易折断，断面不平坦，黄白色至淡棕色，有棕黄色的点状油室散在；烘干者断面角质样，色较深或有裂隙。

药性甘、苦，温。归脾、胃经。具有补气健脾、燥湿利水、止汗、安胎的功效。用于脾气虚弱，食少倦怠，腹胀泄泻，痰饮眩悸，水肿，带下，气虚自汗，脾虚胎动不安。

现代药理研究表明，白术具有调节免疫、抗氧化、改善消化、增强造血、利尿、抗应激、抗肿瘤等作用，临床多用于治疗水肿、肝硬化腹水、肝硬化低蛋白血症、慢性肝炎、原发性肝癌等疾病。

舌象特点： 舌淡苔薄白。见图 3-1-5。

6. 黄芪

为豆科植物蒙古黄芪或膜荚黄芪的干燥根，呈圆柱形，有的有分枝，上端较粗，长 30 ~ 90cm，直径 1 ~ 3.5cm。表面淡棕黄色或淡棕褐色，有不整齐的纵皱纹或纵沟。质硬而韧，不易折断，断面纤维性强，并显粉性，皮部黄白色，木部淡黄色，有放射状纹理及裂隙，老根中心偶有枯朽状，黑褐色或呈空洞。

药性甘，微温。归脾、肺经。具有补气升阳、益卫固表、利水消肿、生津养血、行滞通痹、托毒排脓、敛疮生肌的功效。用于气虚乏

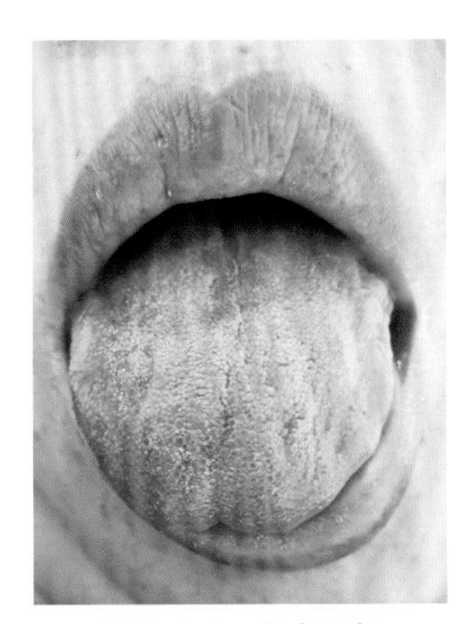

图3-1-5　白术舌象

力，食少便溏，水肿尿少，中气下陷，久泻脱肛，便血崩漏，肺气虚弱，咳喘气短；表虚自汗；内热消渴，血虚萎黄，气血两虚，气虚血滞，半身不遂，痹痛麻木，气血亏虚，痈疽难溃，久溃不敛。

现代药理研究表明，黄芪具有增强免疫、调节内分泌、抗氧化、降血压、强心、抗溃疡等作用，临床多用于治疗慢性肝炎、肝硬化、原发性肝癌、慢性肾炎蛋白尿、糖尿病、自汗、子宫脱垂、脱肛等疾病。

舌象特点： 舌淡苔薄白。见图 3-1-6。

7. 人参

为五加科植物人参的干燥根和根茎，主根呈纺锤形或圆柱形，长 3 ~ 15cm，直径 1 ~ 2cm。表面灰黄色，上部或全体有疏浅断续的粗横纹及明显的纵皱，下部有支根 2 ~ 3 条，并着生多数细长的须根，须根上常有不明显的细小疣状突起。

药性甘、微苦，微温。归脾、肺、心、肾经。具有大补元气、复脉固脱、补脾益肺、生津养血、安神益智的功效。用于气虚欲脱，肢冷脉微，脾虚食少，肺虚喘咳，阳痿宫冷，气虚津伤口渴，内热消渴，气血亏虚，久病虚羸，心气不足，惊悸失眠。

现代药理表明，人参具有增强免疫、调节内分泌、抗氧化、增强造血功能、改善消化、抗肿瘤等作用。临床多用于治疗心力衰竭、休克、糖尿病、贫血、各种恶性肿瘤等疾病。

舌象特点： 舌淡苔薄白。见图 3-1-7。

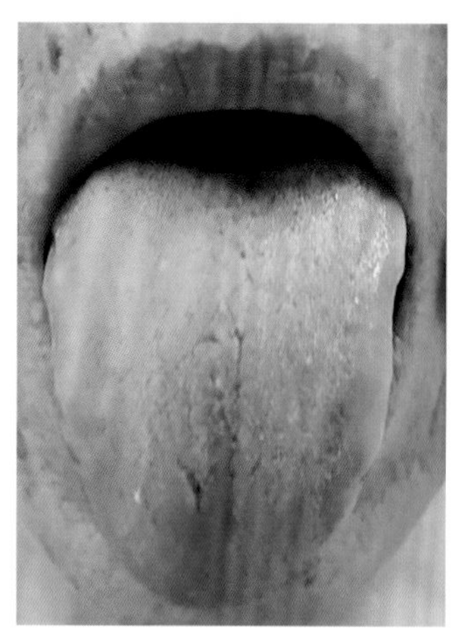

图3-1-6　黄芪舌象

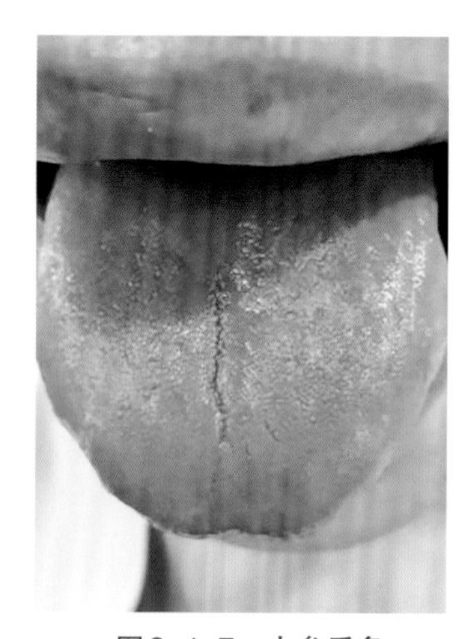

图3-1-7　人参舌象

8. 甘草

为豆科植物甘草、胀果甘草或光果甘草的干燥根和根茎，根呈圆柱形，长25 ~ 100cm，直径0.6 ~ 3.5cm。外皮松紧不一。表面红棕色或灰棕色，具显著的纵皱纹、沟纹、皮孔及稀疏的细根痕。质坚实，断面略显纤维性，黄白色，粉性，形成层环明显，射线放射状，有的有裂隙。根茎呈圆柱形，表面有芽痕，断面中部有髓。

药性甘，平。归心、肺、脾、胃经。具有补脾益气、清热解毒、祛痰止咳、缓急止痛、调和诸药的功效。用于脾胃虚弱，倦怠乏力，心气不足，心悸气短，脉结代，痈肿疮毒，咽喉肿痛，咳嗽痰多，脘腹、四肢挛急疼痛。

现代药理研究表明，甘草具有增强免疫、抗氧化、抗溃疡、解毒、抗肿瘤等作用。临床多用于治疗脂肪肝、黄疸、消化性溃疡等疾病。

舌象特点： 舌淡红，苔薄白。见图3-1-8。

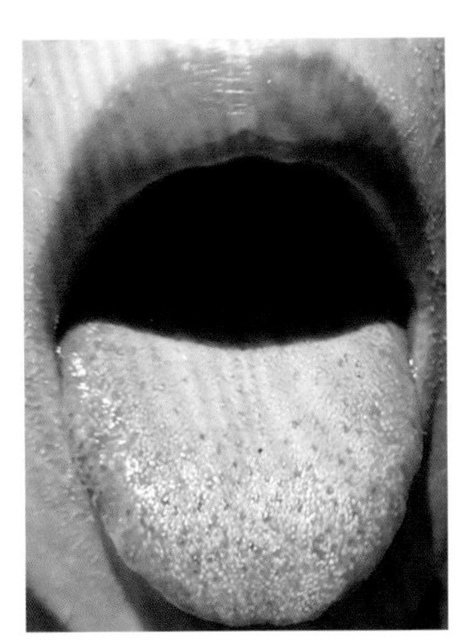

图3-1-8　甘草舌象

9. 鳖甲

为鳖科动物鳖的背甲，呈椭圆形或卵圆形，背面隆起，长10 ~ 15cm，宽9 ~ 14cm。外表面黑褐色或墨绿色，略有光泽，具细网状皱纹及灰黄色或灰白色斑点，中间有一条纵棱，两侧各有左右对称的横凹纹8条，外皮脱落后，可见锯齿状嵌接缝。内表面类白色，中部有突起的脊椎骨，颈骨向内卷曲，两侧各有肋骨8条，伸出边缘。质坚硬。

药性咸，微寒。归肝、肾经。具有滋阴潜阳、退热除蒸、软坚散结的功效。用于阴虚发热，骨蒸劳热，阴虚阳亢，头晕目眩，虚风内动，手足瘛疭，经闭，癥瘕，久疟疟母。

现代药理研究表明，鳖甲具有增强免疫、抗肿瘤、促进造血、保肝、降血脂、抗肝纤维化、抗疲劳等作用。临床多用于治疗慢性乙型肝炎、肝纤维化、肝癌、代偿期肝硬化等疾病。

舌象特点： 舌红少苔。见图3-1-9。

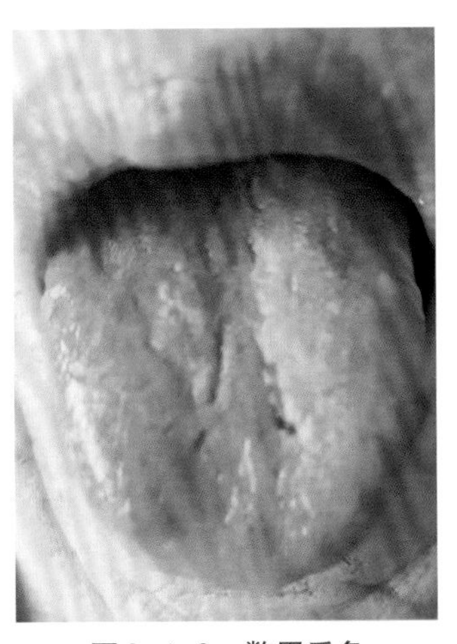

图3-1-9　鳖甲舌象

10. 女贞子

为木犀科植物女贞的干燥成熟果实，呈卵形、椭圆形或肾形，长 6 ~ 8.5mm，直径 3.5 ~ 5.5mm。表面黑紫色或灰黑色，皱缩不平，基部有果梗痕或具宿萼及短梗。体轻。外果皮薄，中果皮较松软，易剥离，内果皮木质，黄棕色，具纵棱，破开后种子通常为 1 粒，肾形，紫黑色，油性。

药性甘、苦，凉。归肝、肾经。具有滋补肝肾、明目乌发的功效。用于肝肾阴虚，眩晕耳鸣，腰膝酸软，须发早白，目暗不明，内热消渴，骨蒸潮热。

现代药理研究表明，女贞子具有增强免疫、降血脂、抗氧化、增强造血功能、改善消化功能、利尿、保肝等作用。临床多用于治疗慢性乙型肝炎、糖尿病、高脂血症、白细胞减少症等疾病。

舌象特点： 舌红无苔。见图 3-1-10。

11. 冬虫夏草

为麦角菌科真菌冬虫夏草菌寄生在蝙蝠蛾科昆虫幼虫上的子座和幼虫尸体的干燥复合体。虫体似蚕，长 3 ~ 5cm，直径 0.3 ~ 0.8cm；表面深黄色至黄棕色，有环纹 20 ~ 30 个，近头部的环纹较细；头部红棕色，足 8 对，中部 4 对较明显；质脆，易折断，断面略平坦，淡黄白色。子座细长圆柱形，长 4 ~ 7cm，直径约 0.3cm；表面深棕色至棕褐色，有细纵皱纹，上部稍膨大。

药性甘，平。归肺、肾经。具有补肾益肺、止血化痰的功效。用于肾虚精亏，阳痿遗精，腰膝酸痛，久咳虚喘，劳嗽痰血。

现代药理研究表明，冬虫夏草具有抗肿瘤、护肝、抗肝纤维化等作用。临床常用于治疗慢性肝炎、肝硬化、肝癌等疾病。

舌象特点： 舌淡苔白腻。见图 3-1-11。

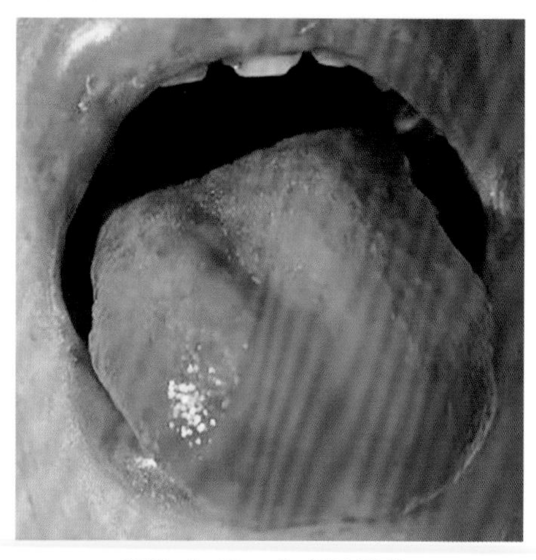

图3-1-10　女贞子舌象

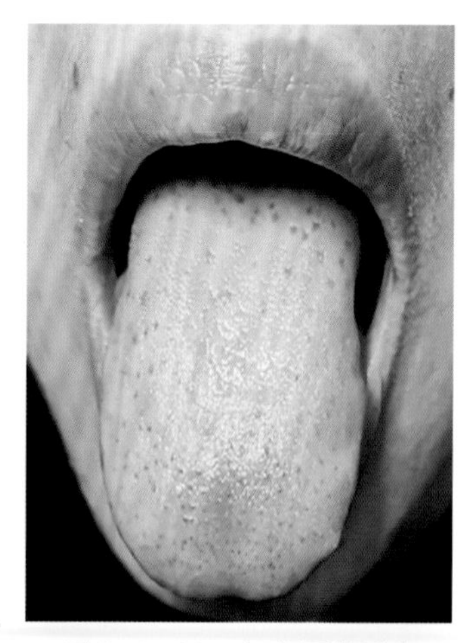

图3-1-11　冬虫夏草舌象

12. 菟丝子

为旋花科植物南方菟丝子或菟丝子的干燥成熟种子，本品呈类球形，直径1～2mm。表面灰棕色至棕褐色，具细密突起的小点，一端有微凹的线形种脐。质坚实，不易以指甲压碎。

药性辛、甘，平。归肝、肾、脾经。补益肝肾，固精缩尿，安胎，明目，止泻；外用具有消风祛斑的功效。用于肝肾不足之腰膝酸软，阳痿遗精，遗尿尿频，目昏耳鸣；肾虚胎漏，胎动不安；脾肾虚泻；白癜风。

现代药理研究表明，菟丝子具有降血糖、降血脂、清除自由基、抗氧化、提高免疫力、增强吞噬细胞吞噬功能、提高肝脏细胞活性等作用。临床常用于治疗慢性肝炎、脂肪肝、肝硬化、肝癌等疾病。

舌象特点： 舌淡红，苔薄白。见图3-1-12。

13. 杜仲

为杜仲科植物杜仲的干燥树皮，呈板片状或两边稍向内卷，大小不一，厚3～7mm。外表面淡棕色或灰褐色，有明显的皱纹或纵裂槽纹；有的树皮较薄，未去粗皮，可见明显的皮孔；内表面暗紫色，光滑。质脆，易折断，断面有细密、银白色、富弹性的橡胶丝相连。

药性甘，温。归肝、肾经。具有补肝肾、强筋骨、安胎的功效。用于肝肾不足之腰膝酸痛，筋骨无力，头晕目眩，妊娠漏血，胎动不安。

现代药理研究表明，杜仲具有增强免疫功能、抗菌、抗病毒、抗肿瘤等作用。临床常用于治疗慢性肝炎、肝硬化、原发性肝癌、高血压、骨质疏松等疾病。

舌象特点： 舌红苔少。见图3-1-13。

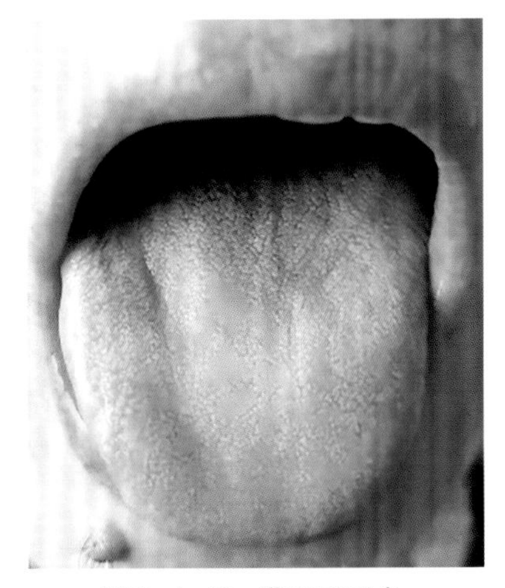

图3-1-12　菟丝子舌象

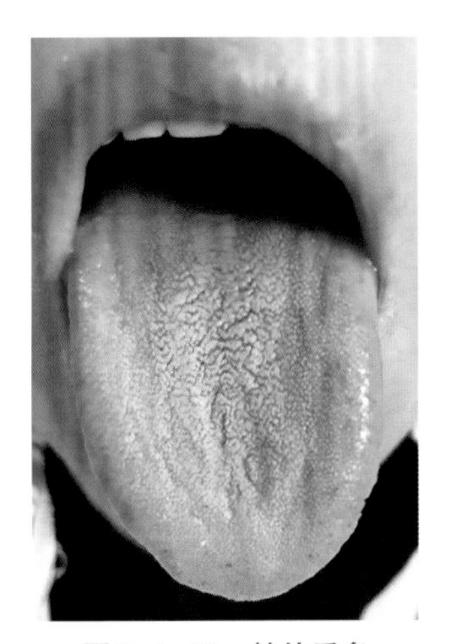

图3-1-13　杜仲舌象

第二节　清热药

1. 金银花

为忍冬科植物忍冬的干燥花蕾或带初开的花，本品呈棒状，上粗下细，略弯曲，长 2 ~ 3cm，上部直径约 3mm，下部直径约 1.5mm。

药性甘，寒。归肺、心、胃经。具有清热解毒、疏散风热的功效。用于痈肿疔疮，喉痹，丹毒，风热感冒，温病发热以及热毒血痢。

现代药理研究表明，金银花具有抗病毒、抗菌、抗炎、增强机体免疫力、降血糖、降血脂、保肝利胆、抗氧化、抗血小板聚集等作用。临床常用于治疗病毒性肝炎、非酒精性脂肪肝、胆囊炎、高脂血症、糖尿病、呼吸道感染、肺炎、急性细菌性痢疾、急性肠炎等疾病。

舌象特点： 舌红苔黄。见图 3-2-1。

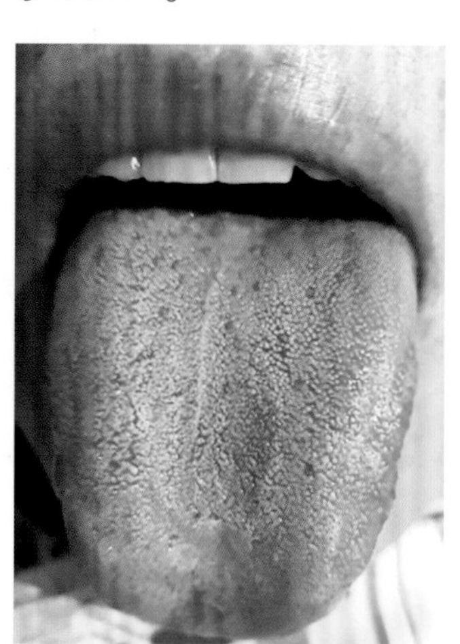

图3-2-1　金银花舌象

2. 山豆根

山豆根为豆科植物越南槐的干燥根及根茎，根呈长圆柱形，常有分枝，长短不等，直径 0.7 ~ 1.5cm。表面棕色至棕褐色，有不规则的纵皱纹及横长皮孔样突起，质坚硬，难折断，断面皮部浅棕色，木部淡黄色。

药性苦，寒；有毒。归肺、胃经。具有清热解毒、消肿利咽的功效。用于火毒蕴结之乳蛾喉痹，咽喉肿痛，齿龈肿痛，口舌生疮；还可用于湿热黄疸，肺热咳嗽，痈肿疮毒。

现代药理研究表明，山豆根具有保肝降酶、抗氧化、抗肿瘤、增强免疫、抗炎、抗菌、抗心律失常等作用。临床常用于治疗黄疸、慢性乙型病毒性肝炎、肿瘤、咽喉炎症、心律失常等疾病。

舌象特点： 舌红苔黄腻。见图 3-2-2。

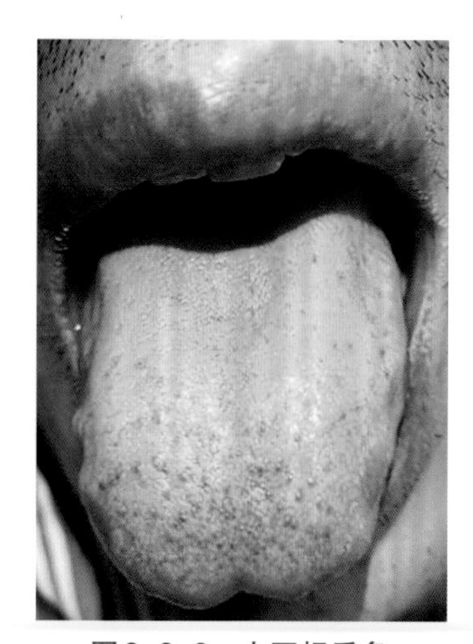

图3-2-2　山豆根舌象

3. 绵马贯众

为鳞毛蕨科植物粗茎鳞毛蕨的干燥根茎和叶柄残基，根茎粗壮，斜生，有较多坚硬的叶柄残基及黑色细根，密被深褐色、长披针形的大鳞片。

药性苦，微寒；有小毒。归肝、胃经。具有清热解毒、驱虫的功效。用于虫积腹痛，疮疡。

现代药理研究表明，绵马贯众具有保肝、抗病毒、抗菌、抗肿瘤、抗氧化等作用。临床常用于治疗病毒性肝炎、肝癌、胆道蛔虫、感冒、流行性腮腺炎等疾病。

舌象特点： 舌红。见图 3-2-3。

4. 半边莲

为桔梗科植物半边莲的干燥全草，多皱缩成团，呈不规则的段。根及根茎细小，表面淡棕黄色或黄色。茎细，灰绿色，节明显。叶无柄，叶片多皱缩，绿褐色，狭披针形，边缘具疏而浅的齿或全缘。

药性辛，平。归心、小肠、肺经。具有清热解毒、利尿消肿的功效。用于痈肿疔疮，蛇虫咬伤；膨胀水肿，湿热黄疸，湿疹湿疮。

现代药理研究表明，半边莲具有抗肿瘤、镇痛消炎、利尿、利胆、保护心肌细胞等作用。临床常用于治疗肝硬化腹水、黄疸型肝炎、乙型肝炎、胆囊炎、冠心病、糜烂型手足癣及亚急性湿疹等疾病。

舌象特点： 舌红苔黄腻。见图 3-2-4。

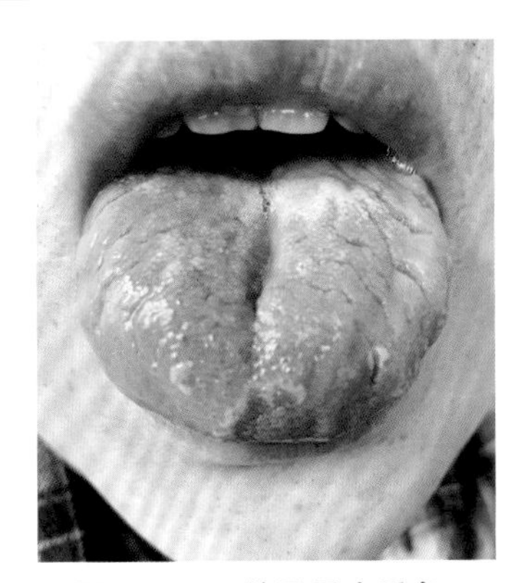

图3-2-3　绵马贯众舌象

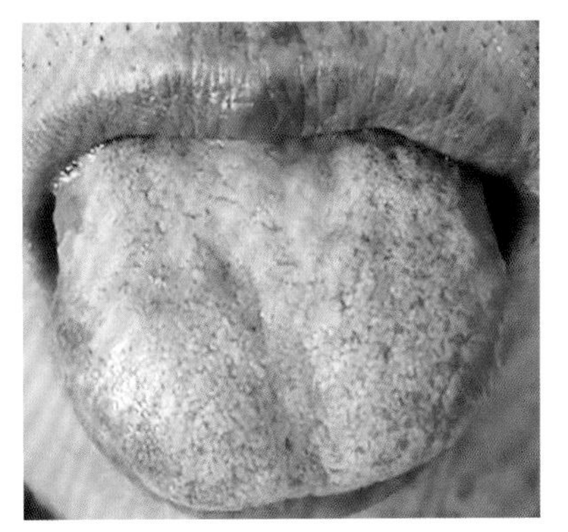

图3-2-4　半边莲舌象

5. 白花蛇舌草

为茜草科植物白花蛇舌草的干燥全草，燥全草，扭缠成团状，灰绿色至灰棕色，有主根条，粗 2 ~ 4mm，须根纤细，淡灰棕色；茎细而卷曲，质脆易折断，中央有白色髓部。叶多破碎，极皱缩，易脱落；有托叶，长 1 ~ 2mm。花腋生。

药性微苦、甘，寒。归胃、大肠、小肠经。具有清热解毒、利湿通淋的功效。用于痈肿疮毒，咽喉肿痛，毒蛇咬伤，热淋涩痛。

现代药理研究表明，白花蛇舌草具有保肝利胆、抗肿瘤、抗炎、调节免疫、抗氧化的作用。临床常用于治疗肝癌、急慢性病毒性肝炎、胆汁淤积型肝炎、阑尾炎等疾病。

舌象特点： 舌红苔黄厚腻。见图 3-2-5。

6. 青黛

为爵床科植物马蓝、蓼科植物蓼蓝或十字花科植物菘蓝的叶或茎叶经加工制得的干燥粉末、团块或颗粒。为深蓝色的粉末，体轻，易飞扬；或呈不规则多孔性的团块，用手搓捻即成细末。

药性咸，寒。归肝经。具有清热解毒、凉血消斑、泻火定惊的功效。用于温毒发斑，血热吐衄，喉痹口疮，痄腮，火毒疮疡，肝火犯肺之咳嗽胸痛，痰中带血；小儿惊痫。

现代药理研究表明，青黛具有保肝利胆、抗炎、调节免疫、抗肿瘤等作用。临床上多用于治疗肝功能异常、病毒性肝炎、慢性肝炎、上消化道出血、胆囊炎、腮腺炎等疾病。

舌象特点： 舌红。见图 3-2-6。

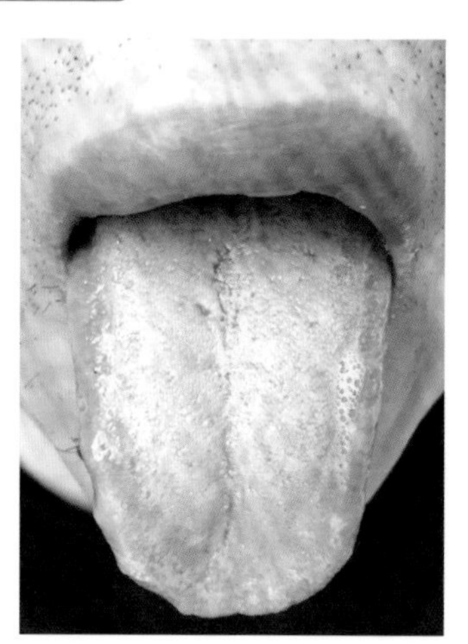

图3-2-5　白花蛇舌草舌象

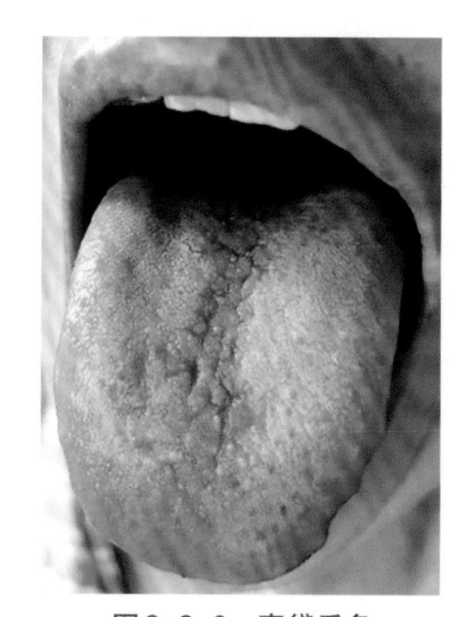

图3-2-6　青黛舌象

7. 黄芩

为唇形科植物黄芩的干燥根，呈圆锥形，扭曲，长 8 ~ 25cm，直径 1 ~ 3cm。表面棕黄色或深黄色，有稀疏的疣状细根痕，上部较粗糙，有扭曲的纵皱或不规则的网纹，下部有顺纹和细皱。质硬而脆，易折断，断面黄色，中心红棕色。

药性苦，寒。归肺、胆、脾、大肠、小肠经。具有清热燥湿、泻火解毒、止血、安胎的功效。用于湿温、暑湿，胸闷呕恶，湿热痞满，泻痢，黄疸，肺热咳嗽，高热烦渴，痈肿疮毒，血热出血，胎热胎动不安。

现代药理研究表明，黄芩具有保肝利胆、降血脂、抗癌、抗炎、抗氧化、清除自由基等作用。临床常用于治疗急慢性肝炎、非酒精性脂肪肝、肝癌、高脂血症、黄疸等疾病。

舌象特点：舌红苔黄腻。见图 3-2-7。

8. 龙胆

为龙胆科植物条叶龙胆、龙胆、三花龙胆或坚龙胆的干燥根及根茎，干燥根茎为不规则块状，长 1 ~ 3cm，直径 0.3 ~ 1cm；表面暗灰棕色或深棕色，皱缩，有横纹，上端具茎痕或残留茎基，质坚韧；难折断；断面略平坦，黄棕色。根丛生于根茎上，长 10 ~ 20cm，上部直径约 0.2 ~ 0.5 厘米，下部较细；表面黄色或黄棕色，有纵皱纹及支根痕，质脆，易折断；断面略平坦，黄棕色，木部甚小，类白色。

药性苦，寒。归肝、胆经。具有清热燥湿、泻肝胆火的功效。用于湿热黄疸，阴肿阴痒，带下，湿疹瘙痒，肝火之头痛，目赤肿痛，耳鸣耳聋，胁痛口苦，强中，惊风抽搐。

现代药理研究表明，龙胆有抗病毒、抗炎、保肝降酶、降血压、健胃、镇静、调节免疫等作用，临床常用于急性黄疸性肝炎、肝脾肿大、胆囊炎、神经官能症、高血压、消化道出血等疾病。

舌象特点：苔黄腻。见图 3-2-8。

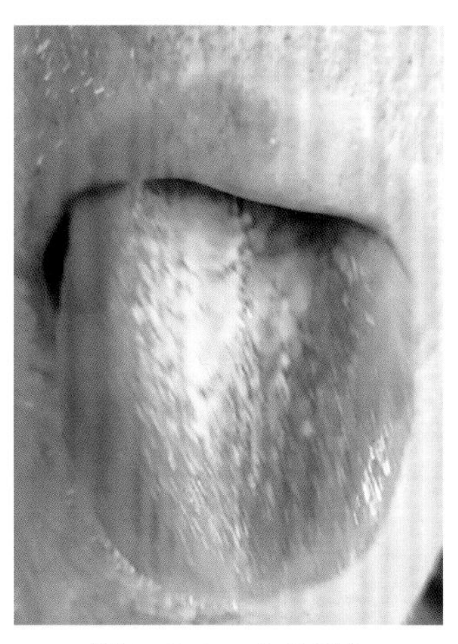

图3-2-7 黄芩舌象

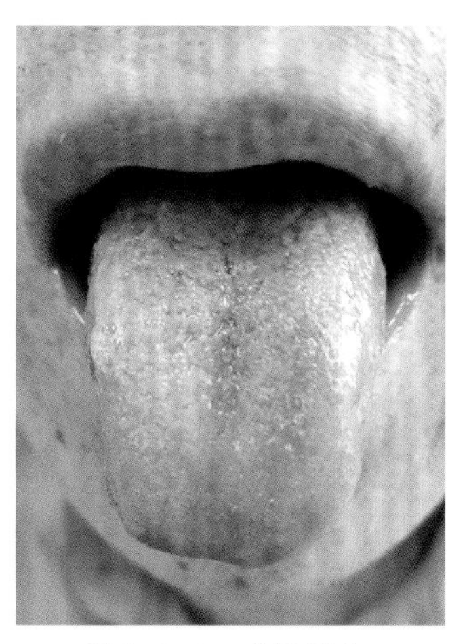

图3-2-8 龙胆舌象

9. 牡丹皮

为毛茛科植物牡丹的干燥根皮，呈筒状或半筒状，有纵剖开的裂缝，略向内卷曲或张开，长 5 ~ 20cm，直径 0.5 ~ 1.2cm，厚 0.1 ~ 0.4cm。外表面灰褐色或黄褐色，有多数横长皮孔样突起及细根痕，栓皮脱落处粉红色。内表面淡灰黄色或浅棕色，有明显的细纵纹，常见发亮的结晶。质硬而脆，易折断，断面较平坦，淡粉红色，粉性。

药性苦、辛，微寒。归心、肝、肾经。具有清热凉血、活血化瘀的功效。用于热入营血，温毒发斑，血热吐衄，温邪伤阴，阴虚发热，夜热早凉，无汗骨蒸；血滞经闭痛经，跌扑伤痛；痈肿疮毒。

现代药理研究表明，牡丹皮有保肝、抗肿瘤、抗炎、抑制血小板聚集、镇静、抗溃疡、降血糖、调节免疫等作用，临床常用于治疗慢性肝炎、肝癌、高血压、糖尿病、代谢综合征等疾病。

舌象特点： 舌红苔黄。见图 3-2-9。

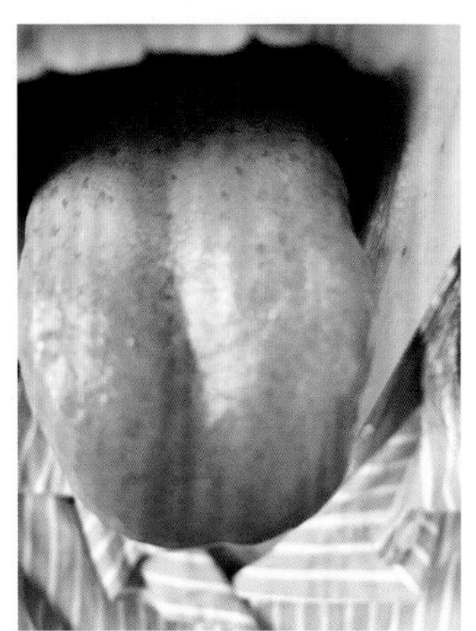

图3-2-9　牡丹皮舌象

10. 栀子

为茜草科植物栀子的干燥成熟果实，呈长卵圆形或椭圆形，长 1.5 ~ 3.5cm，直径 1 ~ 1.5cm。表面红黄色或棕红色，具 6 条翅状纵棱，棱间常有 1 条明显的纵脉纹，并有分枝。顶端残存萼片，基部稍尖，有残留果梗。果皮薄而脆，略有光泽；内表面色较浅，有光泽，具 2 ~ 3 条隆起的假隔膜。种子多数，扁卵圆形，集结成团，深红色或红黄色，表面密具细小疣状突起。

药性苦，寒。归心、肺、三焦经。泻火除烦，清热利湿，凉血解毒，外用有消肿止痛的功效。用于热病烦闷，湿热黄疸，淋证涩痛，血热吐衄，目赤肿痛，热毒疮疡，扭挫伤痛。

现代药理研究表明，栀子有保肝利胆、促进胆红素代谢、抗炎、保护胃黏膜、降血压、镇静催眠等作用，临床常用于治疗黄疸、病毒性肝炎、脂肪肝、胆汁淤积、反流性食管炎、胆囊炎、失眠等疾病。

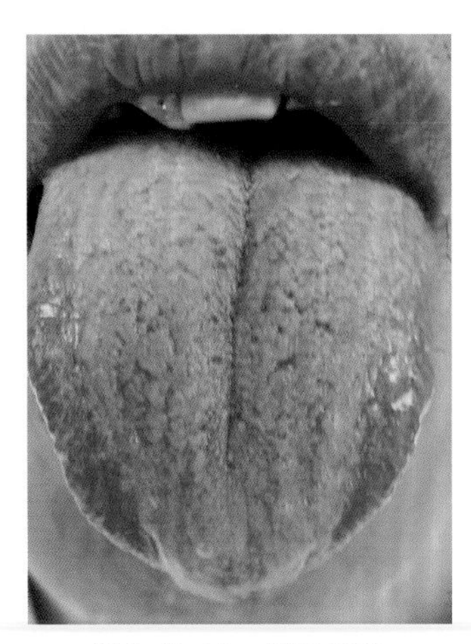

图3-2-10　栀子舌象

舌象特点： 舌红苔黄厚腻。见图 3-2-10。

第三节　利水渗湿药

1. 茵陈

为菊科植物滨蒿或茵陈蒿春季幼苗高 6 ~ 10cm 时采收或秋季花蕾长成至花初开时采割，除去杂质及老茎，晒干。绵茵陈多卷曲成团状，灰白色或灰绿色，全体密被白色茸毛，绵软如绒。花茵陈则为茎呈圆柱形，多分枝，长 30 ~ 100cm，直径 2 ~ 8mm；表面淡紫色或紫色，有纵条纹，被短柔毛；体轻，质脆，断面类白色。

药性苦、辛，微寒。归脾、胃、肝、胆经。具有清利湿热、利胆退黄的功效。用于黄疸尿少，湿温暑湿，湿疮瘙痒。

现代药理研究表明，茵陈有保肝利胆、抗病毒、利尿、降血脂、降血糖、降血压等作用，临床常用于治疗黄疸、中毒性肝炎、肝癌、代谢综合征、肝硬化腹水、急慢性胆囊炎等疾病。

舌象特点： 舌淡红苔黄腻。见图 3-3-1。

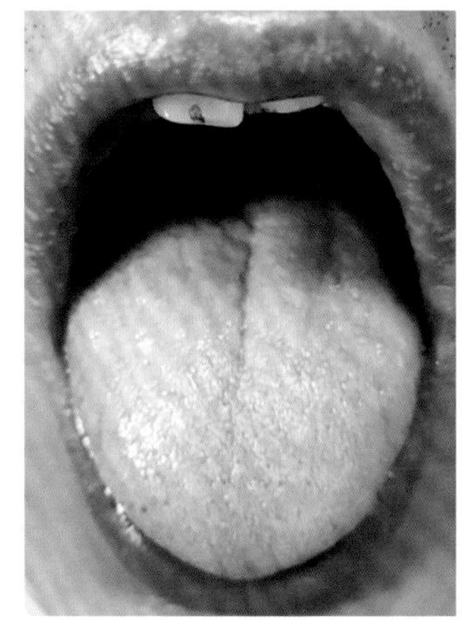

图3-3-1　茵陈舌象

2. 金钱草

为报春花科植物过路黄的干燥全草，常缠结成团，无毛或被疏柔毛。茎扭曲，表面棕色或暗棕红色，有纵纹，下部茎节上有时具须根，断面实心。

药性甘、咸，微寒。归肝、胆、肾、膀胱经。具有利湿退黄、利尿通淋、解毒消肿的功效。用于湿热黄疸，胆胀胁痛、石淋，热淋，小便涩痛，痈肿疔疮，蛇虫咬伤。

现代药理研究表明，金钱草有保肝利胆、抑制病毒、利尿、降血脂、抗炎、抗心肌缺血等作用，临床常用于治疗急性黄疸性肝炎、病毒性肝炎、高胆红素血症、脂肪肝、胆石症、慢性胆囊炎等疾病。

舌象特点： 舌红苔黄润。见图 3-3-2。

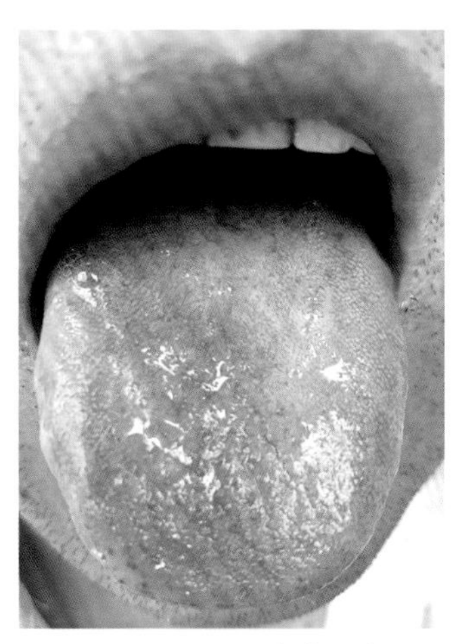

图3-3-2　金钱草舌象

3. 虎杖

为蓼科植物虎杖的干燥根茎和根，多为圆柱

形短段或不规则厚片，长 1 ~ 7cm，直径 0.5 ~ 2.5cm。外皮棕褐色，有纵皱纹和须根痕，切面皮部较薄，木部宽广，棕黄色，射线放射状，皮部与木部较易分离。根茎髓中有隔或呈空洞状。

药性苦，微寒。归肝、胆、肺经。具有利湿退黄、清热解毒、散瘀止痛、化痰止咳的功效。用于湿热黄疸，淋浊，带下，痈肿疮毒，水火烫伤，毒蛇咬伤，经闭，癥瘕，风湿痹痛，跌打损伤，肺热咳嗽等。

现代药理研究表明，虎杖有抗病毒、保肝利胆、降血糖、抗肿瘤、降血脂、解热镇痛等作用，临床常用于治疗病毒性肝炎、脂肪肝、黄疸性肝炎、高血压、高脂血症、动脉粥样硬化等疾病。

舌象特点： 舌红苔黄腻。见图 3-3-3。

4. 垂盆草

为景天科植物垂盆草的干燥全草，不规则的段，部分节上可见纤细的不定根，3 叶轮生，叶片倒披针形至矩圆形，绿色。

药性甘、淡，凉。归肝、胆、小肠经。具有利湿退黄、清热解毒的功效。用于湿热黄疸，小便不利，痈肿疮疡，咽痛，毒蛇咬伤，烧烫伤。

现代药理研究表明，垂盆草具有保肝、抗病毒、促进胆红素排泄、抑制免疫等作用，临床常用于治疗黄疸、急慢性肝炎、终末期肝病及其并发症等。

舌象特点： 舌淡红苔黄。见图 3-3-4。

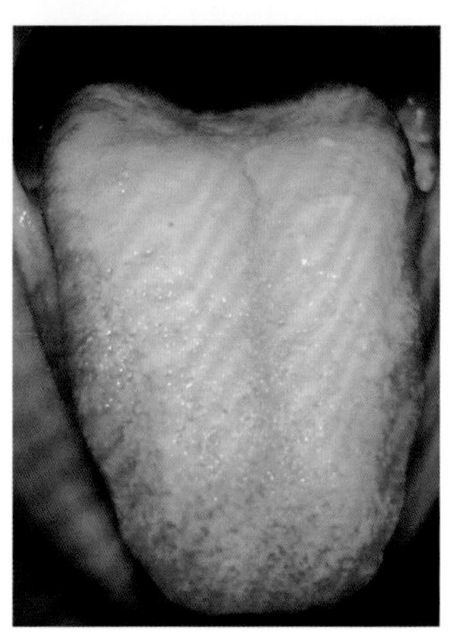

图3-3-3　虎杖舌象

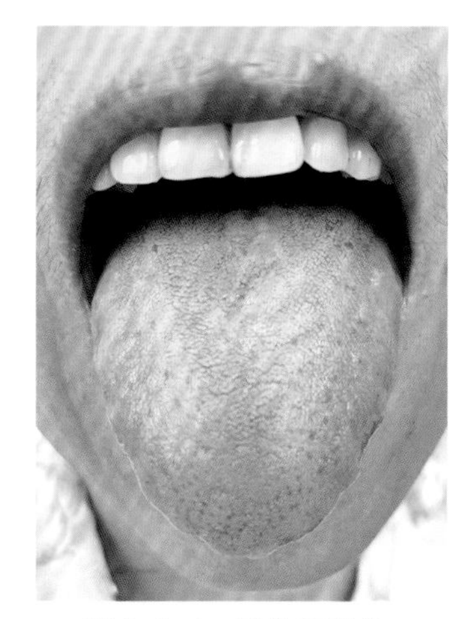

图3-3-4　垂盆草舌象

5. 鸡骨草

为豆科植物广州相思子的干燥全株，多缠扎成束。根多呈圆柱形，直径 0.2 ~ 1.5cm，表面灰棕色至紫褐色，粗糙，有细纵纹，部分疏被短柔毛，切面淡黄色。小叶多脱落，矩圆形，先端平截，有小突尖，下表面被伏毛。

药性甘、微苦，凉。归肝、胃经。具有利湿退黄、清热解毒、疏肝止痛的功效。用于湿热黄疸，乳痈肿痛，胁肋不舒，胃脘胀痛。

现代药理研究表明，鸡骨草具有保肝、抗炎、增强免疫、抗氧化等作用，临床常用于治疗肝功能不全、病毒性肝炎、胃痛、胆囊炎等疾病。

舌象特点： 舌红苔黄。见图 3-3-5。

6. 猪苓

为多孔菌科真菌猪苓的干燥菌核，呈条形、类圆形或扁块状，有的有分枝，长 5 ~ 25cm，直径 2 ~ 6cm。表面黑色、灰黑色或棕黑色，皱缩或有瘤状突起。体轻，质硬，断面类白色或黄白色，略呈颗粒状。

药性甘、淡，平。归肾、膀胱经。具有利水渗湿的功效。用于水肿，小便不利，泄泻，淋浊，带下。

现代药理研究表明，猪苓具有保肝、抗炎、利尿、抗肿瘤、抗结石形成、增强免疫等作用，临床常用于治疗病毒性肝炎、肝硬化失代偿期腹水形成、胆囊结石等疾病。

舌象特点： 舌淡红苔白厚腻。见图 3-3-6。

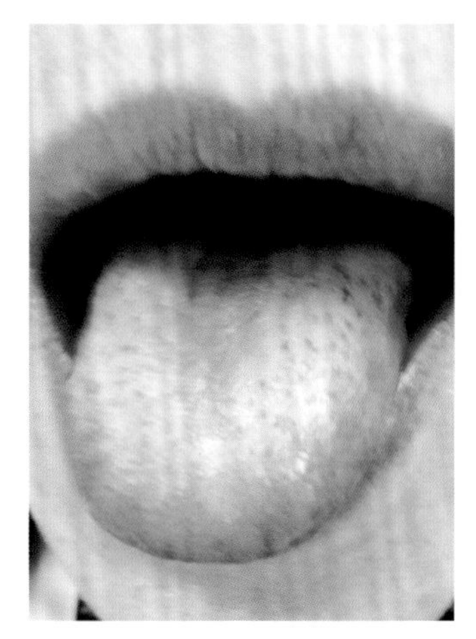

图3-3-5　鸡骨草舌象

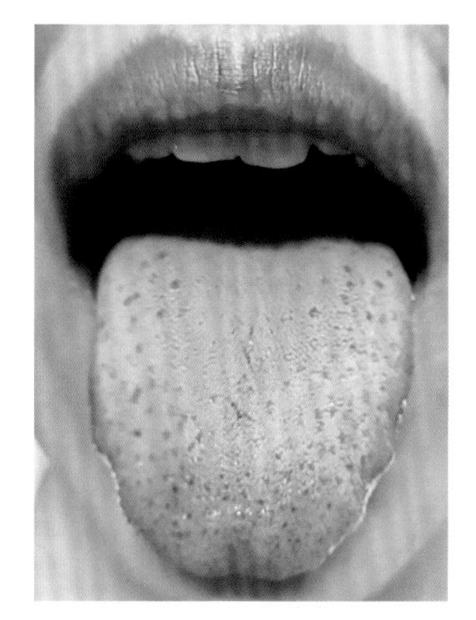

图3-3-6　猪苓舌象

第四节　行气药

1. 木香

为菊科植物木香的干燥根，呈圆柱形或半圆柱形，长 5 ~ 10cm，直径

0.5 ~ 5cm。表面黄棕色至灰褐色，有明显的皱纹、纵沟及侧根痕。质坚，不易折断，断面灰褐色至暗褐色，周边灰黄色或浅棕黄色，形成层环棕色，有放射状纹理及散在的褐色点状油室。

药性辛、苦，温。归脾、胃、大肠、三焦、胆经。具有行气止痛、健脾消食的功效。用于脾胃气滞，脘腹胀痛，食积不消，不思饮食；泻痢后重；胸胁胀痛，黄疸，疝气疼痛。

现代药理研究表明，木香具有抗炎利胆、抗肿瘤、促进胃肠蠕动、抗溃疡、镇痛等作用，临床常用于治疗病毒性肝炎、肝癌、胆汁淤积性肝病、急性胃溃疡、胆绞痛等疾病。

舌象特点： 舌尖暗，苔白腻。见图 3-4-1。

2. 玫瑰花

为蔷薇科植物玫瑰的干燥花蕾，本品略呈半球形或不规则团状，直径0.7 ~ 1.5cm。花托半球形，与花萼基部合生；萼片 5, 披针形，黄绿色或棕绿色，被有细柔毛；花瓣多皱缩，展平后宽卵形，呈覆瓦状排列，紫红色，有的黄棕色；雄蕊多数，黄褐色。体轻，质脆。

药性甘、微苦，温。归肝、脾经。具有行气解郁、和血、止痛的功效。用于肝胃气痛，食少呕恶，月经不调，经前乳房胀痛，跌扑伤痛。

现代药理研究表明，玫瑰花具有利胆、抗氧化、调节微循环、降血糖、抗抑郁、抗疲劳、抗病毒及抗菌等作用，临床可用于治疗胆汁淤积症、慢性肝炎、痢疾、胆囊炎、胆石症等疾病。

舌象特点： 舌质紫暗。见图 3-4-2。

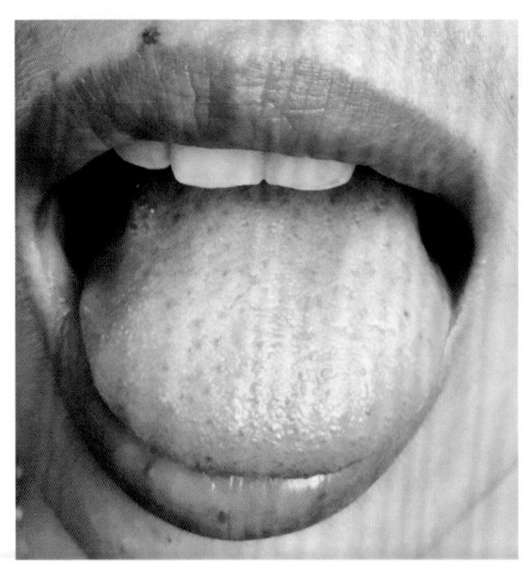

图3-4-1　木香舌象

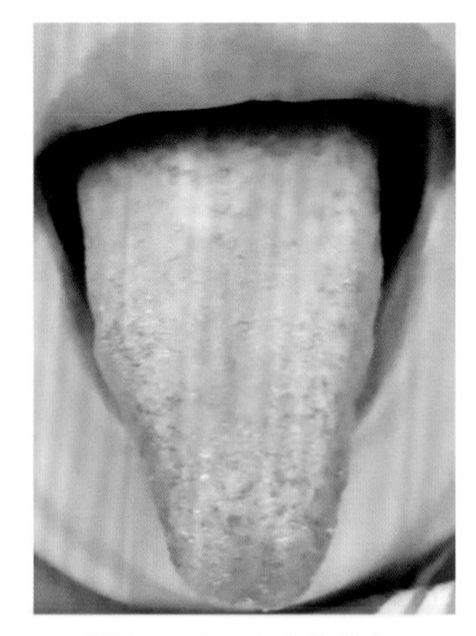

图3-4-2　玫瑰花舌象

3. 佛手

为芸香科植物佛手的干燥果实，类椭圆形或卵圆形的薄片，常皱缩或卷曲。长 6 ~ 10cm, 宽 3 ~ 7cm，厚 0.2 ~ 0.4cm。顶端稍宽，常有 3 ~ 5 个手指状的裂瓣，基部略窄，有的可见果梗痕。外皮黄绿色或橙黄色，有皱纹及油点。果肉浅黄白色，散有凹凸不平的线状或点状维管束。质硬而脆，受潮后柔韧。

药性辛、苦、酸，温。归肝、脾、胃、肺经。具有疏肝理气、和胃止痛、燥湿化痰的功效。用于肝胃气滞，胸胁胀痛、脾胃气滞，胃脘痞满，食少呕吐，咳嗽痰多。

现代药理研究表明，佛手具有调节胃肠运动、促进消化液分泌、调节免疫、抗肿瘤、抗抑郁、降血脂、抗氧化等作用。临床可用于治疗各种急慢性肝炎、脂肪性肝病、慢性胃炎、焦虑症等疾病。

舌象特点： 舌淡苔白腻。见图 3-4-3。

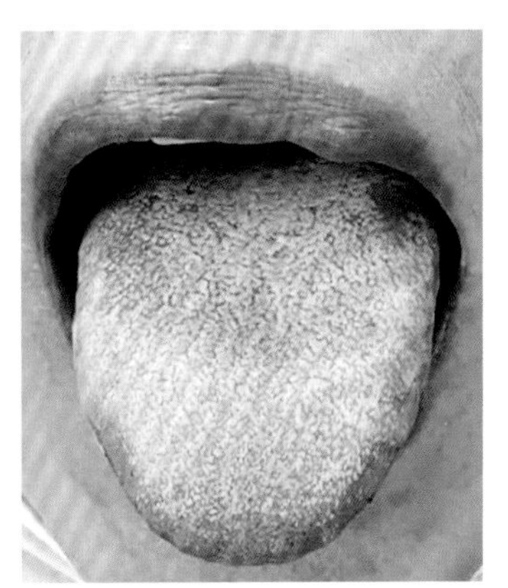

图3-4-3　佛手舌象

4. 香附

为莎草科植物莎草的干燥根茎，多呈纺锤形，有的略弯曲，长 2 ~ 3.5cm，直径 0.5 ~ 1cm。表面棕褐色或黑褐色，有纵皱纹，并有 6 ~ 10 个略隆起的环节，节上有未除净的棕色毛须及须根断痕；去净毛须者较光滑，环节不明显。质硬，经蒸煮者断面黄棕色或红棕色，角质样；生晒者断面色白而显粉性，内皮层环纹明显，中柱色较深，点状维管束散在。

药性辛、微苦、微甘，平。归肝、脾、三焦经。具有疏肝解郁、理气宽中、调经止痛的功效。用于肝郁气滞，胸胁胀痛，疝气疼痛，月经不调，经闭痛经，乳房胀痛；脾胃气滞，脘腹痞闷，胀满疼痛。

现代药理研究表明，香附具有保肝利胆、降血压、解热镇痛、镇静、抗菌、抗炎、抗肿瘤作用。临床可用于急慢性肝炎发作、胆汁淤积症、消化不良、高血压、神经官能症等疾病。

舌象特点： 舌淡苔白腻。见图 3-4-4。

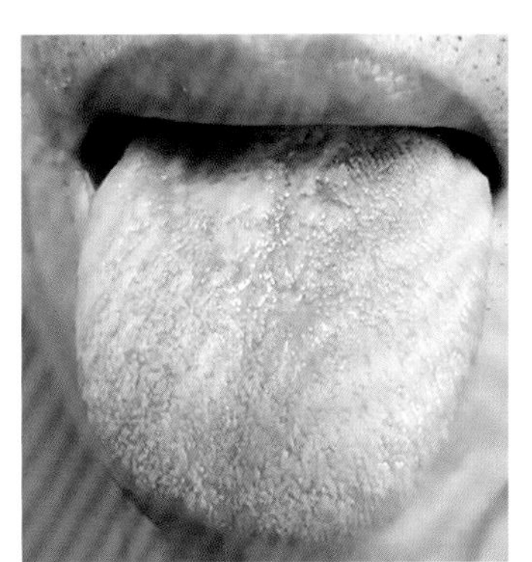

图3-4-4　香附舌象

5. 川楝子

为楝科植物川楝的干燥成熟果实，呈类球形，直径 2 ~ 3.2cm。表面金黄色至棕黄色，微有光泽，少数凹陷或皱缩，具深棕色小点。顶端有花柱残痕，基部凹陷，有果梗痕。外果皮革质，与果肉间常成空隙，果肉松软，淡黄色，遇水润湿显黏性。果核球形或卵圆形，质坚硬，两端平截，有 6 ~ 8 条纵棱，内分 6 ~ 8 室，每室含黑棕色长圆形的种子 1 粒。

药性苦，寒；有小毒。归肝、小肠、膀胱经。具有疏肝泄热、行气止痛、杀虫的功效。用于肝郁化火，胸胁、脘腹胀痛，疝气疼痛，虫积腹痛。

现代药理研究表明，川楝子具有促进胆汁排泄、抑菌、抗炎、抗癌等作用，临床可用于胆囊结石、胆道感染等疾病。但有研究表明川楝子有较强的毒性，大多在服药后 1 ~ 2h 内出现消化不良反应，如胃肠道刺激症状、腹痛、恶心、呕吐、腹泻，甚至出现急性中毒性肝炎，表现为转氨酶升高、黄疸、肝大叩击痛等，应在医师的指导下谨慎应用。

舌象特点： 舌暗红苔黄腻。见图 3-4-5。

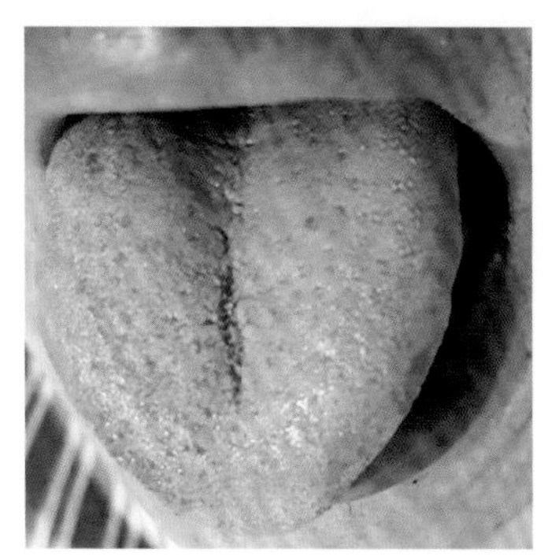

图3-4-5　川楝子舌象

6. 陈皮

为芸香科植物橘及其栽培变种的干燥成熟果皮。采摘成熟果实，剥取果皮，晒干或低温干燥。常剥成数瓣，基部相连，有的呈不规则的片状，厚 1 ~ 4mm。外表面橙红色或红棕色，有细皱纹和凹下的点状油室；内表面浅黄白色，粗糙，附黄白色或黄棕色筋络状维管束。质稍硬而脆。

药性苦、辛，温。归脾、肺经。具有理气健脾、燥湿化痰的功效。用于寒湿阻滞中焦、脾虚气滞之脘腹胀满，呕吐，呃逆，寒湿痰嗽，痰气交阻之胸痹。

现代药理研究表明，陈皮具有促进消化液的分泌、排除肠管内积气、预防动脉粥样硬化、抗炎等作用。临床可用于治疗代谢相关性脂肪性肝病、慢性乙型病毒性肝炎、消化不良等疾病。

舌象特点： 舌淡，苔白润，舌边齿痕。见图 3-4-6。

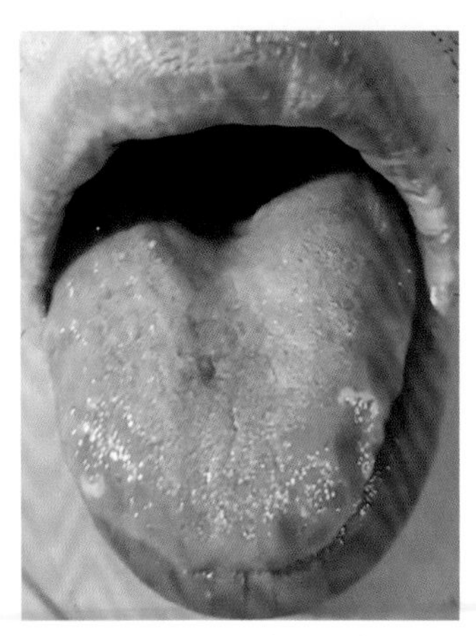

图3-4-6　陈皮舌象

7. 枳实

为芸香科植物酸橙及其栽培变种或甜橙的干燥幼果。本品呈半球形，少数为球形，直径 0.5 ~ 2.5cm。外果皮黑绿色或暗棕绿色，具颗粒状突起和皱纹，有明显的花柱残迹或果梗痕。

切面中果皮略隆起，厚 0.3 ~ 1.2cm，黄白色或黄褐色，边缘有 1 ~ 2 列油室，瓤囊棕褐色。质坚硬。

药性苦、辛、酸，微寒。归脾、胃经。具有破气消积、化痰散痞的功效。用于积滞内停，痞满胀痛，泻痢后重，大便不通，痰阻气滞，胸痹，结胸，脏器下垂。

现代药理研究表明，枳实具有调节胃肠运动、利胆、利尿、抗炎、抗菌、抗氧化、镇痛、抗溃疡等作用。临床可用于治疗萎缩性胃炎、消化不良、胰腺炎、胀痛、便秘及胆囊炎、胃扩张、胃下垂、脱肛等疾病。

舌象特点： 舌红，苔白或黄腻。见图 3-4-7。

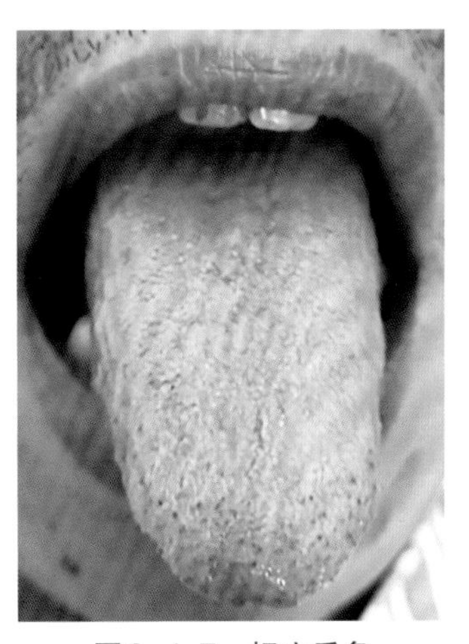

图3-4-7　枳实舌象

第五节　活血化瘀药

1. 郁金

为姜科植物温郁金、姜黄、广西莪术或蓬莪术的干燥块根，呈椭圆形或长条形薄片。外表皮灰黄色、灰褐色至灰棕色，具不规则的纵皱纹。切面灰棕色、橙黄色至灰黑色。角质样，内皮层环明显。

药性辛、苦，寒。归肝、胆、心、肺经。具有活血止痛、行气解郁、清心凉血、利胆退黄的功效。用于气滞血瘀，胸胁刺痛，胸痹心痛，月经不调，经闭痛经，乳房胀痛，热病神昏，癫痫发狂，血热吐衄，妇女倒经，肝胆湿热，黄疸尿赤，胆胀胁痛。

现代药理研究表明，郁金具有保肝利胆、改善循环、促进消化液分泌、抑制血小板聚集、抑菌、抗炎止痛、降血脂、抗肿瘤等作用。临床可用于治疗病毒性肝炎、胆囊结石、各种胆汁淤积症、黄疸等疾病。

舌象特点： 舌暗苔白腻。见图 3-5-1。

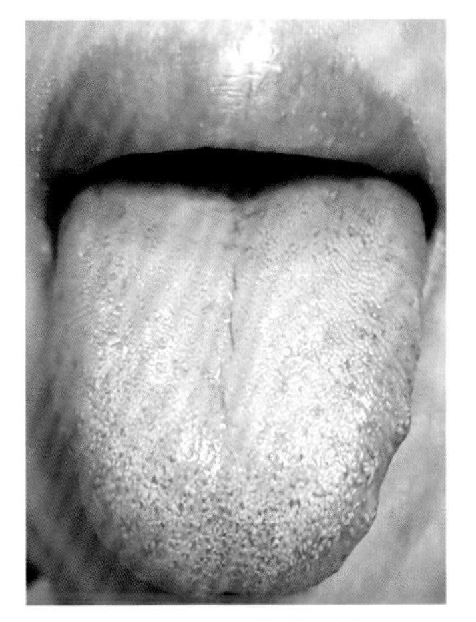

图3-5-1　郁金舌象

2. 丹参

为唇形科植物丹参的干燥根及根茎，根茎短

粗，顶端有时残留茎基。根数条，长圆柱形，略弯曲，有的分枝并具须状细根，长 10 ~ 20cm，直径 0.3 ~ 1cm。表面棕红色或暗棕红色，粗糙，具纵皱纹。老根外皮疏松，多显紫棕色，常呈鳞片状剥落。质硬而脆，断面疏松，有裂隙或略平整而致密，皮部棕红色，木部灰黄色或紫褐色，导管束黄白色，呈放射状排列。气微，味微苦涩。栽培品较粗壮，直径 0.5 ~ 1.5cm。表面红棕色，具纵皱，外皮紧贴不易剥落。质坚实，断面较平整，略呈角质样。

药性苦，微寒。归心、肝经。具有活血祛瘀、通经止痛、清心除烦、凉血消痈的功效。用于瘀血阻滞之月经不调，痛经经闭，产后腹痛，血瘀胸痹心痛，脘腹胁痛，癥瘕积聚，跌打损伤，热痹疼痛，疮痈肿痛，心烦不眠。

现代药理研究表明，丹参有保肝、抗肝纤维化、调节血脂、抗动脉粥样硬化、改善微循环、抗心律失常、扩张冠脉等作用。临床可用于治疗肝脾肿大、病毒性肝炎、肝纤维化、肝硬化、脂肪肝等疾病。

舌象特点： 舌暗红苔薄白。见图 3-5-2。

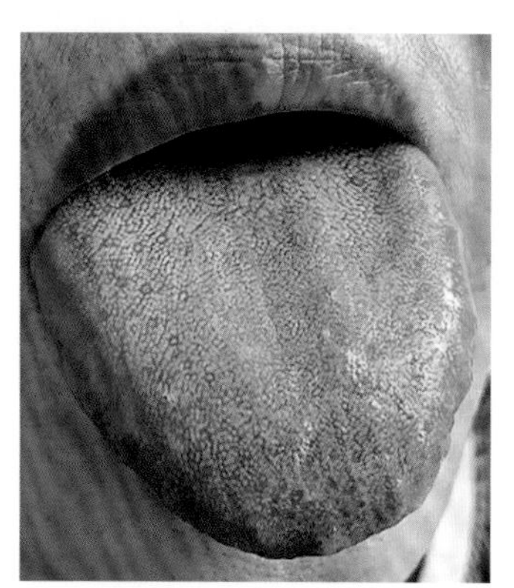

图3-5-2　丹参舌象

3. 红花

为菊科植物红花的干燥花，为不带子房的管状花，长 1 ~ 2cm。表面红黄色或红色。花冠筒细长，先端 5 裂，裂片呈狭条形，长 5 ~ 8mm。雄蕊 5，花药聚合成筒状，黄白色；柱头长圆柱形，顶端微分叉。质柔软。

药性辛，温。归心、肝经。具有活血通经、散瘀止痛的功效。用于瘀血阻滞之经闭，痛经，恶露不行，瘀滞腹痛，胸痹心痛，胸胁刺痛，癥瘕痞块，跌扑损伤，疮疡肿痛，热郁血瘀，斑疹色暗。

现代药理研究表明，红花具有降血脂、抑制血小板聚集、抗血栓形成、改善微循环、镇痛、镇静、抗惊厥、抗炎、降血压、抗心律失常、扩张冠状动脉等作用。临床可用于脂肪肝、肝硬化、肝功能障碍的辅助治疗。

舌象特点： 舌质紫暗。见图 3-5-3。

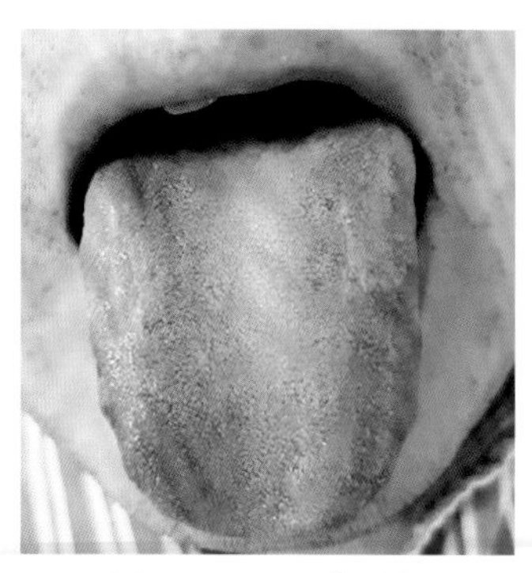

图3-5-3　红花舌象

4. 益母草

为唇形科植物益母草的新鲜或干燥地上部分。鲜品春季幼苗期至初夏花前期采割；干品在夏季茎叶茂盛、花未开或初开时采割，晒干，或切段晒干。鲜益母草在幼苗期时无茎，基生叶圆心形，5 ~ 9 浅裂，每裂片有 2 ~ 3 钝齿。花前期茎呈方柱形，上部多分枝，四面凹下成纵沟，长 30 ~ 60cm，直径 0.2 ~ 0.5cm；表面青绿色；质鲜嫩，断面中部有髓。叶交互对生，有柄；叶片青绿色，质鲜嫩，揉之有汁；下部茎生叶掌状 3 裂，上部叶羽状深裂或浅裂成 3 片，裂片全缘或具少数锯齿。干益母草的茎表面呈灰绿色或黄绿色；体轻，质韧，断面中部有髓。叶片灰绿色，多皱缩、破碎，易脱落。轮伞花序腋生，小花淡紫色，花萼筒状，花冠二唇形。切段者长约 2cm。

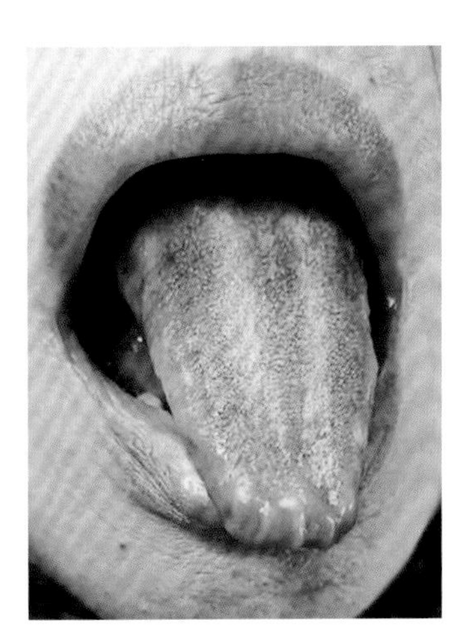

图3-5-4　益母草舌象

药性苦、辛，微寒。归肝、心包、膀胱经。具有活血调经、利尿消肿、清热解毒的功效。用于瘀滞月经不调，痛经经闭，恶露不尽，水瘀互结型水肿，血热及瘀滞之血淋、尿血，跌打损伤，疮痈肿毒。

现代药理研究表明，益母草具有保肝、保护神经、抗炎、降压、利尿、抗血小板聚集、保护心肌缺血再灌注损伤等作用。临床常用于血瘀痛经、经闭、产后恶露不尽、难产、胎死腹中等疾病。

舌象特点： 舌晦，或有瘀斑瘀点。见图 3-5-4。

5. 鸡血藤

为豆科植物密花豆的干燥藤茎。除去枝叶，切片，晒干，呈椭圆形、长矩圆形或不规则的斜切片，厚 0.3 ~ 1cm。栓皮灰棕色，有的可见灰白色斑，栓皮脱落处显红棕色。质坚硬。切面木部红棕色或棕色，导管孔多数；韧皮部有树脂状分泌物呈红棕色至黑棕色，与木部相间排列呈数个同心性椭圆形环或偏心性半圆形环；髓部偏向一侧。

药性苦、甘，温。归肝、肾经。具有活血补血、调经止痛、舒筋活络的功效。用于血瘀及血虚之月经不调，痛经，闭经，风湿痹痛，肢体麻木，血虚萎黄。

现代药理研究表明，鸡血藤具有抗肝细胞癌、保肝、促进造血功能、抑制血小板聚集、降低胆固醇、抗动脉粥样硬化、抗炎、抗病毒、调节免疫等作用。临床常用于治疗肝炎、肝细胞癌、月经不调、糖尿病足、风湿性关节炎、痛风性关节炎、中风、手足麻木等疾病。

舌象特点： 舌淡，苔薄，或有瘀斑瘀点。见图 3-5-5。

6. 乳香

为橄榄科植物乳香树及同属植物树皮渗出的树脂。呈长卵形滴乳状、类圆形颗粒或黏合成大小不等的不规则块状物。大者长达 2cm（乳香珠）或 5cm（原乳香）。表面黄白色，半透明，被有黄白色粉末，久存则颜色加深。质脆，遇热软化。破碎面有玻璃样或蜡样光泽。

药性味辛、苦，温。归心、肝、脾经。具有活血定痛、消肿生肌的功效。用于跌打损伤，痈肿疮疡，气滞血瘀之诸痛证。

现代药理研究表明，乳香有护肝、抗肿瘤、镇痛、抗炎消肿、抗菌、抗氧化、抗胃溃疡、降低血小板黏附性、抗炎、调节血脂等作用。临床常用于治疗跌扑外伤、胸痹心痛、胃脘疼痛、痛经经闭、产后瘀阻、急腹症、风湿性关节炎等。

舌象特点： 舌青紫，或有瘀点瘀斑。见图 3-5-6。

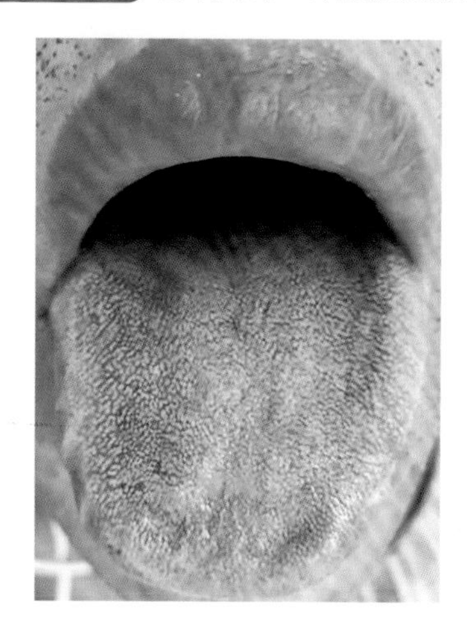

图3-5-5 鸡血藤舌象

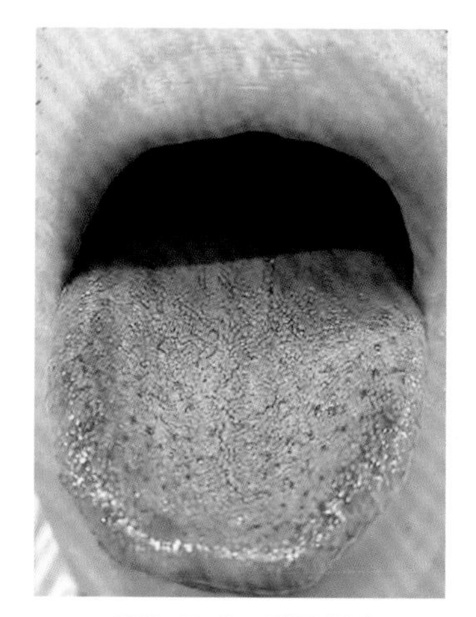

图3-5-6 乳香舌象

7. 没药

为橄榄科植物地丁树或哈地丁树的干燥树脂。本品呈不规则小块状或类圆形颗粒状，表面棕褐色或黑褐色，有光泽，具特异香气，略有醋香气。

药性辛、苦，平。归心、肝、脾经。具有散瘀定痛、消肿生肌的功效。

没药的功效主治与乳香相似，常与乳香相须为用，治疗跌打损伤，瘀滞疼痛，痈疽肿痛，疮疡溃后久不收口以及多种瘀滞痛证。二者的区别在于，乳香偏于行气、伸筋，多用于治疗痹证；没药偏于散血化瘀，多用于治疗血瘀气滞较重之胃痛。用于跌打瘀血肿痛，痈疽肿痛，胸腹诸痛，外用治疮口久不收敛。

现代药理研究表明，没药具有保肝、降脂、防止动脉粥样斑块、镇痛、抗肿瘤、抗菌、消炎等作用。临床常用于治疗血瘀所致之心腹疼痛、痛经，产后瘀阻之腹痛及跌打损伤之瘀滞疼痛，产后血晕，语言颠倒，健忘失志，血脂偏高者。

舌象特点： 舌质紫暗或有瘀斑瘀点。见图 3-5-7。

8. 三棱

为黑三棱科植物黑三棱的干燥块茎。呈圆锥形，略扁，长 2 ~ 6cm，直径 2 ~ 4cm。表面黄白色或灰黄色，有刀削痕，须根痕小点状，略呈横向环状排列。体重，质坚实。无臭，味淡，嚼之微有麻辣感。

药性辛、苦，平。归肝、脾经。具有破血行气、消积止痛的功效。用于癥瘕痞块，瘀血经闭，胸痹心痛，食积气滞，脘腹胀痛，瘀肿疼痛。

现代药理研究表明，三棱具有护肝、抗肝纤维化、调节免疫等作用。临床常用于治疗瘀血阻滞所致的经闭痛经、癥瘕痞块、胸痹心痛、肝炎、肝纤维化等疾病。

舌象特点： 舌质暗有瘀斑。见图 3-5-8。

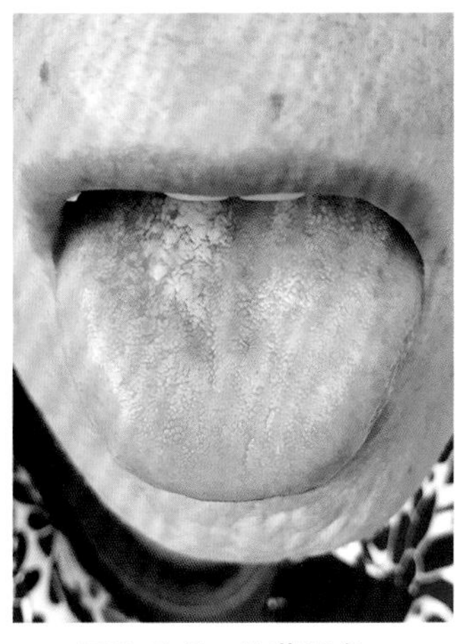

图3-5-7　没药舌象

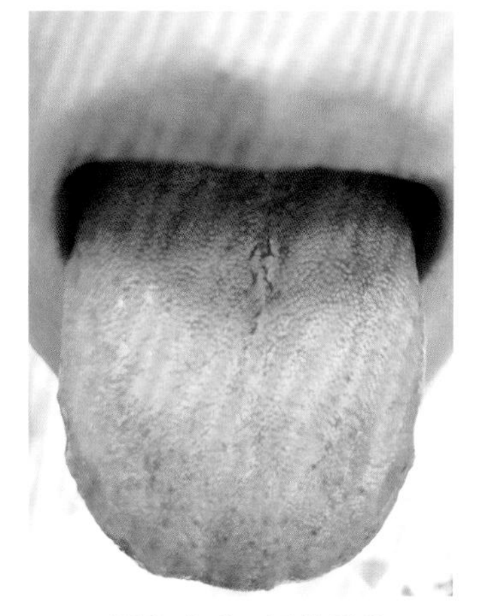

图3-5-8　三棱舌象

9. 莪术

为姜科植物蓬莪术、广西莪术或温郁金的干燥根茎。蓬莪术呈卵圆形、长卵形、圆锥形或长纺锤形，顶端多钝尖，基部钝圆，长2 ~ 8cm，直径1.5 ~ 4cm。表面灰黄色至灰棕色，上部环节突起，有圆形微凹的须根痕或有残留的须根，有的两侧各有 1 列下陷的芽痕和类圆形的侧生根茎痕，有的可见刀削痕。体重，质坚实，断面灰褐色至蓝褐色，蜡样，常附有灰棕色粉末，皮层与中柱易分离，内皮层环纹棕褐色。气微香，味微苦而辛。广西莪术环节稍突起，断面黄棕色至棕色，常附有淡黄色粉末，内皮层环纹黄白色。温莪术断面黄棕色至棕褐色，常附有淡黄色至黄棕色粉末。气香或微香。

药性辛、苦，温。归肝、脾经。具有破血行气、消积止痛的功效。用于血气心痛，饮食积滞，脘腹胀痛，血滞经闭，痛经，癥瘕痞块，跌打损伤。

现代药理研究表明，莪术具有护肝、抗肝纤维化、抗癌、升高白细胞、增强免疫等作用。大剂量莪术可加重慢性肝损伤，临床治疗慢性肝病应注意控制用量及避免长时间使用。临床常用于治疗肝炎、肝纤维化、由饮食积滞引起的胃腹胀痛、肝脾肿大、肝癌、胃癌等疾病。

舌象特点： 舌暗红或有瘀点瘀斑。见图 3-5-9。

10. 血竭

为棕榈科植物麒麟竭果实渗出的树脂经加工制成，呈类圆四方形或方砖形，表面暗红，有光泽，附有因摩擦而成的红粉。质硬而脆，破碎面红色，研粉为砖红色。气微，味淡。在水中不溶，在热水中软化。

药性甘、咸，平。归心、肝经。具有活血定痛、化瘀止血、生肌敛疮的功效。用于跌打损伤，心腹瘀痛，外伤出血，疮疡不敛。

现代药理研究表明，血竭具有抑制血小板聚集、防止血栓形成、抑菌、抗炎镇痛、降血脂、降血糖、改善机体免疫功能等作用。临床常用于治疗跌打损伤、瘀血作痛、妇女气血凝滞、外伤出血、脓疮久不收口，以及慢性结肠炎所致的腹痛、腹泻等疾病。

舌象特点： 舌暗红苔薄黄。见图 3-5-10。

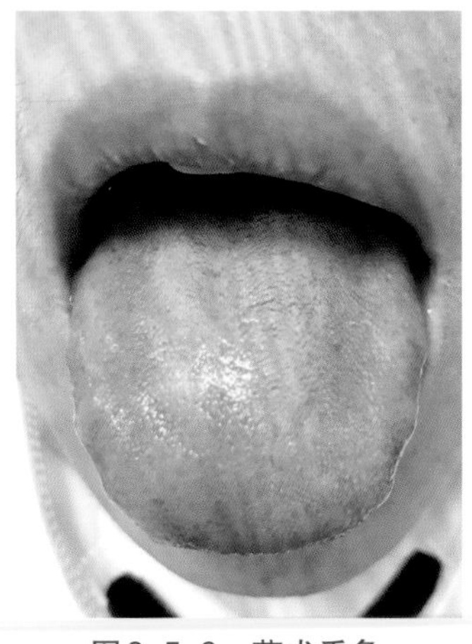

图3-5-9　莪术舌象

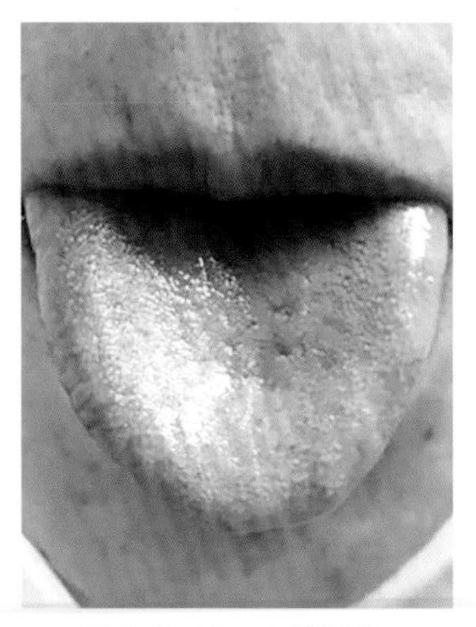

图3-5-10　血竭舌象

第六节　安神药

1. 灵芝

为多孔菌科真菌赤芝或紫芝的干燥子实体。赤芝外形呈伞状，菌盖肾形、半圆形或近圆形，直径 10 ~ 18cm，厚 1 ~ 2cm。皮壳坚硬，黄褐色至红褐色，有光泽，具环状棱纹和辐射状皱纹，边缘薄而平截，常稍内卷。菌肉白色至淡棕色。菌柄圆柱形，侧生，少偏生，长 7 ~ 15cm，直径 1 ~ 3.5cm，红褐色至紫褐色，光亮。孢子细小，黄褐色。紫芝皮壳紫黑色，有漆样光泽。菌肉锈褐色。菌柄长 17 ~ 23cm。

药性甘，平。归心、肺、肝、肾经。具有补气安神、止咳平喘的功效。用于心神不宁，失眠心悸，肺虚咳喘，虚劳短气，不思饮食。

现代药理研究表明，灵芝具有保肝、提高免疫功能、抗氧化、抗肿瘤、抗衰老、降血糖、降血脂等作用。临床常用于治疗急慢性肝炎、肝硬化、肝功能障碍、中毒性肝病、神经衰弱等疾病。

舌象特点： 舌淡苔薄白。见图 3-6-1。

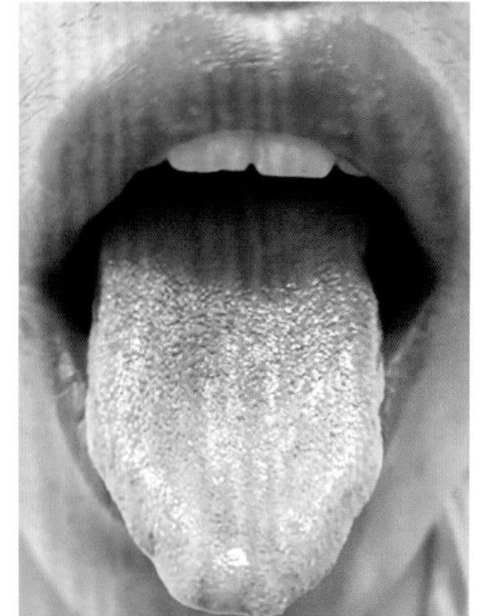

图3-6-1　灵芝舌象

2. 酸枣仁

为鼠李科植物酸枣的干燥成熟种子。呈扁圆形或扁椭圆形，长 5 ~ 9mm，宽 5 ~ 7mm，厚约 3mm。表面紫红色或紫褐色，平滑有光泽，有的有裂纹。一面较平坦，中间有 1 条隆起的纵线纹；另一面稍突起。一端凹陷，可见线形种脐；另端有细小突起的合点。种皮较脆，胚乳白色，子叶 2，浅黄色，富油性。气微，味淡。

药性甘、酸，平。归肝、胆、心经。具有养心补肝、宁心安神、敛汗、生津的功效。用于虚烦不眠，惊悸多梦，体虚多汗，津伤口渴。

现代药理研究表明，酸枣仁具有保肝、改善睡眠障碍等作用。临床常用于治疗急性肝衰竭、慢性乙型肝炎、失眠等疾病。

舌象特点： 舌淡白苔薄。见图 3-6-2。

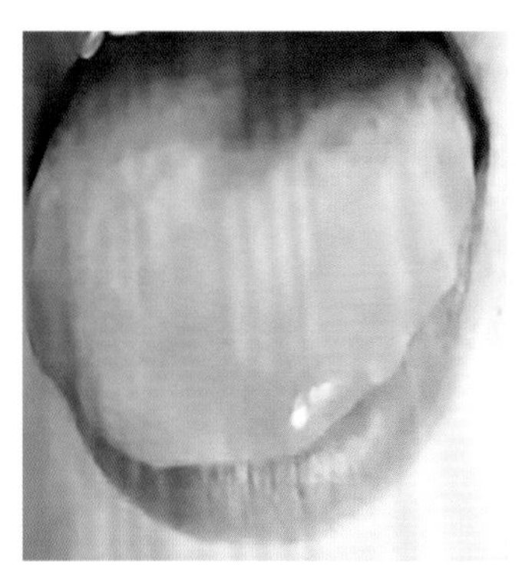

图3-6-2　酸枣仁舌象

3. 珍珠

为珍珠贝科动物马氏珍珠贝、蚌科动物三角帆蚌或褶纹冠蚌等双壳类动物受刺激形成的珍珠，呈类球形、长圆形、卵圆形或棒形，直径 1.5 ~ 8mm。表面类白色、浅粉红色、浅黄绿色或浅蓝色，半透明，光滑或微有凹凸，具特有的彩色光泽。质坚硬，破碎面显层纹。气微，味淡。

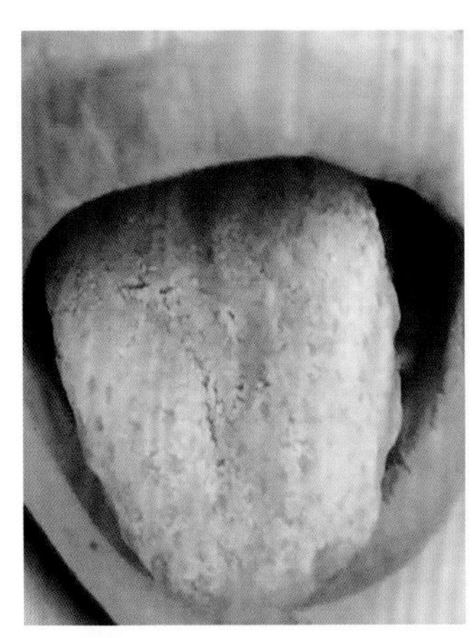
图3-6-3　珍珠舌象

药性甘、咸，寒。归心、肝经。具有安神定惊、明目消翳、解毒生肌、润肤祛斑的功效。用于惊悸失眠，惊风癫痫，目赤翳障，口舌生疮，咽喉溃烂，疮疡不敛，皮肤色斑。

现代药理研究表明，珍珠对四氯化碳引起的肝损伤有保护作用，并且能减轻肝细胞的损伤，帮助恢复谷丙转氨酶。临床多用于治疗急慢性肝炎、肝硬化腹水、失眠等疾病。

舌象特点： 舌淡红苔白腻。见图 3-6-3。

4. 合欢皮

为豆科植物合欢的干燥树皮。夏、秋间采；剥下树皮，晒干。呈卷曲筒状或半筒状，长 40 ~ 80cm，厚 0.1 ~ 0.3cm。外表面灰棕色至灰褐色，稍有纵皱纹，有的成浅裂纹，密生明显的椭圆形横向皮孔，棕色或棕红色，偶有突起的横棱或较大的圆形枝痕，常附有地衣斑；内表面淡黄棕色或黄白色，平滑，有细密纵纹。质硬而脆，易折断，断面呈纤维性片状，淡黄棕色或黄白色。气微香，味淡、微涩、稍刺舌，而后喉头有不适感。

药性甘，平。归心、肝、肺经。具有解郁安神、活血消肿的功效。用于心神不安，忧郁，失眠多梦，肺痈，疮肿，跌扑伤痛。

现代药理研究表明，合欢皮具有镇静催眠、抗肿瘤、增强免疫、抑菌等作用。临床常用于治疗肝脓肿、腹泻型肠易激综合征、情志不遂忧郁而致失眠等疾病。

舌象特点： 舌红苔薄白。见图 3-6-4。

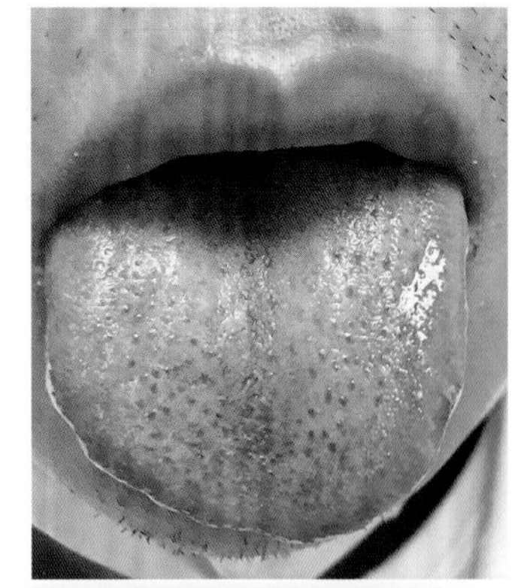
图3-6-4　合欢皮舌象

5. 首乌藤

为蓼科植物何首乌的干燥藤茎。长圆柱形，稍扭曲，具分枝，长短不一。表面紫红色或紫褐色，粗糙，具扭曲的纵皱纹，节部略膨大，有侧枝痕，外皮菲薄，可剥离。质脆，易折断，断面皮部紫红色，木部黄白色或淡棕色，导管孔明显，髓部疏松，类白色。无臭，味微苦涩。

药性甘，平。归心、肝经。具有养血安神、祛风通络的功效。用于失眠多梦，血虚身痛，风湿痹痛，皮肤瘙痒。

现代药理研究表明，首乌藤具有镇静催眠、降血脂、抗动脉粥样硬化、抗炎、抗氧化、增强免疫等作用。临床常用于治疗脂肪性肝病、高脂血症、失眠多梦等疾病。

舌象特点： 舌淡红苔薄白。见图 3-6-5。

6. 远志

为远志科植物远志或卵叶远志的干燥根。春、秋二季采挖，除去须根及泥沙，晒干或抽取木心晒干。呈圆柱形，略弯曲，长2 ~ 30cm，直径0.2 ~ 1cm。表面灰黄色至灰棕色，有较密并深陷的横皱纹、纵皱纹及裂纹，老根的横皱纹较密更深陷，略呈结节状。质硬而脆，易折断，断面皮部棕黄色，木部黄白色，皮部易与木部剥离。气微，味苦、微辛，嚼之有刺喉感。

药性苦、辛，温。归心、肾、肺经。具有安神益智、交通心肾、祛痰开窍、消散痈肿的功效。用于心肾不交引起的失眠多梦、健忘惊悸、神志恍惚，癫痫惊狂，咳痰不爽，疮疡肿毒，乳房肿痛。

现代药理研究表明，远志有抗病毒、降血糖、降血脂、利胆、抗突变、抗癌、镇静催眠、抗惊厥、降压、镇痛、抗氧化、增强免疫、抗菌、利尿、消肿等作用。临床常用于治疗胆汁淤积、高脂血症、糖尿病、癌症、水肿、失眠多梦、癫痫惊狂等疾病。

舌象特点： 舌淡苔薄。见图 3-6-6。

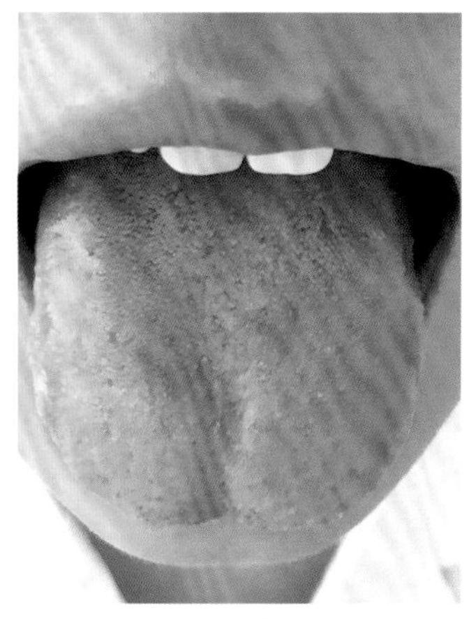

图3-6-5　首乌藤舌象

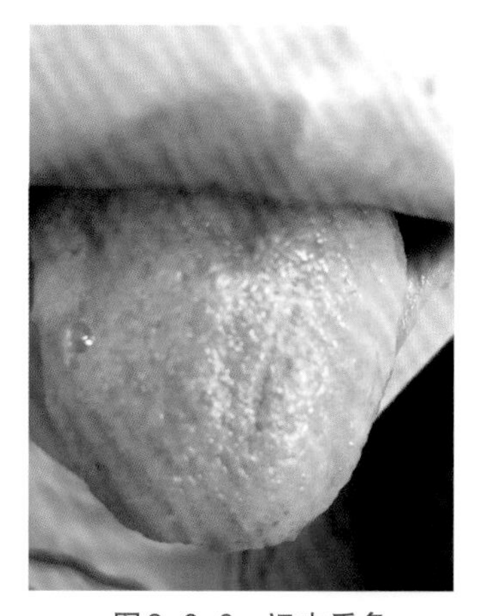

图3-6-6　远志舌象

第七节　消食药

1. 鸡内金

为雉科动物家鸡的干燥沙囊内壁。本品为不规则卷片，厚约2mm。表面黄色、黄绿色或黄褐色，薄而半透明，具明显的条状皱纹。质脆，易碎，断面角质样，有光泽。气微腥，味微苦。

药性甘，平。归脾、胃、小肠、膀胱经。具有健胃消食、涩精止遗、通淋化石的功效。用于食积不消，呕吐泻痢，小儿疳积，遗精，遗尿，石淋涩痛，胆胀胁痛。

现代药理研究表明，鸡内金具有促进肠蠕动，增强胃蛋白酶、胰脂肪酶活性，降血糖、降血脂等作用。临床常用于治疗脂肪肝、糖尿病、高血压、胆结石、消化不良、食积、小儿疳积等疾病。

舌象特点： 舌淡红，苔厚腻，边有齿痕。见图3-7-1。

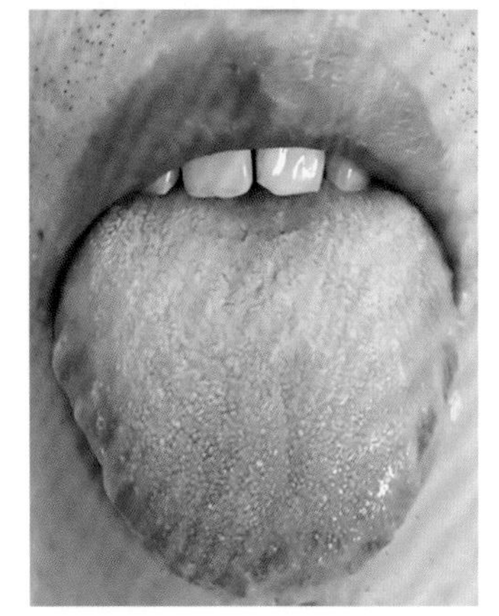

图3-7-1　鸡内金舌象

2. 山楂

为蔷薇科植物山里红或山楂的干燥成熟果实。本品为圆形片，皱缩不平，直径1～2.5cm，厚0.2～0.4cm。外皮红色，具皱纹，有灰白小斑点。果肉深黄色至浅棕色。中部横切片具5粒浅黄色果核，但核多脱落而中空。有的片上可见短而细的果梗或花萼残迹。气微清香，味微甜、酸。

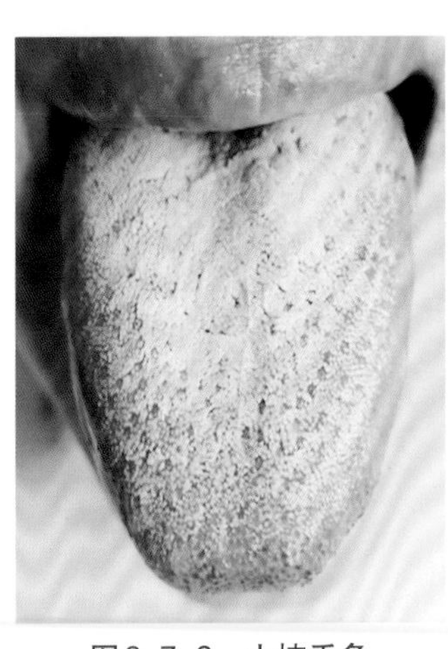

图3-7-2　山楂舌象

药性酸、甘，微温。归脾、胃、肝经。具有消食健胃、行气散瘀、化浊降脂的功效。用于肉食积滞，胃脘胀满，泻痢腹痛，疝气疼痛，血瘀经闭痛经，产后瘀阻腹痛，心腹刺痛，胸痹心痛。

现代药理研究表明，山楂具有降血脂、增加胃消化酶的分泌、调节胃肠功能、强心、降血压、抗心律失常、抗动脉粥样硬化、抗血小板聚集、抗氧化、增强免疫、抑菌等作用。临床常用于治疗脂肪肝、高脂血症、高血压、消化不良、急性细菌性痢疾、食积、胃胀等疾病。

舌象特点： 舌红苔白厚腻。见图3-7-2。

3. 神曲

为辣蓼、青蒿、杏仁等药加入面粉混合后经发酵而成的曲剂。方形或长方形的块状，宽约3cm，厚约1cm，外表土黄色，粗糙；质硬脆易断，断面不平，类白色，可见未被粉碎的褐色残渣及发酵后的空洞。

药性甘、辛，温。归脾、胃经。具有消食和胃的功效。用于饮食积滞。

现代药理研究表明，神曲具有增进食欲、促进胃酸分泌、促进胃肠蠕动、抗溃疡、调节肠道菌群等作用。临床常用于治疗脂肪肝、黄疸、消化性溃疡、消化不良、腹胀、腹泻等疾病。

舌象特点： 舌淡红苔白腻。见图3-7-3。

4. 麦芽

为禾本科植物大麦的成熟果实经发芽干燥的炮制加工品。本品呈梭形，长8 ~ 12mm，直径3 ~ 4mm。表面淡黄色，背面为外稃包围，具5脉；腹面为内稃包围。除去内外稃后，腹面有1条纵沟；基部胚根处生出幼芽和须根，幼芽长披针状条形，长约5mm。须根数条，纤细而弯曲。气微，味微甘。

药性甘，平。归脾、胃经。具有行气消食、健脾开胃、回乳消胀的功效。用于食积不化，脘腹胀满，脾虚食少，乳汁郁积，乳房胀痛，妇女断乳，肝郁胁痛，肝胃气痛。

现代的药理研究表明，麦芽具有促进胃酸及胃蛋白酶的分泌、降血糖、抗真菌等作用。临床常用于治疗积食、消化不良引起的腹胀呕吐、泄泻、食欲不振等疾病。

舌象特点： 舌淡红，苔薄黄。见图3-7-4。

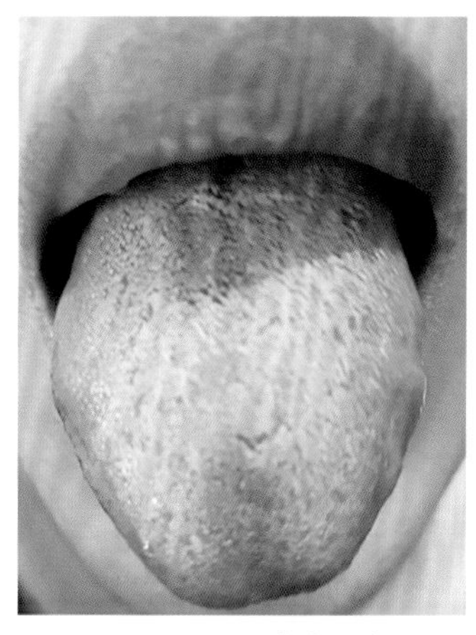

图3-7-3 神曲舌象

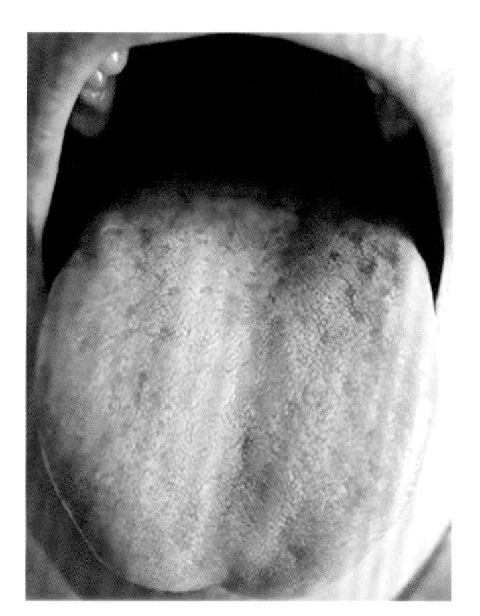

图3-7-4 麦芽舌象

5. 谷芽

为禾本科植物粟的成熟果实经发芽干燥而成。本品呈类圆球形，直径约2mm，顶端钝圆，基部略尖。外壳为革质的稃片，淡黄色，具点状皱纹，下端有初生的细须根，长3～6mm，剥去稃片，内含淡黄色或黄白色颖果（小米）1粒。气微，味微甘。

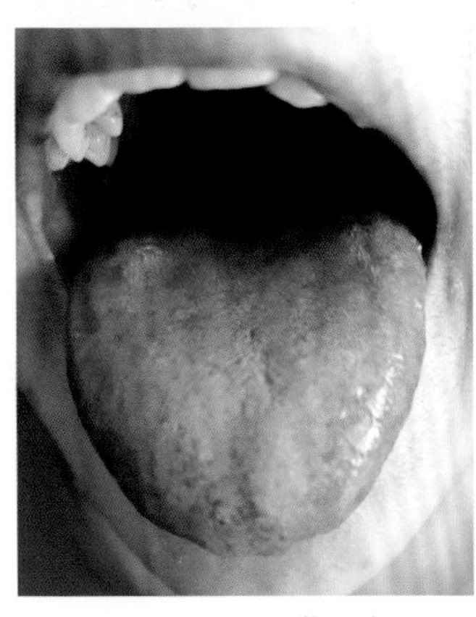

图3-7-5　谷芽舌象

药性甘，温。归脾、胃经。具有消食和中、健脾开胃的功效。用于食积不消，腹胀口臭，脾胃虚弱，不饥食少。

现代药理研究表明，谷芽具有促进消化、抗过敏等作用。临床常用于治疗消化不良、腹胀、食欲不振、腹泻等疾病。

舌象特点：舌淡红苔薄白。见图3-7-5。

第八节　泻下药

1. 大黄

为蓼科植物掌叶大黄、唐古特大黄或药用大黄的干燥根和根茎。呈类圆柱形、圆锥形、卵圆形或不规则块状，长3～17cm，直径3～10cm。除尽外皮者表面黄棕色至红棕色，有的可见类白色网状纹理及星点（异型维管束）散在，残留的外皮棕褐色，多具绳孔及粗皱纹。质坚实，有的中心稍松软，断面淡红棕色或黄棕色，显颗粒性；根茎髓部宽广，有星点环列或散在；根木部发达，具放射状纹理，形成层环明显，无星点。

药性苦，寒。归脾、胃、大肠、肝、心包经。具有泻下攻积、清热泻火、凉血解毒、逐瘀通经、利湿退黄的功效。用于实热积滞便秘，血热吐衄，目赤咽肿，牙龈肿痛；痈肿疔疮，肠痈腹痛；瘀血经闭，产后瘀阻，跌打损伤；湿热痢疾，黄疸尿赤，淋证，水肿；烧烫伤。

现代药理研究表明，大黄具有保肝、利胆健胃、促进排便、降压、降低血清胆固醇、止血、抗感染等作用。临床常用于治疗急慢性肝炎、黄疸、消化性溃疡、消化道出血、便秘、肠梗阻、萎缩性胃炎、重症胰腺炎等疾病。

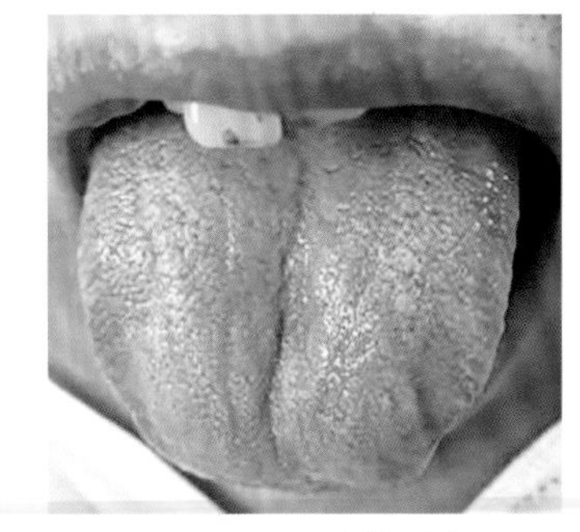

图3-8-1　大黄舌象

舌象特点：舌红苔黄腻。见图3-8-1。

2. 芦荟

为百合科植物库拉索芦荟、好望角芦荟或其他同属近缘植物叶的汁液浓缩干燥物。库拉索芦荟呈不规则块状，常破裂为多角形，大小不一。表面呈暗红褐色或深褐色，无光泽。体轻，质硬，不易破碎，断面粗糙或显麻纹。富吸湿性。好望角芦荟表面呈暗褐色，略显绿色，有光泽。体轻，质松，易碎，断面玻璃样而有层纹。

药性苦，寒。归肝、胃、大肠经。具有泻下通便、清肝泻火、杀虫疗疳的功效。用于热结便秘，惊痫抽搐，小儿疳积，癣疮。

现代药理研究表明，芦荟具有改善肝功能、抗肿瘤、调节免疫、解毒、抗炎等作用。临床上可用于治疗急慢性肝炎、肝癌、肝火便秘及肝火导致的头晕、耳鸣、耳聋、抽搐。

舌象特点： 舌红苔黄。见图 3-8-2。

3. 火麻仁

为桑科植物大麻的干燥成熟果实。呈卵圆形，长4 ~ 5.5mm，直径2.5 ~ 4mm。表面灰绿色或灰黄色，有微细的白色或棕色网纹，两边有棱，顶端略尖，基部有1圆形果梗痕。果皮薄而脆，易破碎。种皮绿色，子叶2，乳白色，富油性。气微，味淡。

药性甘，平。归脾、胃、大肠经。具有润肠通便的功效。用于血虚津亏，肠燥便秘。

现代药理研究表明，火麻仁具有降血压、降低胆固醇、增加肠蠕动等作用。临床上可用于治疗脂肪肝、代谢综合征、高血压、高脂血症等疾病。

舌象特点： 舌淡红苔薄黄。见图 3-8-3。

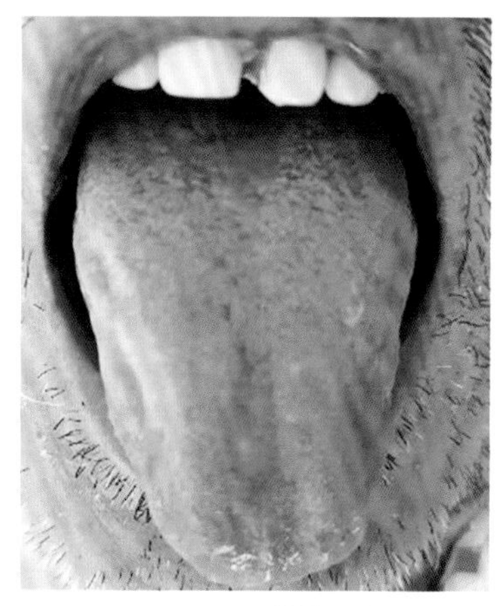

图3-8-2　芦荟舌象

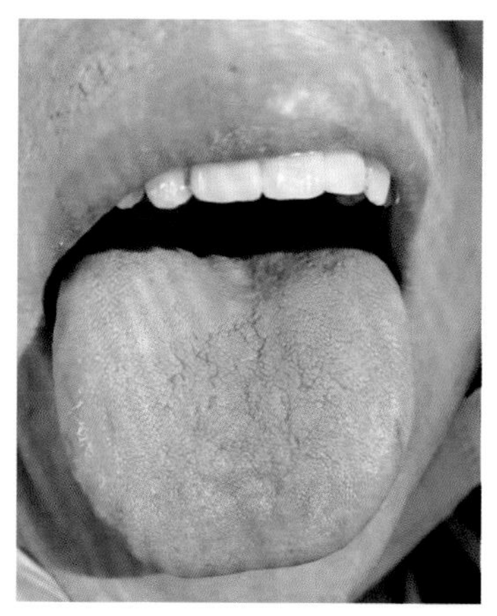

图3-8-3　火麻仁舌象

4. 郁李仁

为蔷薇科植物欧李、郁李或长柄扁桃的干燥成熟种子。前两种习称“小李仁”，后一种习称“大李仁”。小李仁呈卵形，长5 ~ 8mm，直径3 ~ 5mm。表面黄白色或浅棕色，一端尖，另端钝圆。尖端一侧有线形种脐，圆端中央有深色合点，自合点处向上具多条纵向维管束脉纹。种皮薄，子叶2，乳白色，富油性。气微，味微苦。大李仁长6 ~ 10mm，直径5 ~ 7mm。表面黄棕色。

药性辛、苦、甘，平。归脾、大肠、小肠经。具有润肠通便、下气利水的功效。用于津枯肠燥、食积气滞、腹胀便秘、水肿、脚气、小便不利等。

现代药理研究表明，郁李仁具有强烈的泻下、抗炎、止咳、祛痰等作用。临床上可用于肝硬化水肿、少尿、急慢性肝炎、肝病、便秘等疾病。

舌象特点： 舌红苔黄。见图3-8-4。

5. 番泻叶

为豆科植物狭叶番泻或尖叶番泻的干燥小叶。狭叶番泻呈长卵形或卵状披针形，长1.5 ~ 5cm，宽0.4 ~ 2cm，全缘，叶端急尖，叶基稍不对称。上表面黄绿色，下表面浅黄绿色，无毛或近无毛，叶脉稍隆起。革质。气微弱而特异，味微苦，稍有黏性。尖叶番泻呈披针形或长卵形，略卷曲，叶端短尖或微突，叶基不对称，两面均有细短毛茸。

药性甘、苦，寒。归大肠经。具有泻热行滞、通便、利水的功效。用于热结积滞，便秘腹痛，水肿胀满。

现代药理研究表明，番泻叶具有泻下、抗菌、止血、降血糖等作用。临床上可用于治疗肝硬化导致的牙龈、胃、十二指肠出血，细菌感染、血糖升高以及肠梗阻、便秘者。

舌象热点： 舌红苔黄腻。见图3-8-5。

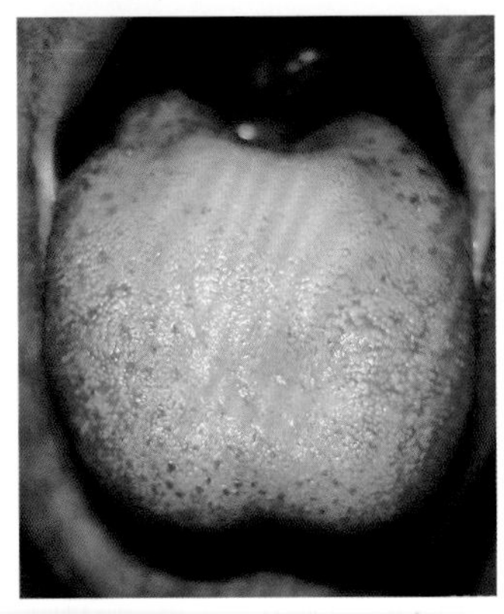

图3-8-4　郁李仁舌象

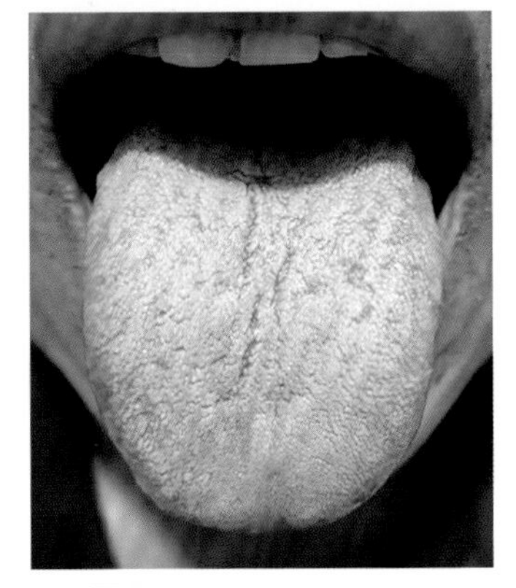

图3-8-5　番泻叶舌象

6. 芒硝

为硫酸盐类矿物芒硝族芒硝，经加工精制而成的结晶体。为棱柱状、长方形或不规则块状及粒状。无色透明或类白色半透明。质脆，易碎，断面呈玻璃样光泽。气微，味咸。

药性咸、苦，寒。归胃、大肠经。具有泻下通便、润燥软坚、清火消肿的功效。用于实热积滞，腹满胀痛，大便燥结，肠痈腹痛，乳痈，痔疮肿痛，咽痛口疮，目赤肿痛。

现代药理研究表明，芒硝具有泻下、抗炎、利尿、抗肿瘤、利胆等作用。临床上可用于治疗肝病导致的少尿、病毒性肝炎、胆汁淤积、便秘等疾病。

舌象特点： 舌红苔黄。见图 3-8-6。

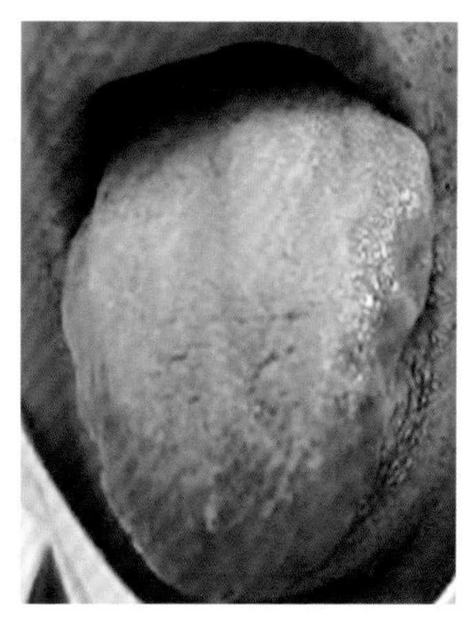

图3-8-6 芒硝舌象

第九节 收涩药

1. 五味子

为木兰科植物五味子的干燥成熟果实。呈不规则的球形或扁球形，直径 5 ~ 8mm。表面红色、紫红色或暗红色，皱缩，显油润；有的表面呈黑红色或出现“白霜”。果肉柔软，种子 1 ~ 2，肾形，表面棕黄色，有光泽，种皮薄而脆。果肉气微，味酸；种子破碎后，有香气，味辛、微苦。

药性酸、甘，温。归肺、心、肾经。具有收敛固涩、益气生津、补肾宁心的功效。用于久咳虚喘，梦遗滑精，遗尿尿频，久泻不止，自汗盗汗，津伤口渴，内热消渴，心悸失眠。

现代药理研究表明，五味子具有改善肝损伤、助睡眠、抗惊厥、增强免疫、抗氧化、抗抑郁、抗肿瘤等作用。临床上可用于治疗脂肪肝、慢性肝炎、失眠、神经衰弱、自汗等疾病。

舌象特点： 舌淡苔薄白。见图 3-9-1。

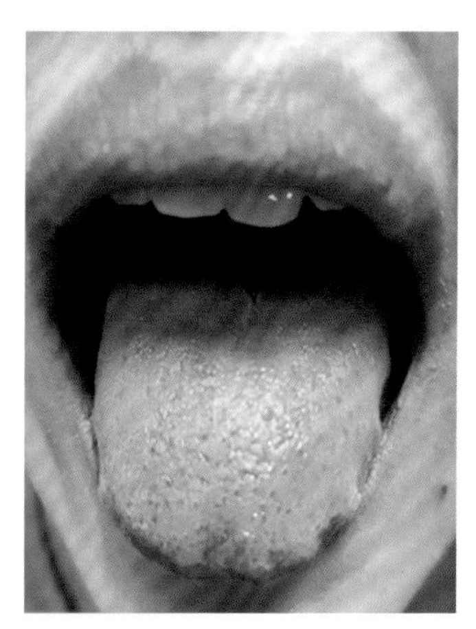

图3-9-1 五味子舌象

2. 山茱萸

为山茱萸科植物山茱萸的干燥成熟果肉。本

品呈不规则的片状或囊状，长 1 ~ 1.5cm，宽 0.5 ~ 1cm。表面紫红色至紫黑色，皱缩，有光泽。顶端有的有圆形宿萼痕，基部有果梗痕。质柔软。

药性酸、涩，微温。归肝、肾经。具有补益肝肾、收涩固脱的功效。用于肝肾亏虚，眩晕耳鸣，腰膝酸痛，阳痿，遗精滑精，遗尿尿频，月经过多，崩漏带下，大汗虚脱，内热消渴。

现代药理研究表明，山茱萸具有抑制肿瘤细胞、抗炎、利尿、降血糖、抗菌、抑制血小板聚集等作用。临床上可用于肝癌，急慢性肝炎，肝硬化腹水，肝硬化导致鼻腔、口腔出血，糖尿病等疾病。

舌象特点： 舌红苔少。见图 3-9-2。

3. 浮小麦

为禾本科小麦属植物小麦的干燥轻浮瘪瘦的果实。干燥颖果呈长圆形，长 2 ~ 6mm，直径 1.5 ~ 2.5mm。表面浅黄棕色或黄色，略皱，腹面中央有较深的纵沟，背面基部有不明显的胚 1 枚，顶端有黄色柔毛。质坚硬，少数极瘪者，质地较软。断面白色或淡黄棕色。少数带有颖及稃。气无，味淡。以粒匀、轻浮、表面有光泽者为佳。

药性甘，凉。归心经。具有固表止汗、益气、除热的功效。用于自汗，盗汗，阴虚发热，骨蒸劳热。主要适宜的人群有自汗、盗汗、失眠多梦、更年期综合征、末梢神经炎、高脂血症者。

现代药理研究表明，浮小麦具有止汗、抗菌、缓解焦虑抑郁、抗利尿等作用。临床上可用于自汗、盗汗、失眠多梦、焦虑抑郁、更年期综合征、遗尿等疾病。

舌象特点： 舌淡红苔薄白。见图 3-9-3。

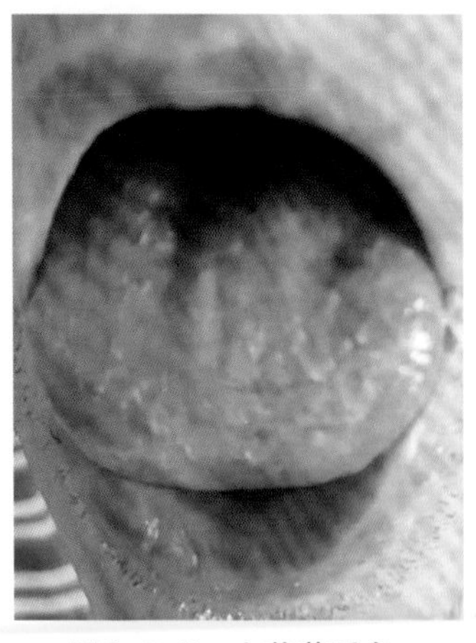

图3-9-2　山茱萸舌象

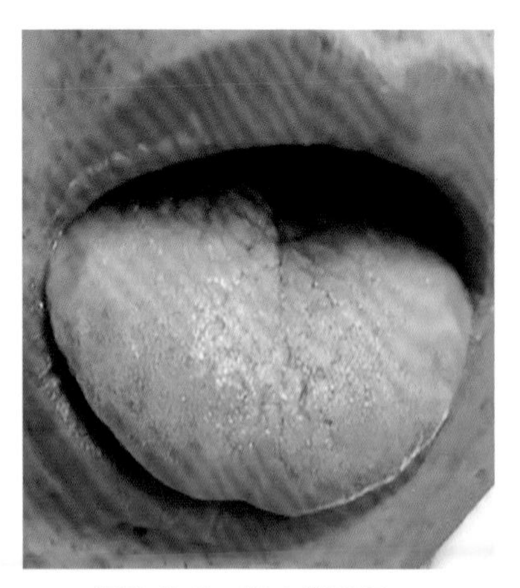

图3-9-3　浮小麦舌象

4. 乌梅

为蔷薇科植物梅的干燥近成熟果实。夏季果实近成熟时采收，低温烘干后闷至色变黑。本品呈类球形或扁球形，直径 1.5 ~ 3cm。表面乌黑色或棕黑色，皱缩不平，基部有圆形果梗痕。果核坚硬，椭圆形，棕黄色，表面有凹点；种子扁卵形，淡黄色。气微，味极酸。

药性酸、涩，平。归肝、脾、肺、大肠经。具有敛肺、涩肠、生津、安蛔的功效，炒炭用能固崩止血。用于肺虚久咳，久泻久痢，虚热消渴，蛔厥呕吐腹痛，崩漏不止，便血。

现代药理研究表明，乌梅具有利胆、抗过敏、抗菌、驱蛔虫、抗疲劳、增强免疫等作用。临床上可用于乙型病毒性肝炎、胆汁淤积、肝硬化、高脂血症、糖尿病、胆道蛔虫病、慢性痢疾、肠炎等疾病。

舌象特点： 舌质淡苔薄白。见图 3-9-4。

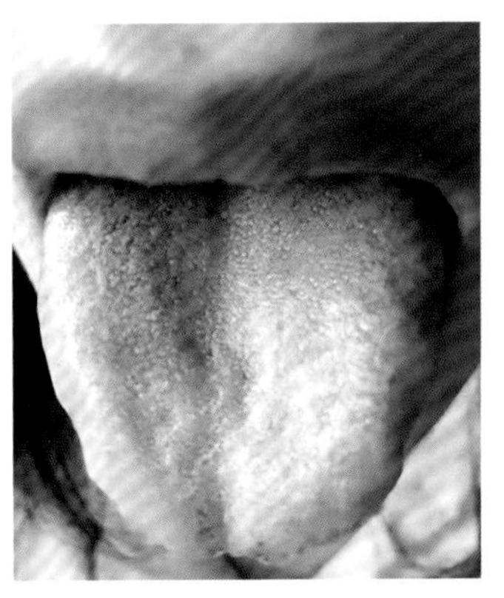

图3-9-4　乌梅舌象

5. 肉豆蔻

为肉豆蔻科肉豆蔻属植物肉豆蔻的干燥种仁，呈卵圆形或椭圆形，长 2 ~ 3cm，直径 1.5 ~ 2.5cm。表面灰棕色或灰黄色，有时外被白粉（石灰粉末）。全体有浅色纵行沟纹及不规则网状沟纹。种脐位于宽端，呈浅色圆形突起，合点呈暗凹陷。种脊呈纵沟状，连接两端。质坚，断面显棕黄色相杂的大理石花纹，宽端可见干燥皱缩的胚，富油性。气香浓烈，味辛。

药性辛，温。归脾、胃、大肠经。具有温中行气、涩肠止泻的功效。用于脾胃虚寒，久泻不止；胃寒气滞，脘腹胀痛，食少呕吐。主要适宜的人群有腹痛、久泻虚痢、消化不良、恶心呕吐、高脂血症、冠心病、癫痫、抑郁、糖尿病、脂肪肝、病毒性肝炎者等。

现代药理研究表明，肉豆蔻具有保肝、镇静催眠、抗过敏、抗菌、抗肿瘤、促进胃肠蠕动等作用。临床上可用于病毒性肝炎、肝肿瘤、久泻久痢、脘腹胀痛、呕吐等疾病。

舌象特点： 舌质淡苔薄白。见图 3-9-5。

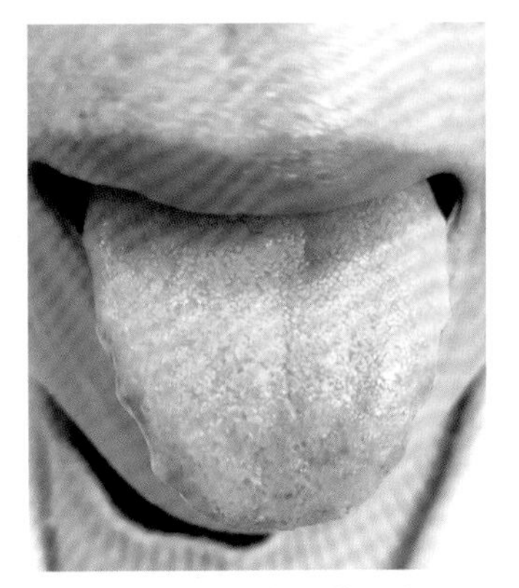

图3-9-5　肉豆蔻舌象

6. 五倍子

为漆树科植物盐肤木、青麸杨或红麸杨叶上

的虫瘿，主要由五倍子蚜寄生而形成。秋季采摘，置沸水中略煮或蒸至表面呈灰色，杀死蚜虫，取出，干燥。按外形不同，分为“肚倍”“角倍”。肚倍呈长圆形或纺锤形囊状，长 2.5 ~ 9cm，直径 1.5 ~ 4cm。表面灰褐色或灰棕色，微有柔毛。质硬而脆，易破碎，断面角质样，有光泽，壁厚 0.2 ~ 0.3cm，内壁平滑，有黑褐色死蚜虫及灰色粉状排泄物。气特异，味涩。角倍呈菱形，具不规则的钝角状分枝，柔毛较明显，壁较薄。

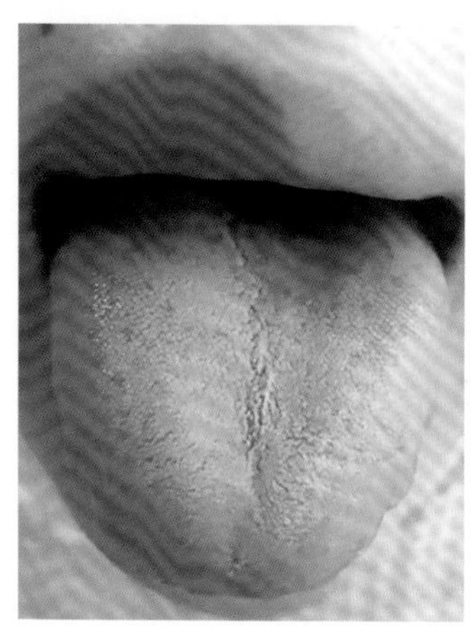
图3-9-6　五倍子舌象

药性酸、涩，寒。归肺、大肠、肾经。具有敛肺降火、涩肠止泻、敛汗、止血、收湿敛疮的功效。用于肺虚久咳，肺热痰嗽，久泻久痢，自汗，盗汗，消渴，便血痔血，外伤出血，痈肿疮毒，皮肤湿烂。

现代药理研究表明，五味子具有保肝、抗氧化、抗胰岛素抵抗、调节免疫、抗癌、消炎、保护神经、增强肝脏解毒功能、促进肝细胞的修复及再生的作用。临床上常用于慢性肝炎、酒精性肝炎等疾病。

舌象特点： 舌质淡苔薄白。见图 3-9-6。

第十节　解表药

1. 柴胡

为伞形科植物柴胡或狭叶柴胡的干燥根，按性状不同，分别习称“北柴胡”及“南柴胡”。前者呈圆柱形或长圆锥形，长 6 ~ 15cm，直径 0.3 ~ 0.8cm。根头膨大，顶端残留 3 ~ 15 个茎基或短纤维状叶基，下部分枝。表面黑褐色或浅棕色，具纵皱纹、支根痕及皮孔。质硬而韧，不易折断，断面显纤维性，皮部浅棕色，木部黄白色。后者根较细，圆锥形，顶端有多数细毛状枯叶纤维，下部多不分枝或稍分枝。表面红棕色或黑棕色，靠近根头处多具细密环纹。质稍软，易折断，断面略平坦，不显纤维性。

药性辛、苦，微寒。归肝、胆、肺经。具有疏散退热、疏肝解郁、升举阳气的功效。用于感冒发热，寒热往来，肝郁气滞，胸胁胀痛，月经不调，气虚下陷，胃下垂，肾下垂，子宫脱垂，久泻脱肛。

现代药理研究表明，柴胡具有保护肝细胞膜、防止肝坏死、促进肝细胞再生的作用。临床上常用于治疗病毒性肝炎、脂肪肝、酒精性肝病、肝硬化、肝癌等疾病。

舌象特点： 舌淡红苔薄黄。见图 3-10-1。

2. 菊花

为菊科植物菊的干燥头状花序。呈倒圆锥形或圆筒形，有时稍压扁呈扇形，直径 1.5 ~ 3cm，离散。总苞碟状；总苞片 3 ~ 4 层，卵形或椭圆形，草质，黄绿色或褐绿色，外面被柔毛，边缘膜质。花托半球形，无托片或托毛。舌状花数层，雌性，位于外围，类白色，劲直，上举，纵向折缩，散生金黄色腺点；管状花多数，两性，位于中央，为舌状花所隐藏，黄色，顶端 5 齿裂。瘦果不发育，无冠毛。体轻，质柔润，干时松脆。

药性甘、苦，微寒。归肺、肝经。具有疏散风热、平肝明目、清热解毒的功效。用于风热感冒，温病初起；肝阳上亢，头痛眩晕；目赤肿痛，眼目昏花，疮痈肿毒。

现代药理研究表明，菊花能促进肝细胞增殖，提高血清谷胱甘肽过氧化物酶活性，清除氧自由基，具有较好的降低转氨酶、抗肝纤维化的作用。临床常用于治疗病毒性肝炎、脂肪肝、肝硬化等疾病。

舌象特点： 舌红苔黄腻。见图 3-10-2。

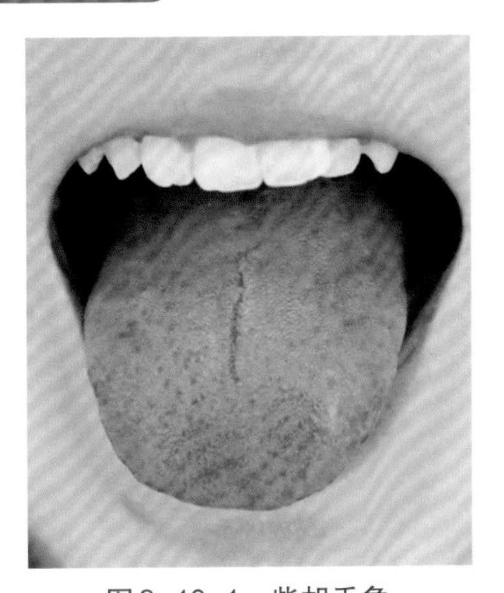

图3-10-1　柴胡舌象

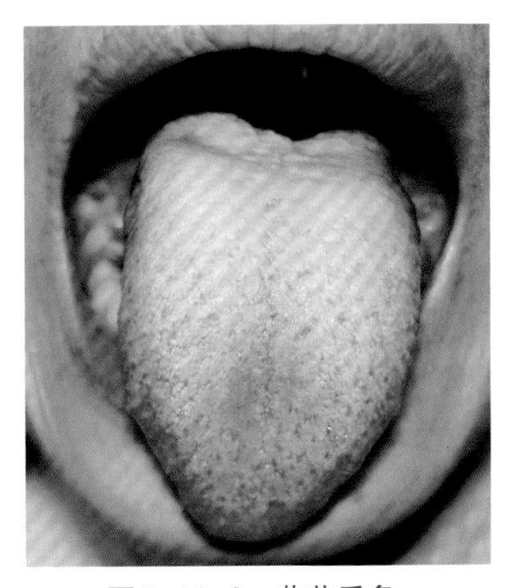

图3-10-2　菊花舌象

3. 桂枝

为樟科植物肉桂的干燥嫩枝。本品呈长圆柱形，多分枝，长 30 ~ 75cm，粗端直径 0.3 ~ 1cm。表面红棕色至棕色，有纵棱线、细皱纹及小疙瘩状的叶痕、枝痕、芽痕，皮孔点状。质硬而脆，易折断。切片厚 2 ~ 4mm，断面皮部红棕色，木部黄白色至浅黄棕色，髓部略呈方形。有特异香气，味甜、微辛，皮部味较浓。

药性辛、甘，温。归心、肺、膀胱经。具有发汗解肌、温通经脉、助阳化气、平冲降逆的功效。用于风寒感冒，脘腹冷痛、经闭痛经、关节痹痛等寒凝血滞诸痛证，痰饮，水肿，心悸，奔豚。

现代药理研究表明，桂枝能促进黄疸消退，消除肝炎症状，改善肝功能，利尿消肿，临床中常用于治疗慢性肝炎、肝硬化、胆结石等疾病。

舌象特点： 舌淡红苔薄白。见图 3-10-3。

4. 紫苏叶

为唇形科植物紫苏的干燥叶（或带嫩枝）。本品叶片多皱缩卷曲、碎破，完整者展平后呈卵圆形，长 4 ~ 11cm，宽 2.5 ~ 9cm。先端长尖或急尖，基部圆形或宽楔形，边缘具圆锯齿。两面紫色或上表面绿色，下表面紫色，疏生灰白色毛，下表面有多数凹点状的腺鳞。叶柄长 2 ~ 7cm，紫色或紫绿色。质脆。带嫩枝者，枝的直径 2 ~ 5mm，紫绿色，断面中部有髓。气清香，味微辛。

药性辛，温。归肺、脾经。具有解表散寒、行气和胃的功效。用于风寒感冒，咳嗽呕恶，脾胃气滞，妊娠呕吐，鱼蟹中毒。

现代药理研究表明，紫苏叶可促进肝细胞再生，保护肝细胞膜，具有较好的抗肝纤维化作用。临床上常用于治疗慢性肝炎、肝硬化、脂肪肝、消化不良、糖尿病、高脂血症等疾病。

舌象特点： 舌质淡苔薄白。见图 3-10-4。

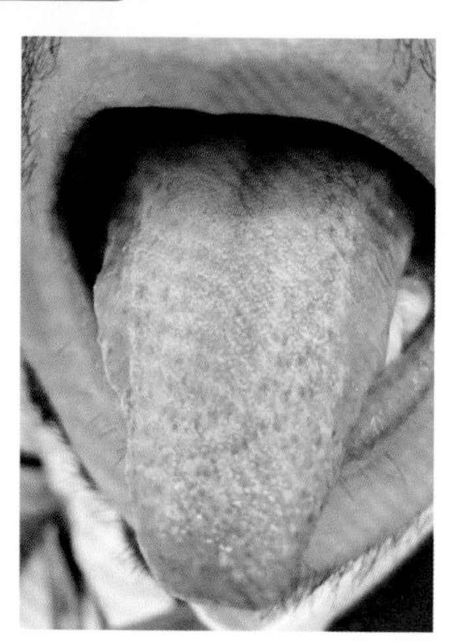

图3-10-3　桂枝舌象

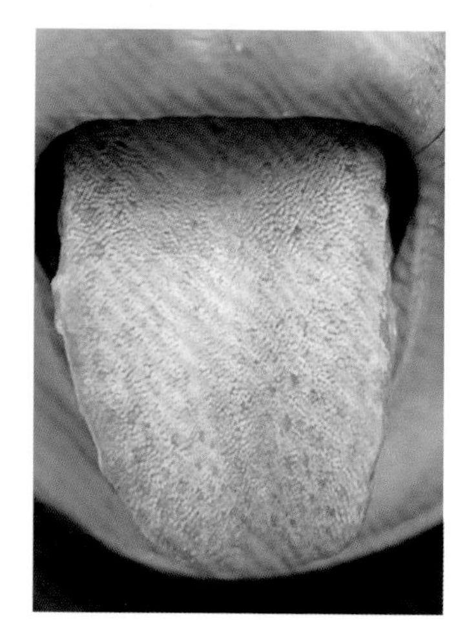

图3-10-4　紫苏叶舌象

5. 桑叶

为桑科植物桑的干燥叶。本品多皱缩、破碎。完整者有柄，叶片展平后呈卵形或宽卵形，长 8 ~ 15cm，宽 7 ~ 13cm；先端渐尖，基部截形、圆形或心形，边缘有锯齿或钝锯齿，有的不规则分裂。上表面黄绿色或浅黄棕色，有的有小疣状突起；下表面颜色稍浅，叶脉突出，小脉网状，脉上被疏毛，脉基具簇毛。质脆。气微，味淡、微苦涩。

药性甘、苦，寒。归肺、肝经。具有疏散风热、清肺润燥、清肝明目的功效。用于风热感冒，温病初起；肺热咳嗽，燥热咳嗽；肝阳上亢，头痛眩晕，目赤昏花；血热妄行之咳血、吐血、衄血。

现代药理研究表明，桑叶具有较好的降低肝脏转氨酶、改善肝细胞的炎症反应、促进肝细胞再生的作用。临床上常用于治疗慢性肝炎、肝硬化、肝炎所引起的黄疸升高、脂肪肝、高血压等疾病。

舌象特点： 舌红苔薄黄。见图 3-10-5。

6. 葛根

为豆科植物野葛或甘葛藤的干燥根。秋、冬二季采挖，野葛多趁鲜切成厚片或小块，干燥。本品呈纵切的长方形厚片或小方块，长 5 ~ 35cm，厚 0.5 ~ 1cm。外皮淡棕色至棕色，有纵皱纹，粗糙。切面黄白色至淡黄棕色，有的纹理明显。质韧，纤维性强。气微，味微甜。

药性甘、辛，凉。归脾、胃、肺经。具有解肌退热、生津止渴、透疹、升阳止泻、通经活络、解酒毒的功效。用于外感发热头痛，项背强痛，热病口渴，消渴，麻疹不透，热痢，脾虚泄泻，中风偏瘫，胸痹心痛，眩晕头痛，酒毒伤中。

现代药理研究表明，葛根能促进肝脏的新陈代谢，提高肝细胞的再生能力，促进胆汁分泌等。临床上常用于治疗脂肪肝、酒精性肝病、胆汁淤积等疾病。

舌象特点： 舌淡红，苔薄黄。见图 3-10-6。

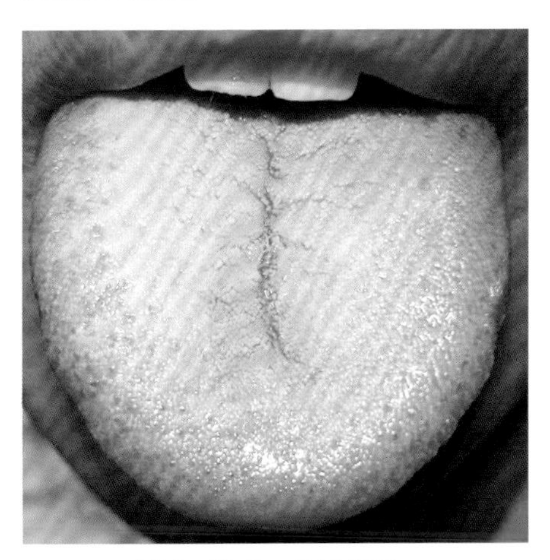

图3-10-5　桑叶舌象

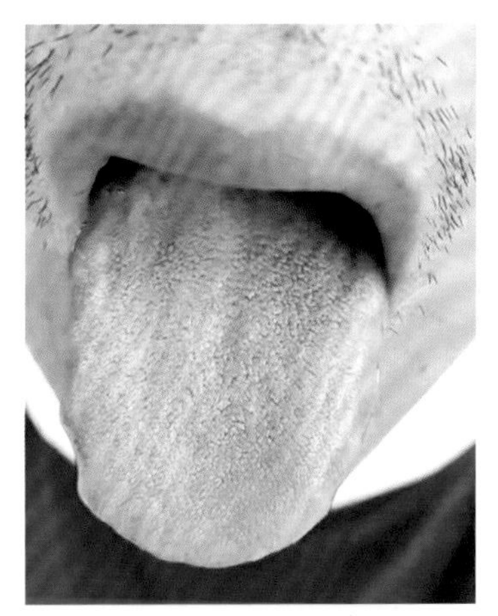

图3-10-6　葛根舌象

7. 荆芥

为唇形科植物荆芥的干燥地上部分。夏、秋二季花开到顶、穗绿时采割，除去杂质，晒干。茎呈方柱形，上部有分枝，长 50 ~ 80cm，直径 0.2 ~ 0.4cm；表面淡黄绿色或淡紫红色，被短柔毛；体轻，质脆，断面类白色。叶对生，多已脱落，叶片 3 ~ 5 羽状分裂，裂片细长。穗状轮伞花序顶生，长 2 ~ 9cm，直径约 0.7cm。花冠多脱落，宿萼钟状，先端 5 齿裂，淡棕色或黄绿色，被短柔毛；小坚果棕黑色。气芳香，味微涩而辛凉。

药性辛，微温。归肺、肝经。具有解表散风、透疹、消疮的功效。用于感冒，头痛，麻疹不透，风疹瘙痒，疮疡初起。

现代药理研究表明，荆芥具有抗病毒、抗菌、解热、镇痛、抗炎、抗过敏、抗氧化等作用。临床上常用于治疗病毒引起的急性胃肠炎、荨麻疹等疾病。

舌象特点： 舌淡白，苔薄白。见图 3-10-7。

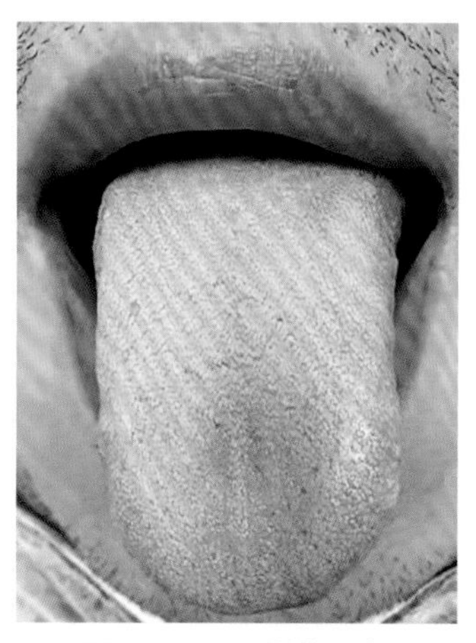

图 3-10-7　荆芥舌象

第十一节　止血药

1. 三七

为五加科植物三七的干燥根和根茎，主根呈类圆锥形或圆柱形，长 1 ~ 6cm，直径 1 ~ 4cm。表面灰褐色或灰黄色，有断续的纵皱纹及支根痕。顶端有茎痕，周围有瘤状突起。体重，质坚实，断面灰绿色、黄绿色或灰白色，木部微呈放射状排列。气微，味苦回甜。筋条呈圆柱形，长 2 ~ 6cm，上端直径约 0.8cm，下端直径约 0.3cm。剪口呈不规则的皱缩块状及条状，表面有数个明显的茎痕及环纹，断面中心灰白色，边缘灰色。

药性甘、微苦，温。归肝、胃经。具有散瘀止血、消肿定痛的功效。用于咳血、吐血、衄血、便血、尿血、崩漏、外伤出血、血滞胸腹刺痛、跌扑肿痛。

现代药理研究表明，三七可抑制成纤维化细胞的增长，促进肝内线粒体、内质网等重要细胞器功能和形态的恢复，增加血管流量改善肝脏微循环，减轻肝损伤等。临床上多用于治疗肝细胞受损、肝脏脂肪变性、病毒性肝炎、肝硬化、急慢性出血等疾病。

舌象特点： 舌暗红，苔腻。见图 3-11-1。

2. 侧柏叶

本品为柏科植物侧柏的干燥枝梢及叶。全国大部分地区均产。多在夏、秋二季采收，阴干。以枝嫩、色深绿者为佳。生用或炒炭用。本品多分枝，小枝扁平。叶细小鳞片状，交互对生，贴伏于枝上，深绿色或黄绿色。质脆，易折断。气清香，味苦涩、微辛。

药性苦、涩，寒。归肺、肝、脾经。具有凉血止血、化痰止咳、生发乌发的功效。用于吐血，衄血，咯血，便血，崩漏下血，肺热咳嗽，血热脱发，须发早白。

现代药理研究表明，侧柏叶具有止血、抗炎、抑菌等作用。临床常用于治疗急、慢性细菌性痢疾，溃疡病并发出血等疾病。

舌象特点： 舌暗红苔黄。见图 3-11-2。

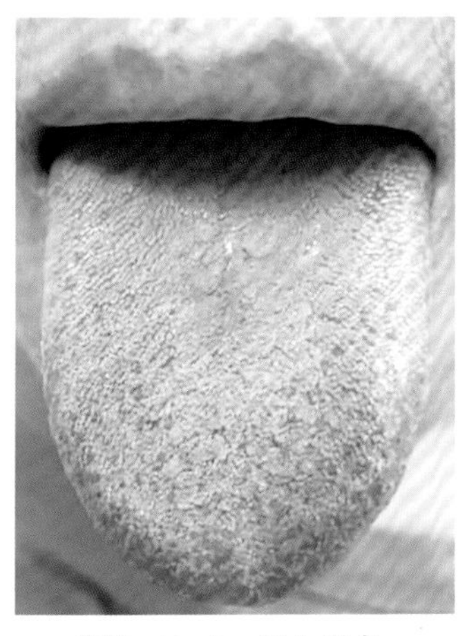

图3-11-1　三七舌象

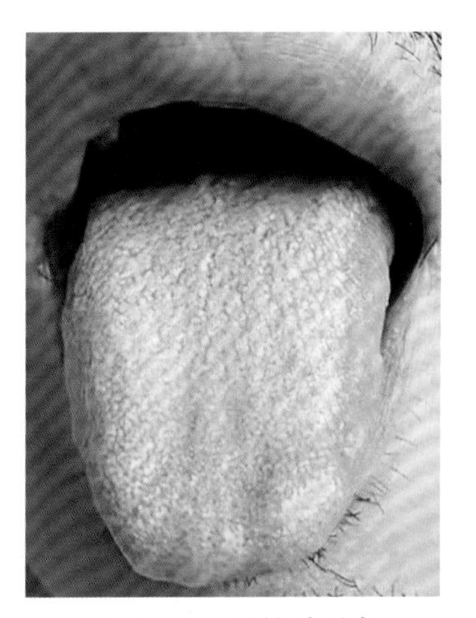

图3-11-2　侧柏叶舌象

3. 仙鹤草

为蔷薇科植物龙芽草的干燥地上部分。夏、秋二季茎叶茂盛时采割，除去杂质，晒干。切段。本品长 50 ~ 100cm，全体被白色柔毛。茎下部圆柱形，直径 4 ~ 6mm，红棕色，上部方柱形，四面略凹陷，绿褐色，有纵沟和棱线，有节；体轻，质硬，易折断，断面中空。单数羽状复叶互生，暗绿色，皱缩卷曲；质脆，易碎；叶片有大小 2 种，相间生于叶轴上，顶端小叶较大，完整小叶片展平后呈卵形或长椭圆形，先端尖，基部楔形，边缘有锯齿；托叶 2，抱茎，斜卵形。总状花序细长，花萼下部呈筒状，萼筒上部有钩刺，先端 5 裂，花瓣黄色。气微，味微苦。

药性苦、涩，平。归心、肝经。具有收敛止血、截疟、止痢、解毒、补虚的功效。用于咳血，吐血，尿血，便血，崩漏下血，疟疾寒热，血痢，久泻久痢，痈肿疮毒，阴痒带下，脱力劳伤。

现代药理研究表明，仙鹤草具有促进胃肠蠕动、抑菌、止血等作用。临床上常用于治疗幽门螺杆菌相关性慢性胃炎、消化道出血、副溶血弧菌感染性食物中毒、急慢性腹泻等疾病。

舌象特点： 舌淡红苔薄白。见图 3-11-3。

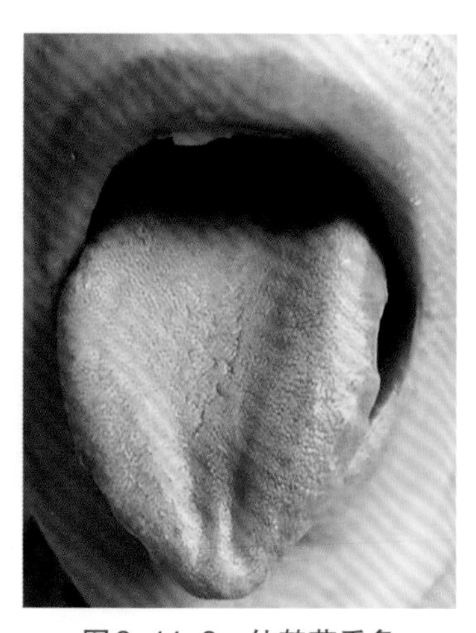

图3-11-3　仙鹤草舌象

4. 茜草

本品为茜草科植物茜草的干燥根和根茎。秋、冬二季采挖，除去泥沙，干燥。本品气微，味微苦，久嚼刺舌。本品根茎呈结节状，丛生粗细不等的根。根呈圆柱形，略弯曲，长 10 ~ 25cm，直径 0.2 ~ 1cm；表面红棕色或暗棕色，具细纵皱纹及少数细根痕；皮部脱落处呈黄红色。质脆，易折断，断面平坦皮部狭，紫红色，木部宽广，浅黄红色，导管孔多数。

药性苦、寒。归肝经。具有凉血、祛瘀、止血、通经的功效。用于吐血、衄血、崩漏、外伤出血、瘀阻经闭、关节痹痛、跌扑肿痛。

现代药理研究表明，茜草具有升高白细胞、抑制细菌等作用。临床多用于治疗出血性肠炎、痔疮、黄疸等疾病。

舌象特点：舌暗红苔薄。见图 3-11-4。

5. 白及

本品为兰科植物白及的干燥块茎。主产于贵州、四川、湖南、湖北。夏、秋二季采挖，除去须根，洗净，置沸水中煮或蒸至无白心，晒至半干，除去外皮，晒干。切薄片。本品气微，味苦，嚼之有黏性。以切面色白、角质样者为佳。生用。本品呈不规则扁圆形，多有 2 ~ 3 个爪状分枝，长 1.5 ~ 6cm，厚 0.5 ~ 3cm。表面灰白色或黄白色，有数圈同心环节和棕色点状须根痕，上面有凸起的茎痕，下面有连接另一块茎的痕迹。质坚硬，不易折断，断面类白色，角质样。

药性苦、甘、涩，微寒。归肺、胃、肝经。具有收敛止血、消肿生肌的功效。用于咯血、吐血、外伤出血、疮疡肿毒、皮肤皲裂、烧烫伤。

现代药理研究表明，白及具有促凝血、保护胃肠道黏膜、抗菌等作用。临床多用于治疗急、慢性胃炎、消化性溃疡、消化道出血、急性胃穿孔等疾病。

舌象特点：舌暗红苔薄黄。见图 3-11-5。

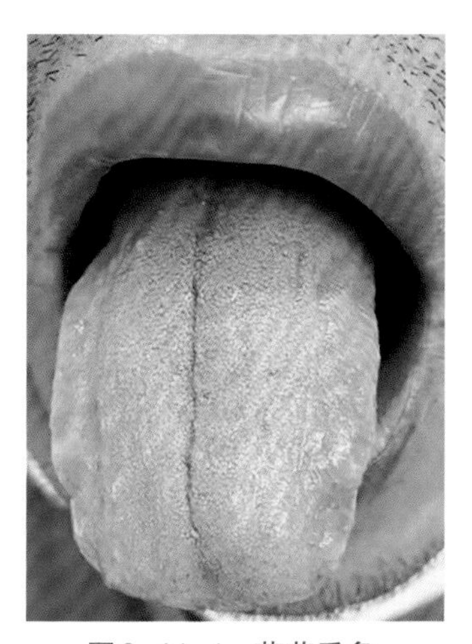

图3-11-4　茜草舌象

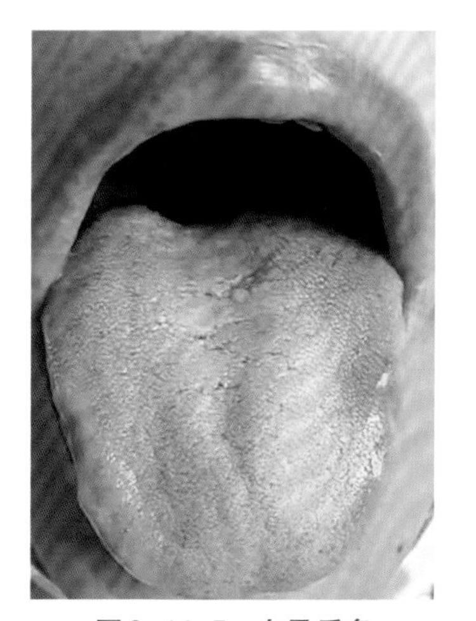

图3-11-5　白及舌象

6. 藕节

本品为睡莲科植物莲的干燥根茎节部。秋、冬二季采挖根茎（藕），切取节部，洗净，晒干，除去须根。本品呈短圆柱形，中部稍膨大，长 2 ~ 4cm，直径约 2cm。表面灰黄色至灰棕色，有残存的须根及须根痕，偶见暗红棕色的鳞叶残基。两端有残留的藕，表面皱缩有纵纹。质硬，断面有多数类圆形的孔。

药性甘、涩，平。归肝、肺、胃经。具有收敛止血、化瘀的功效。用于吐血、咯血、衄血、尿血、崩漏。

现代药理研究表明，藕节具有良好的止血作用。临床上可用于治疗各种原因引起的消化道出血。

舌象特点： 舌质暗。见图 3-11-6。

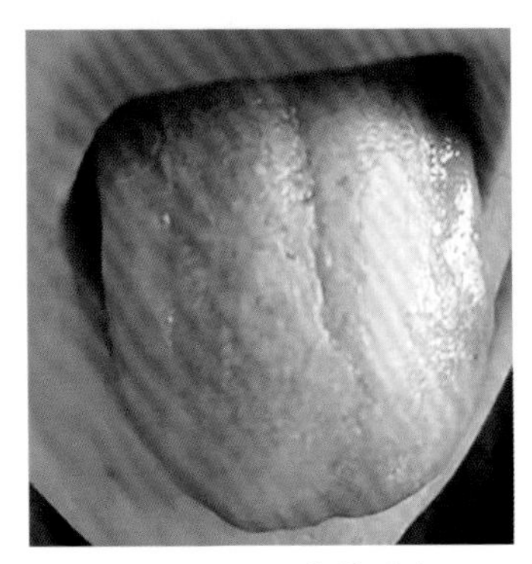

图3-11-6　藕节舌象

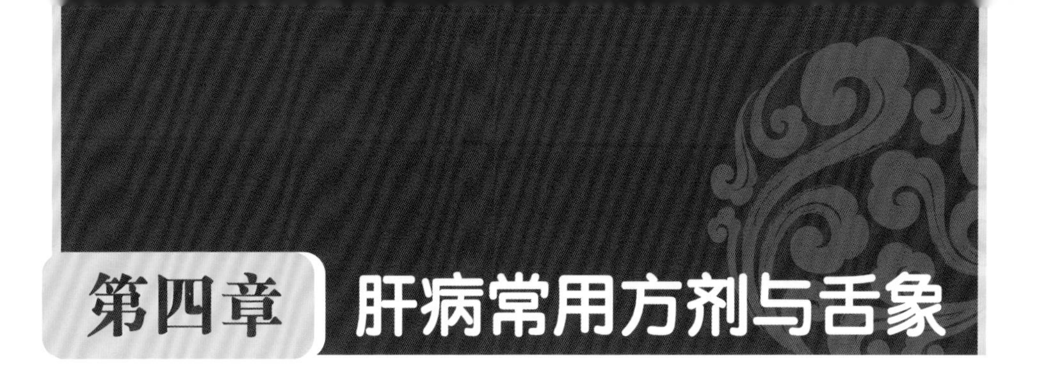

第四章 肝病常用方剂与舌象

第一节 和解剂

一、小柴胡汤（《伤寒论》）

小柴胡汤具有和解少阳的功效。

组成： 柴胡、黄芩、人参、半夏、炙甘草、生姜、大枣。

主治： 1. 伤寒少阳证。往来寒热，胸胁苦满，默默不欲饮食，心烦喜呕，口苦，咽干，目眩，脉弦。

2. 妇人中风，热入血室。经水适断，寒热发作有时。

3. 疟疾、黄疸等疾病而见少阳证者。

方解： 柴胡味苦微寒，少阳主药，以升阳达表为君；黄芩苦寒，以养阴退热为臣；半夏辛温，能健脾和胃，以散逆气而止呕；人参、甘草补正气而和中，使邪不得复传入里为佐。邪在半里半表，则营卫争，故用姜、枣之辛甘，以和营卫为使也。

临证加减： 若胸中烦而不呕，去半夏、人参，加瓜蒌清热理气宽胸；若渴，去半夏，加天花粉止渴生津；若腹中痛者，去黄芩，加芍药柔肝缓急止痛；若胁下痞硬，去大枣，加牡蛎软坚散结；若心下悸，小便不利者，去黄芩，加茯苓利水宁心；若不渴，外有微热者，去人参，加桂枝解表；若咳者，去人参、大枣、生姜，加五味子、干姜温肺止咳。

现代药理研究提示，小柴胡汤具有保肝降酶、抗病毒、抗肝纤维化、抗肿瘤、解热镇痛、抗炎、调节内分泌、增强免疫等作用，临床常用于治疗慢性乙型、丙型病毒性肝炎，肝硬化、急慢性胆囊炎、消化性溃疡、反流性食管炎属邪犯少阳，胆胃不和者。

舌象特点： 舌苔薄白。见图 4-1-1。

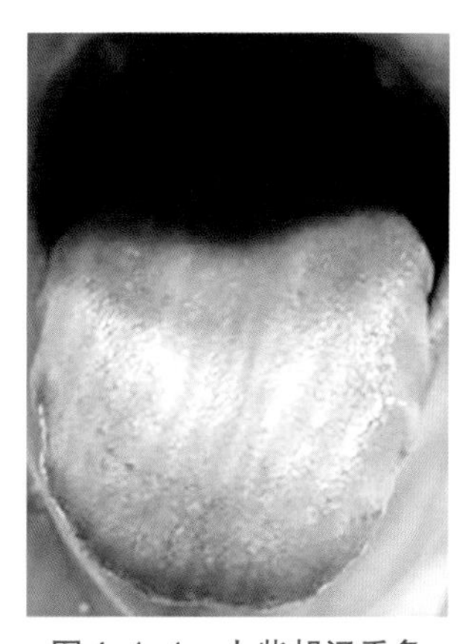

图4-1-1　小柴胡汤舌象

二、蒿芩清胆汤（《重订通俗伤寒论》）

蒿芩清胆汤具有清胆利湿、和胃化痰的功效。

组成： 青蒿、黄芩、竹茹、仙半夏、赤茯苓、枳壳、陈皮、碧玉散。

主治： 少阳湿热痰浊证。寒热如疟，寒轻热重，口苦膈闷，吐酸苦水，或呕黄涎而黏，甚则干呕呃逆，胸胁胀痛，小便黄少，脉数而右滑左弦。

方解： 方中青蒿清透少阳邪热；黄芩善清胆热，并燥湿。两药合用，既能清透少阳湿热，又能祛邪外出，故为君药。竹茹善清胆胃之热，化痰止呕；枳壳下气宽中，除痰消痞；半夏燥湿化痰，和胃降逆；陈皮理气化痰。四药配合，使热清湿化痰除，故为臣药。赤茯苓、碧玉散清热利湿，导邪从小便而出，故为佐使药。

临证加减： 若呕多，加黄连、紫苏叶清热止呕；湿重者，加藿香、薏苡仁、豆蔻化湿浊；小便不利者，加车前子、泽泻、通草利小便。

现代药理研究提示，蒿芩清胆汤具有抑制病毒、保肝利胆、解热镇痛、抗炎、抗氧化、改善血液循环、抗肿瘤等作用，临床常用于治疗急性黄疸性肝炎、胆汁反流性胃炎、急性胆囊炎等疾病。

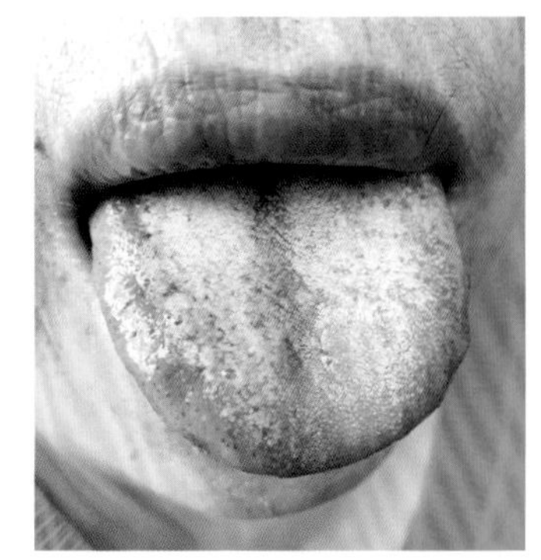

图4-1-2　蒿芩清胆汤舌象

舌象特点： 舌红苔白腻。见图 4-1-2。

三、逍遥散（《太平惠民和剂局方》）

逍遥散具有疏肝解郁、养血健脾的功效。

组成： 柴胡、当归、白芍、白术、茯苓、炙甘草、薄荷、烧生姜。

主治： 肝郁血虚脾弱证。两胁作痛，头痛目眩，口燥咽干，神疲食少，或往来寒热，或月经不调，乳房胀痛，脉弦而虚。

方解： 方中柴胡疏肝解郁，使肝气得以条达而为君药；当归甘辛苦温，养血和血，且气香可理气，为血中之气药；白芍酸苦微寒，养血敛阴，柔肝缓急；当归、白芍与柴胡同用，补肝体而助肝用，使血和则肝和，血充则肝柔，共为臣药；白术、茯苓、甘草健脾益气，既能实土以御木乘，且使营血生化有源，共为佐药；薄荷少许，疏散郁遏之气，透达肝经郁热；烧生姜降逆和中，且能辛散达郁，亦为佐药；柴胡为肝经引经药，又兼使药之用。

临证加减： 肝郁气滞较重者，加香附、郁金、川芎以疏肝解郁；肝郁化火，加牡丹皮、栀子以清热泻火；肝血瘀滞，加丹参、桃仁活血祛瘀；胁下癥结，加鳖甲、牡蛎软坚散结；脾虚甚者，加党参、山药以健脾益气；脾胃气滞，加陈皮、枳壳以理气畅脾；血虚甚者，加何首乌、生地黄以补肾养血；阴虚，加麦冬、沙参以滋阴养液。

现代药理研究提示，逍遥散具有保肝降酶、抗炎、抗抑郁等作用，临床常用于治疗慢性肝炎、肝硬化、胆石症、抑郁症等疾病。

舌象特点： 舌淡苔薄。见图 4-1-3。

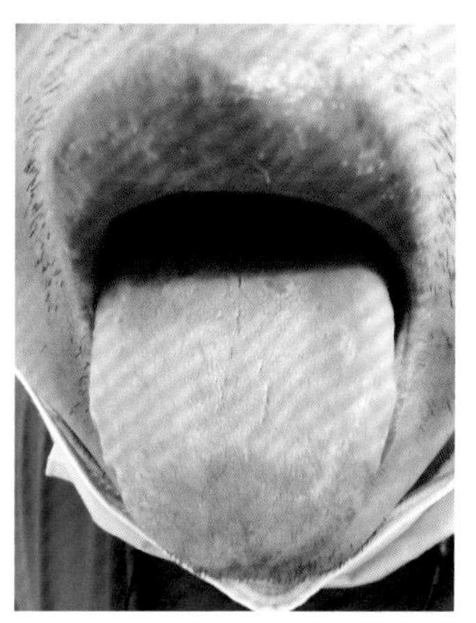

图 4-1-3　逍遥散舌象

四、丹栀逍遥散（《内科摘要》）

丹栀逍遥散具有养血健脾、疏肝清热的功效。

组成： 当归、白芍、茯苓、白术、柴胡、牡丹皮、栀子、薄荷、生姜、甘草。

主治： 肝郁血虚内热证。症见烦躁易怒，或自汗盗汗，或头痛目涩，或颊赤口干，或月经不调，少腹胀痛，或经期吐衄，脉弦虚数。

方解： 方中柴胡疏肝解郁，当归甘辛苦温，养血和血，且气香可理气，为血中之气药；白芍酸苦微寒，养血敛阴，柔肝缓急；当归、白芍与柴胡同用，补肝体而助肝用，使血和则肝和，血充则肝柔，白术、茯苓、甘草健脾益气，既能实土以御木乘，且使营血生化有源，牡丹皮、栀子清肝泻火，薄荷少许，疏散郁遏之气，透达肝经郁热；生姜温运和中，且能辛散达郁，亦为佐药。柴胡为肝经引经药，又兼使药之用。

临证加减： 肝郁气滞较重者，加香附、郁金、川芎以疏肝解郁；肝血瘀滞，加丹参、桃仁活血祛瘀；胁下癥结，加鳖甲、牡蛎软坚散结；脾虚甚者，加党参、山药以健脾益气；脾胃气滞，加陈皮、枳壳以理气畅脾；血虚甚者，加何首乌、生地黄以补肾养血；阴虚，加麦冬、沙参以滋阴养液。

现代药理研究提示丹栀逍遥散具有保肝、保护胃黏膜、改善心功能、调节内分泌、调节神经、镇静镇痛等作用。临床常用于治疗慢性肝炎、慢性胃炎、慢性胆囊炎、贫血、血小板减少证属肝郁化火夹虚者。

舌象特点： 舌红苔薄黄。见图 4-1-4。

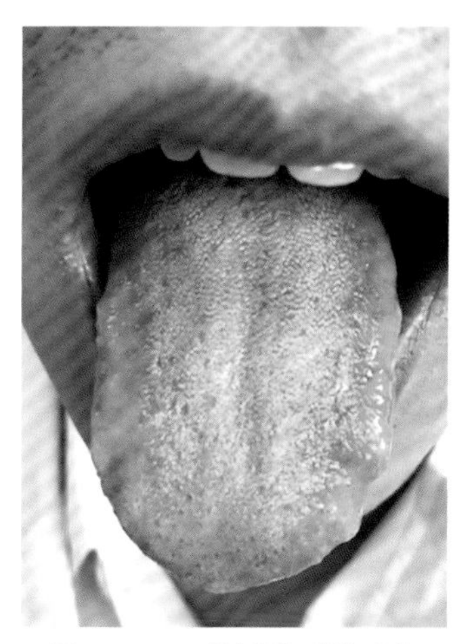

图 4-1-4　丹栀逍遥散舌象

五、四逆散（《伤寒论》）

四逆散具有透邪解郁、疏肝理脾的功效。

组成： 柴胡、枳实、白芍、炙甘草。

主治： 1. 阳郁厥逆证。症见手足不温，或身微热，或咳，或悸，或小便不利，或腹痛，或泄利，脉弦。

2. 肝郁气滞证。胁肋胀闷，脘腹胀痛，急躁易怒，脉弦。

方解： 方中取柴胡入肝胆经，升发阳气，疏肝解郁，透邪外出，为君药；白芍敛阴养血柔肝为臣，与柴胡合用，以补养肝血，条达肝气，可使柴胡升散而无耗伤阴血之弊；佐以枳实理气解郁，泄热破结，与白芍相配，又能理气和血，使气血调和；使以甘草，调和诸药，益脾和中。

临证加减： 若咳者，加五味子、干姜以温肺散寒止咳；悸者，加桂枝以温心阳；小便不利者，加茯苓以利小便；腹中痛者，加炮附子以散里寒；泄利下重者，加薤白以通阳散结；气郁甚者，加香附、郁金以理气解郁；有热者，加栀子以清内热。

现代药理学研究表明，四逆散具有改善肝纤维化、降低血清内毒素、调节基质降解、抑制肝癌细胞增殖等作用，临床上可用于治疗脂肪肝、慢性肝炎、肝癌等肝脏疾病。

舌象特点： 舌淡苔薄。见图 4-1-5。

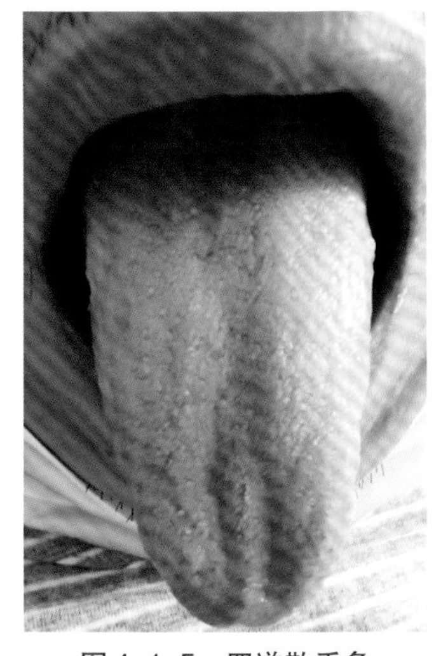

图 4-1-5　四逆散舌象

六、大柴胡汤（《金匮要略》）

大柴胡汤具有和解少阳、内泻热结的功效。

组成： 柴胡、黄芩、芍药、半夏、枳实、大黄、生姜、大枣。

主治： 少阳阳明合病。症见寒热往来，胸胁苦满，郁郁微烦，呕不止，心下痞满，或心下满痛，大便不解或下利，脉弦数有力者。

方解： 方中重用柴胡为君药，配臣药黄芩和解清热，以除少阳之邪；轻用大黄配枳实以内泻阳明热结，行气消痞，亦为臣药。芍药柔肝缓急止痛，与大黄相配可治腹中实痛，与枳实相伍可以理气和血，以除心下满痛；半夏和胃降逆，配伍大量生姜，以治呕逆不止，共为佐药。大枣与生姜相配，能和营卫而行津液，并调和脾胃，功兼佐使。

临证加减： 兼黄疸者，可加茵陈、栀子以清热利湿退黄；胁痛剧烈者，可加川楝子、延胡索以行气活血止痛；胆结石者，可加金钱草、海金沙、郁金、鸡内金以化石。

现代药理研究表明，大柴胡汤具有保肝、利胆、抗炎、降血糖、降血脂等作用。临床常用于治疗脂肪肝、黄疸性肝炎、胆石症、胆囊炎、糖尿病及其并发症、高脂血症等疾病。

舌象特点： 苔黄。见图 4-1-6。

七、痛泻要方（《丹溪心法》）

痛泻要方具有补脾柔肝、祛湿止泻的功效。

组成： 白术、白芍、陈皮、防风。

主治： 脾虚肝郁之痛泻。肠鸣腹痛，大便泄泻，泻必腹痛，泻后痛缓，脉两关不调，左弦而右缓者。

方解： 方中白术苦温，补脾燥湿，为君药。白芍酸寒，柔肝缓急止痛，与白术配伍，为臣药。陈皮辛苦而温，理气燥湿，醒脾和胃，为佐药。防风燥湿以助止泻，为脾经引经药，故为佐使药。四药相配，可以补脾土而泻肝木，调气机以止痛泻。

临证加减： 久泻者，加炒升麻，以升阳止泻；舌苔黄腻者，加黄连、煨木香以清热燥湿、理气止泻。

现代药理研究提示，痛泻要方具有调节胃肠道功能、镇痛、镇静、抗炎、抗菌、抗氧化、抗肿瘤、改善血液循环、增强免疫等作用。临床多用于治疗肠易激综合征、溃疡性结肠炎、慢性结肠炎、慢性腹泻、慢性肝炎属脾虚肝郁者。

舌象特点： 舌苔薄白。见图 4-1-7。

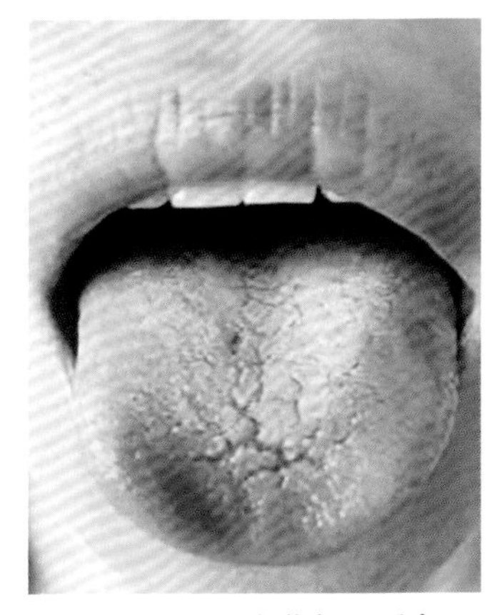

图4-1-6　大柴胡汤舌象

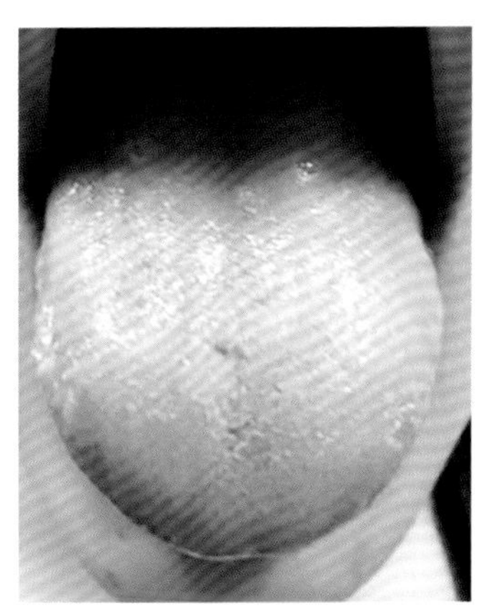

图4-1-7　痛泻要方舌象

八、当归芍药散（《金匮要略》）

当归芍药散具有养肝和血、健脾祛湿的功效。

组成： 当归、白芍、茯苓、白术、泽泻、川芎。

主治： 肝脾两虚，血瘀湿滞证。症见腹中拘急，绵绵作痛，或脘胁疼痛，头目眩晕，食少神疲，或下肢浮肿，小便不利，脉细弦或濡缓。

方解： 方中重用白芍柔肝木而缓脾土，养血敛阴，柔肝缓急以解腹中之痛；当归养血和血活血，川芎活血行气，川芎、当归合用散寒止痛；白术健运脾气，使气血生化有源，气血盛则易流通，不生壅滞；茯苓、泽泻利水渗湿。

临证加减： 若气郁胁胀者，加柴胡、枳实以疏肝理气；若气郁不食者，加香附、麦芽以行气消食；若气郁有热者，加栀子以清热；若血虚者，加阿胶、熟地黄等以养血补血。

现代药理研究提示，当归芍药散具有抗老年痴呆、清除免疫复合物、改变血液流变性、改善微循环、调节内分泌等作用，临床多用于治疗更年期综合征、眩晕、高血压、脑血管性痴呆等疾病。

舌象特点： 舌淡苔白。见图 4-1-8。

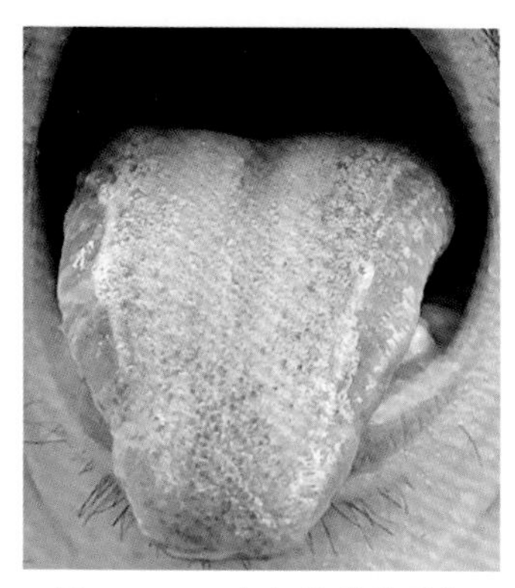

图 4-1-8　当归芍药散舌象

第二节　清热剂

一、龙胆泻肝汤（《医宗金鉴》）

龙胆泻肝汤具有清泻肝胆实火、清利肝经湿热的功效。

组成： 龙胆、柴胡、泽泻、木通、车前子、黄芩、栀子、当归、生地黄、生甘草。

主治： 1. 肝胆实火上炎证。头痛目赤，胁痛，口苦，耳聋，耳肿，脉弦数有力。

2. 肝经湿热下注证。阴肿，阴痒，筋痿，阴汗，小便淋浊，或妇女带下黄臭，脉弦数有力。

方解： 方中龙胆善泻肝胆之实火，并能清下焦之湿热为君药。黄芩、栀子、柴胡苦寒泻火，车前子、木通、泽泻清利湿热，使湿热从小便而解，均为臣药。肝为藏血之脏，肝经有热则易伤阴血，故佐以生地黄、当归养血益阴；

甘草调和诸药为使药。

临证加减： 肝胆实火较盛，可去木通、车前子，加黄连以增强泻火之力；风火上炎，头痛眩晕，目赤易怒，加菊花、桑叶、夏枯草以清肝疏风；湿盛热轻，可去黄芩、生地黄，加滑石、薏苡仁以增强利湿之功。

现代药理研究提示，龙胆泻肝汤具有保肝、利胆、健胃、镇静、降血压、利尿、抗菌消炎、调节免疫等作用，临床多用于治疗急性肝炎、高血压、肾盂肾炎等疾病。

舌象特点： 舌红苔黄或黄腻。见图 4-2-1。

二、碧玉散（《伤寒直格》）

碧玉散具有清暑利湿、凉肝解毒的功效。

组成： 滑石、甘草、青黛。

主治： 暑湿证兼肝胆郁热，烦渴口苦，目赤咽痛。

方解： 本方以青黛为君药，清热泻火，凉血解毒。滑石甘淡性寒，既清心解暑，又渗湿利小便，使湿热之邪从小便而解，为臣药。甘草清热和中，与青黛、滑石配伍，一则甘寒生津，使利小便而津不伤；二则防青黛、滑石寒凉质重伐胃，为佐药。

临证加减： 肝火上炎者，可加龙胆、栀子等清肝泻火；脾虚泄泻者，宜加白扁豆、白术等健脾化湿止泻；湿热下注之热淋，宜加车前子、栀子、金钱草清热利湿通淋等。

现代药理研究提示，碧玉散具有祛暑解热的作用，临床多用于治疗夏季伤于暑热，见发热、呕吐、腹痛、腹泻及咽喉疼痛、口腔溃疡者。

舌象特点： 舌红苔黄。见图 4-2-2。

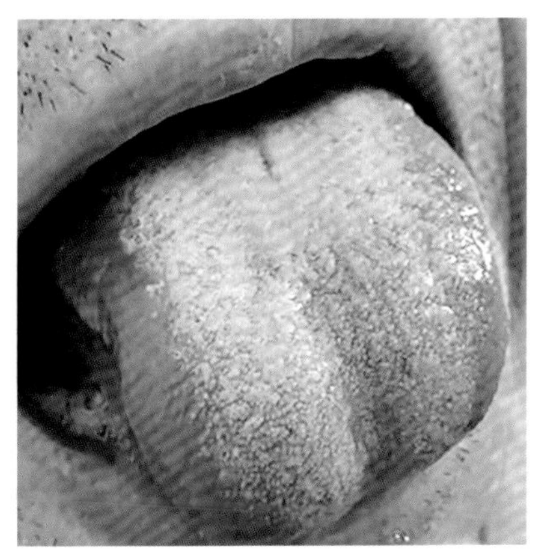

图4-2-1　龙胆泻肝汤舌象

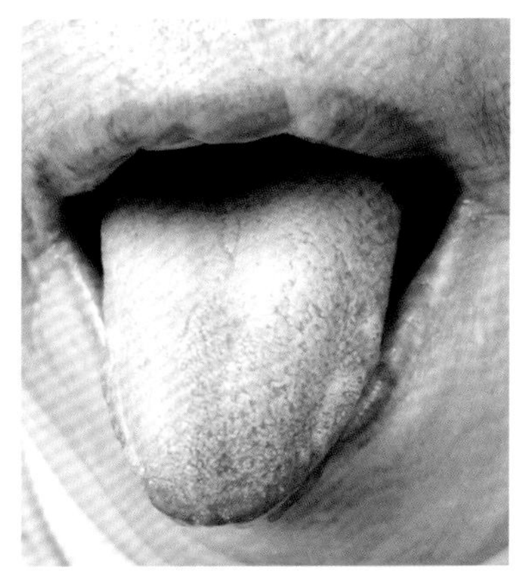

图4-2-2　碧玉散舌象

三、六一散（《伤寒直格》）

六一散具有清暑利湿的功效。

组成： 滑石、甘草。

主治： 暑湿证。症见身热烦渴，小便不利，或泄泻。

方解： 方中重用滑石，滑石甘淡性寒，质重而滑，淡能渗湿，寒能清热，重能下降，滑能利窍，既清心解暑，又渗湿利小便，使湿热之邪从小便而解，为君药。甘草清热和中，与滑石配伍，一则甘寒生津，使利小便而津不伤；二则防滑石寒凉质重伐胃，为佐药。

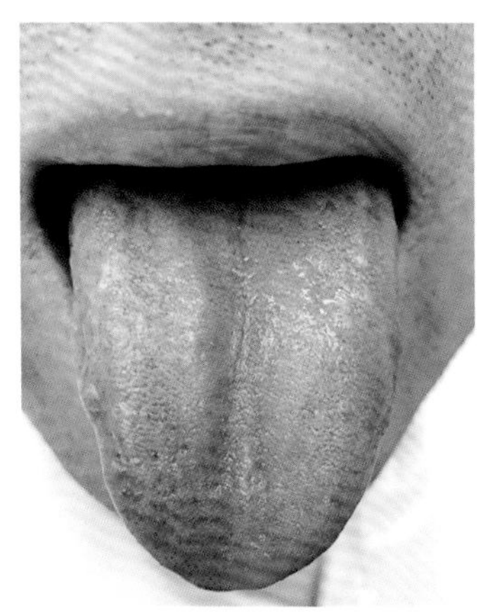

图4-2-3　六一散舌象

临证加减： 若暑湿证兼肝胆郁热者，加青黛以清肝泻火，名“碧玉散”；若暑湿证兼心悸怔忡，失眠多梦者，加朱砂以清心安神，名“益元散”；若暑湿证兼微恶风寒，头痛头胀者，加薄荷以疏散风热，名“鸡苏散”；暑湿泄泻者，宜加白扁豆、白术等健脾化湿止泻；湿热下注之热淋，宜加车前子、栀子、金钱草等清热利湿通淋。

现代药理研究提示，六一散具有解热、消炎、止泻、抗菌、解诸毒、解痉等作用。临床多用于治疗膀胱炎、尿道炎、急性皮炎、过敏性皮炎、热痱子及烫伤属湿热者。

舌象特点： 苔黄腻。见图 4-2-3。

四、清暑益气汤（《温热经纬》）

清暑益气汤具有清暑益气、养阴生津的功效。

组成： 西洋参、石斛、麦冬、黄连、竹叶、荷梗、知母、甘草、粳米、西瓜翠衣。

主治： 暑热气津两伤证。身热汗多，口渴心烦，小便短赤，体倦少气，精神不振，脉虚数。

方解： 方中以西洋参益气生津，养阴清热，合西瓜翠衣清热解暑，共为君药。荷梗解暑清热，又可理气宽胸；石斛、麦冬助西洋参养阴生津，共为臣药。黄连苦寒，其功专于泻火，以助清热祛暑之力。知母苦寒质润，滋阴泻火；竹叶清热除烦，为佐药。甘草、粳米益胃和中，为使药。

临证加减： 若暑热较高，可加石膏以清热解暑；暑热夹湿，苔白腻者，可去阴柔之麦冬、石斛、知母，加藿香、六一散等，以增强祛湿之功；黄连味苦质燥，若暑热不盛者可去之；用于小儿夏季发热者，可去黄连、知母，加白薇、地骨皮等。

现代药理研究提示，清暑益气汤具有调节内分泌、调节免疫、抗炎、抗氧化、解热、镇静、镇痛、抗惊厥等作用。临床多用于治疗中暑合并多器官功能障碍综合征、干燥综合征、慢性肾病等疾病。

舌象特点： 舌红苔薄白或薄黄而干。见图 4-2-4。

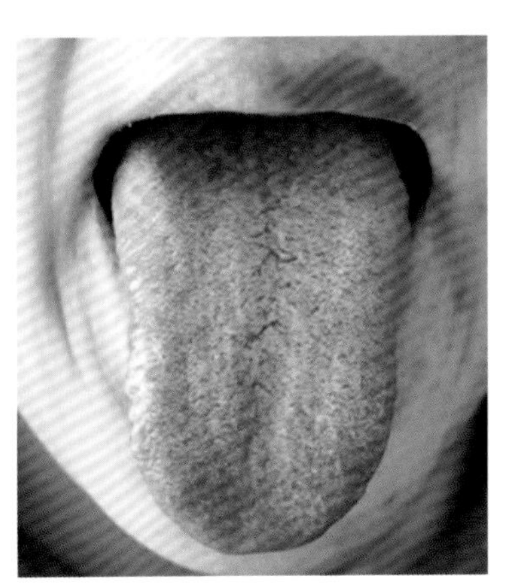

图 4-2-4　清暑益气汤舌象

五、清瘟败毒饮（《疫疹一得》）

清瘟败毒饮具有清热解毒、凉血泻火的功效。

组成： 生石膏、生地黄、水牛角、黄连、栀子、桔梗、黄芩、知母、赤芍、玄参、连翘、甘草、牡丹皮、竹叶。

主治： 温疫热毒，气血两燔证。大热渴饮，头痛如劈，干呕狂躁，谵语神昏，或发斑疹，或吐血、衄血，四肢或抽搐，或厥逆，唇焦，脉沉细而数，或沉数，或浮大而数。

方解： 方中重用石膏合知母、甘草以清阳明之热；黄连、黄芩、栀子三药合用能泻三焦实火；水牛角、牡丹皮、生地、赤芍专于凉血解毒化瘀；连翘、玄参、桔梗、甘草清热透邪利咽；竹叶清心利尿，导热下行。诸药合用，既清气分之火，又凉血分之热。

临证加减： 大渴不已，加天花粉清热滋阴；胸膈遏郁，加枳壳疏肝行气；头痛殊甚，两目昏花，加菊花、夏枯草以清肝经火热；热盛动风，四肢抽搐，加羚羊角、钩藤以凉肝息风。

现代药理研究提示，清瘟败毒饮具有保肝、解热、抗血小板聚集、降低血液黏度、抗炎、镇痛、镇静、抗菌、抗病毒、强心、利尿等作用。临床多用于治疗急性肝病、手足口病、流行性乙型脑炎、流行性出血热等疾病。

舌象特点： 舌绛。见图 4-2-5。

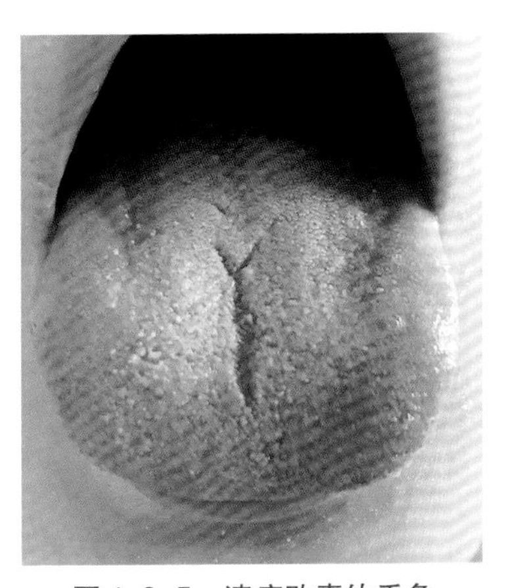

图 4-2-5　清瘟败毒饮舌象

六、普济消毒饮（《东垣试效方》）

普济消毒饮具有清热解毒、疏风散邪的功效。

组成： 黄芩、黄连、生甘草、人参、陈皮、玄参、桔梗、柴胡、牛蒡子、连翘、薄荷、马勃、板蓝根、升麻、僵蚕。

主治： 大头瘟。恶寒发热，头面红肿焮痛，目不能开，咽喉不利，舌燥口渴，脉浮数有力。

方解： 方中重用黄连、黄芩清热泻火，祛上焦头面热毒为君。以牛蒡子、连翘、薄荷、僵蚕辛凉疏散头面风热为臣。玄参、马勃、板蓝根有加强清热解毒之功；配甘草、桔梗以清利咽喉；陈皮理气疏壅，以散邪热郁结，人参补气，扶正以祛邪；共为佐药。升麻、柴胡疏散风热，并引诸药上达头面，且寓“火郁发之”之意，功兼佐使之用。诸药配伍，共收清热解毒、疏散风热之功。

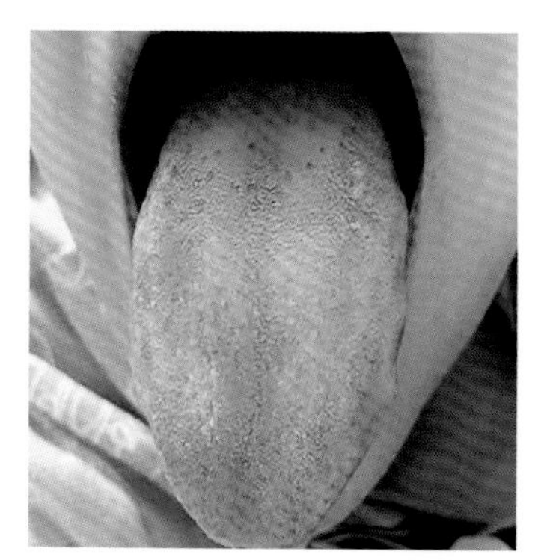

图 4-2-6　普济消毒饮舌象

临证加减： 若大便秘结者，可加酒大黄以泻热通便；腮腺炎并发睾丸炎者，可加川楝子、龙胆以泻肝经湿热。

现代药理研究提示，普济消毒饮具有解热、抗炎、抗菌、抗病毒等作用。临床多用于治疗猩红热、流行性腮腺炎、流行性出血热、病毒性心肌炎等疾病。

舌象特点： 舌红苔白兼黄。见图 4-2-6。

七、黄连解毒汤（《外台秘要》引崔氏方）

黄连解毒汤具有泻火解毒的功效。

组成： 黄连、栀子、黄芩、黄柏。

主治： 三焦火毒热盛证。大热烦躁，口燥咽干，错语不眠；或热病吐血、衄血；或热甚发斑，或身热下痢，或湿热黄疸；或外科痈疡疔毒，小便黄赤，脉数有力。

方解： 黄连清心解毒，兼泻中焦之火，为君药。黄芩泻上焦之火，为臣药。黄柏泻下焦之火，为佐药。栀子清泻三焦之火，兼能导热下行，为佐使药。四药皆为大苦大寒之品，相须为用，能力挫三焦火毒而使诸症得解。

临证加减： 热结便秘，加大黄以泄热通便；热甚动血，吐衄发斑，加玄参、生地黄、牡丹皮以清热凉血；湿热发黄，加茵陈、大黄以清热祛湿退黄。

现代药理研究提示，黄连解毒汤具有明显的抗炎、抗菌、抗内毒素、抗氧化、抗脑缺血、抗肿瘤、降血压、降血糖、降血脂、抑制脂肪细胞分化、抑制肝损害等作用。临床多用于治疗急性肝炎、重症肝炎、紫癜、2 型糖尿病、胃溃疡等疾病。

舌象特点： 舌红苔黄。见图 4-2-7。

八、左金丸（《丹溪心法》）

左金丸具清泻肝火、降逆止呕的功效。

组成： 黄连、吴茱萸。

主治： 肝火犯胃证。症见胁肋疼痛，嘈杂吞酸，呕吐口苦，脉弦数。

方解： 方中重用黄连为君，清泻肝火，使肝火得清，自不横逆犯胃；黄连亦善清泻胃热，胃火降则其气自和，一药而两清肝胃，标本兼顾。然气郁化火之证，纯用大苦大寒既恐郁结不开，又虑折伤中阳，故又少佐辛热之吴茱萸，一者疏肝解郁，以使肝气条达，郁结得开；二者反佐以制黄连之寒，使泻火而无凉遏之弊；三者取其下气之用，以和胃降逆；四者可引领黄连入肝经。如此一味而功兼四用，以为佐使。二药合用，共收清泻肝火、降逆止呕之效。

临证加减： 吞酸重者，加海螵蛸、煅瓦楞子以制酸止痛；胁肋痛甚者，可合四逆散以加强疏肝和胃之功。

现代药理研究提示，左金丸具有抗溃疡、抑制胃酸分泌、调节胃肠运动、抑菌、镇痛、抗炎等作用，临床多用于治疗急慢性肝炎、胆囊炎、胆结石、溃疡病、急慢性胃炎等疾病。

舌象特点： 舌红苔黄。见图 4-2-8。

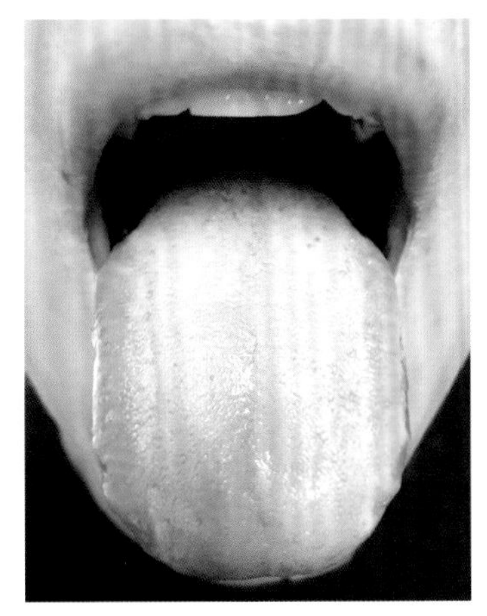

图4-2-7　黄连解毒汤舌象

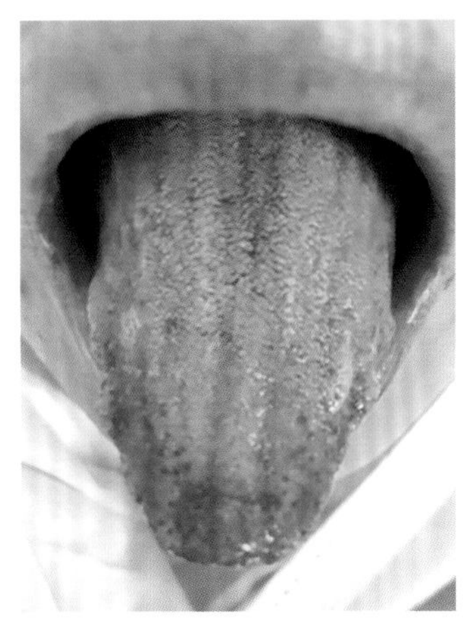

图4-2-8　左金丸舌象

九、清营汤（《温病条辨》）

清营汤具有清营解毒、透热养阴的功效。

组成： 犀角（水牛角代）、生地黄、玄参、竹叶、麦冬、丹参、黄连、金银花、连翘。

主治： 热入营分证。身热夜甚，神烦少寐，时有谵语，目常喜开或喜闭，口渴或不渴，斑疹隐隐，脉细数。

方解： 方中犀角清解营分之热毒，故为君药。生地黄凉血滋阴，麦冬清热养阴生津，玄参滋阴降火解毒，三药共用，既清热养阴，又助清营凉血解毒，共为臣药。温邪初入营分，故用金银花、连翘、竹叶清热解毒、营分之邪外达，此即“透热转气”的应用。黄连清心解毒，丹参清热凉血、活血散瘀。以上五味药为佐药。诸药相伍，共奏清营泻热解毒、透热养阴活血之功。

临证加减： 若寸脉大，舌干较甚者，可去黄连，以免苦燥伤阴；若热陷心包而窍闭神昏者，可与安宫牛黄丸或至宝丹合用以清心开窍；若营热动风而见痉厥抽搐者，可配用紫雪，或酌加羚羊角、钩藤、地龙以息风止痉；若兼热痰，可加竹沥、天竺黄、川贝母之属，清热涤痰；营热多系由气分传入，如气分热邪犹盛，可重用金银花、连翘、黄连，或更加石膏、知母，及大青叶、板蓝根、贯众之属，增强清热解毒之力。

现代药理研究提示，清营汤具有抗菌、抗病毒、抗炎、抗过敏、抗心肌缺血、改善微循环等作用。临床多用于治疗流行性乙型脑炎、流行性脑脊髓膜炎、毒血症、败血症、肠伤寒、心肌炎、胸膜炎、冠心病等疾病的临床表现符合心热证者。

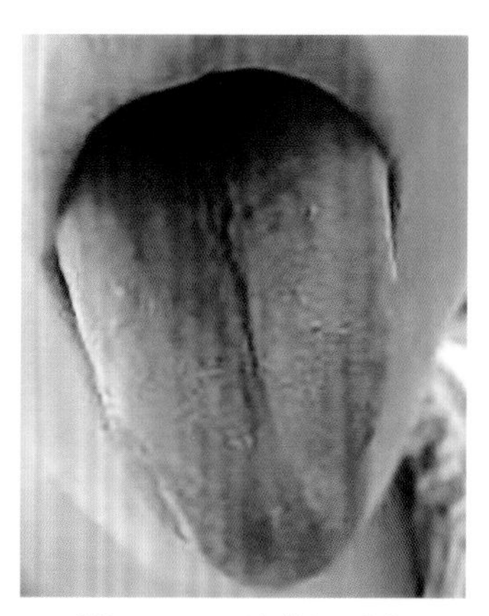

图4-2-9 清营汤舌象

舌象特点： 舌绛而干。见图4-2-9。

十、犀角地黄汤（《千金方》）

犀角地黄汤具有清热解毒，凉血散瘀的功效。

组成： 犀角（水牛角代）、生地黄、赤芍、牡丹皮。

主治： 热入血分证。症见身热谵语，斑色紫黑，脉细数，或喜忘如狂，漱水不欲咽，大便色黑而易解等。

方解： 方中苦咸寒之犀角，凉血清心解毒，为君药。甘苦寒之生地黄，凉血滋阴生津，一助犀角清热凉血止血，二可恢复已失之阴血。赤芍、牡丹皮清热凉血、活血散瘀，故为佐药。凉血与活血散瘀并用，热清血宁而无耗血动血，凉血止血而不留瘀。

临证加减： 若见蓄血，喜忘如狂者，邪热与血瘀互结，加大黄、黄芩，以清热逐瘀，凉血散瘀；郁怒而加肝火者，加柴胡、黄芩、栀子以清泻肝火；热伤血络，破血妄行之出血，加白茅根、侧柏炭、小蓟以凉血止血。

现代药理研究提示，犀角地黄汤具有保肝利胆、抗感染、抗炎、解热、镇静、镇痛、抗惊厥、调节免疫、调节胃肠运动等作用。临床多用于治疗急性黄疸性肝炎、肝昏迷、血小板减少性紫癜等疾病。

舌象特点： 舌质深绛或起刺。见图 4-2-10。

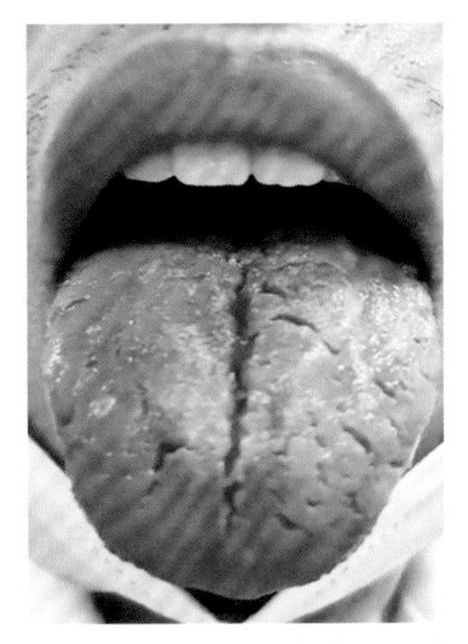

图4-2-10　犀角地黄汤舌象

第三节　祛湿剂

一、茵陈蒿汤（《伤寒论》）

茵陈蒿汤具有清热利湿退黄的功效。

组成： 茵陈、栀子、大黄。

主治： 黄疸阳黄。一身面目俱黄，黄色鲜明，发热，无汗或但头汗出，口渴欲饮，恶心呕吐，腹微满，小便短赤，大便不爽或秘结，脉沉数或滑数有力。

方解： 方中重用茵陈为君药，本品苦泄下降，善能清热利湿，为治黄疸要药。臣以栀子清热降火，通利三焦，助茵陈引湿热从小便而去。佐以大黄泻热逐瘀，通利大便，导瘀热从大便而下。

临证加减： 若湿重于热者，可加茯苓、泽泻、猪苓以利水渗湿；热重于湿者，可加黄柏、龙胆以清热祛湿；胁痛明显者，可加柴胡、川楝子以疏肝理气。

现代药理研究表明，茵陈蒿汤具有保肝利胆、抗肝纤维化、调节血脂、降血糖、保护胰腺组织、镇痛消炎、降血脂、增强免疫、抗肿瘤等作用。临床常用于治疗病毒性肝炎、胆石症、胆囊炎、阑尾炎等疾病。

舌象特点： 舌红苔黄腻。见图 4-3-1。

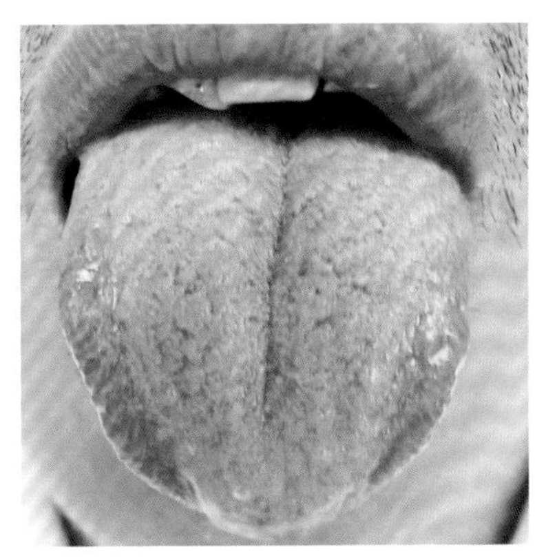

图4-3-1　茵陈蒿汤舌象

二、甘露消毒丹（《医效秘传》）

甘露消毒丹具有利湿化浊、清热解毒的功效。

组成： 飞滑石、淡黄芩、绵茵陈、石菖蒲、川贝母、木通、藿香、连翘、白豆蔻仁、薄荷、射干。

主治： 湿温时疫之湿热并重证。发热口渴，胸闷腹胀，肢酸倦怠，颐咽肿痛，或身目发黄，小便短赤，或泄泻淋浊，脉濡数或滑数。

方解： 方中重用滑石、茵陈、黄芩，其中滑石利水渗湿，清热解暑，两擅其功；茵陈善清利湿热而退黄；黄芩清热燥湿，泻火解毒。三药相合，正合湿热并重之病机，共为君药。湿热留滞，易阻气机，故臣以石菖蒲、藿香、白豆蔻仁行气化湿，悦脾和中，令气畅湿行；木通清热利湿通淋，导湿热从小便而去，以益其清热利湿之力。热毒上攻，颐肿咽痛，故佐以连翘、射干、川贝母、薄荷，合以清热解毒、散结消肿而利咽止痛。

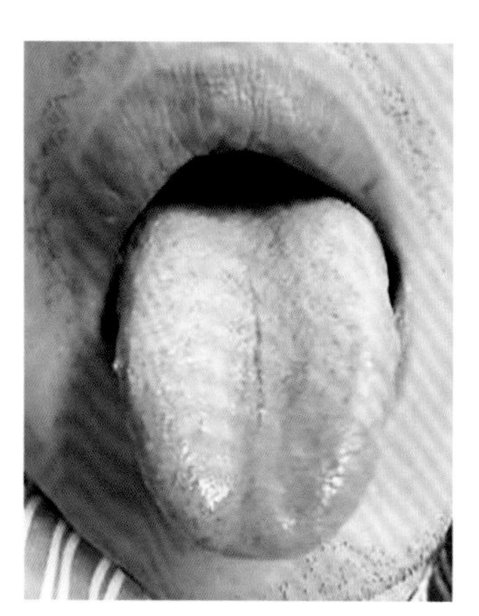

图4-3-2　甘露消毒丹舌象

临证加减： 若黄疸明显者，宜加栀子、大黄清泄湿热；咽颐肿甚，可加山豆根、板蓝根等以解毒消肿利咽。

现代药理研究表明，甘露消毒丹具有保肝降酶、抗炎、抗病毒、抗肝纤维化等作用。临床常用于治疗黄疸性肝炎、肠伤寒、急性胃肠炎、胆囊炎等疾病。

舌象特点： 舌苔白腻或黄腻或干黄。见图 4-3-2。

三、茵陈五苓散（《金匮要略》）

茵陈五苓散具有利湿退黄的功效。

组成： 茵陈、茯苓、猪苓、泽泻、白术、桂枝。

主治： 湿热黄疸，湿重于热，小便不利者。

方解： 方用茵陈清热利湿退黄，猪苓、茯苓、泽泻淡渗利湿，白术健脾燥湿，桂枝解表化气。诸药相配，共奏利湿清热、退黄之效。

临证加减： 寒热往来、头痛口苦者，加柴胡、黄芩、龙胆；胁痛、脘腹胀满者，加郁金、枳实、川楝子、延胡索疏肝行气；恶心呕吐、食少纳呆者，加竹茹、半夏、焦山楂、焦六曲健脾消食止呕；倦怠乏力较明显，加党参、生薏苡仁健脾渗湿益气。

现代药理研究表明，茵陈五苓散具有保肝利胆、降血脂、抗动脉粥样硬化、抗过敏、抗炎及镇痛等作用。临床上多用于治疗黄疸、肝炎、高血脂及痛风性关节炎等疾病。

舌象特点： 舌红苔黄。见图 4-3-3。

四、胃苓汤（《丹溪心法》）

胃苓汤具有祛湿和胃、行气利水的功效。

组成： 茯苓、猪苓、泽泻、白术、桂枝、苍术、厚朴、陈皮、炙甘草、生姜、大枣。

主治： 夏秋之间，脾胃伤冷，水谷不分，泄泻如水，以及水肿、腹胀、小便不利者。

方解： 本方由五苓散与平胃散组合而成。猪苓、茯苓、泽泻淡渗利湿，白术健脾燥湿，桂枝解表化气。苍术燥湿健脾，厚朴除湿散满，陈皮理气化痰，炙甘草、生姜、大枣调和脾胃。用平胃散运脾燥湿，合五苓散利水渗湿，二者标本兼顾。

临证加减： 口渴者，去桂枝；脘腹胀满者，加枳壳、砂仁、木香行气消胀；饮食不香加焦山楂、神曲、莱菔子消食化积；恶心欲呕加生姜、半夏降逆止呕；神疲乏力加党参、黄芪、薏苡仁健脾益气。

现代药理研究表明，胃苓汤具有抗肝纤维化、保肝利胆、抗菌、抗炎、降血脂、降血压、利尿、双向调节胃肠平滑肌等作用。临床常用于治疗慢性肝炎、脂肪肝、急性肠胃炎、慢性胰腺炎、消化不良、肾病综合征等疾病。

舌象特点： 舌淡苔白。见图 4-3-4。

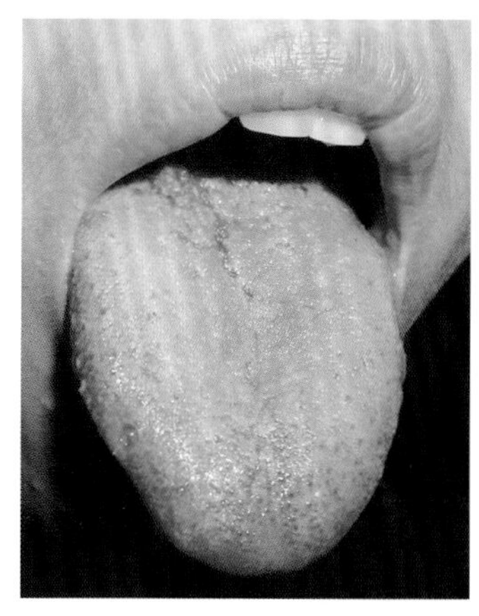

图 4-3-3　茵陈五苓散舌象

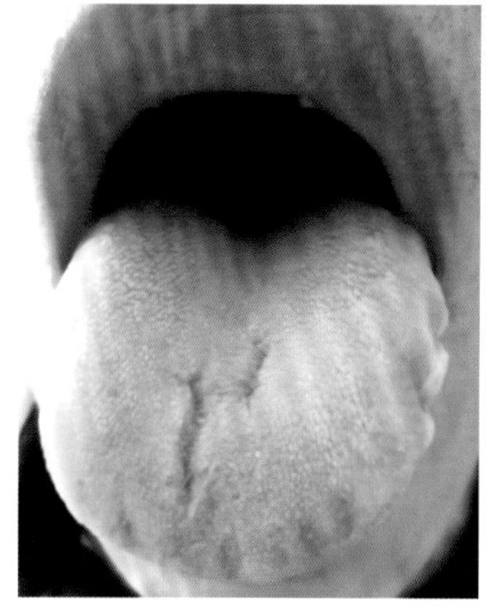

图 4-3-4　胃苓汤舌象

五、栀子柏皮汤（《伤寒论》）

栀子柏皮汤具有清热利湿的功效。

组成： 栀子、甘草、黄柏。

主治： 黄疸，热重于湿者。症见伤寒身热发黄，心烦懊侬，口渴。

方解： 本方黄柏苦寒，善清脏腑结热，且能泄湿退黄，故为君药。苦寒之栀子为臣药，辅君清泄三焦而通调水道，使湿热从小便而出。使药甘草甘平和中，防栀、柏苦寒伤胃。三药配伍，达到以清泄里热为主，兼以祛湿的功效。

临证加减： 本方合茵陈蒿汤加黄芩、黄连可用于重症肝炎、新生儿溶血性黄疸。本方加茵陈、茜草、郁金等可治钩端螺旋体病发黄。

现代药理研究表明，栀子柏皮汤具有抗炎、保肝利胆、营养心肌、抗菌、抗心律失常、抗肿瘤等作用。临床常用于治疗免疫性肝损伤、病毒性肝炎、肝内胆汁淤积、肝硬化、恶性肿瘤等疾病。

舌象特点： 舌红苔黄。见图 4-3-5。

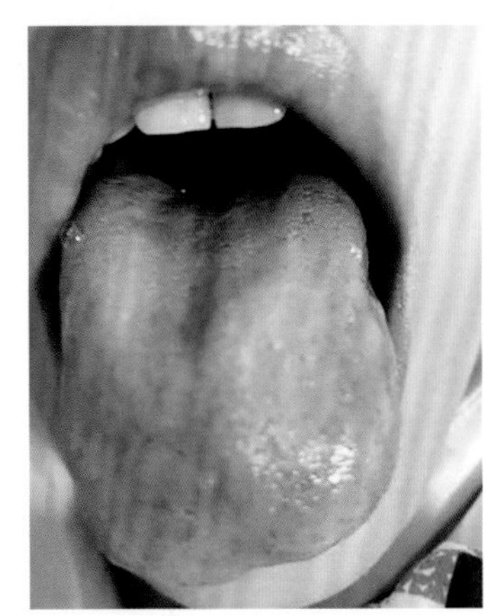

图4-3-5 栀子柏皮汤舌象

六、苓桂术甘汤（《伤寒论》）

苓桂术甘汤具有温阳化饮、健脾利水的功效。

组成： 茯苓、桂枝、白术、炙甘草。

主治： 中阳不足之痰饮。胸胁支满，目眩心悸，或短气而咳，脉弦滑或沉紧。

方解： 方中重用甘淡之茯苓为君，渗湿健脾，利水化饮，使水饮从小便而出。臣以辛温之桂枝温阳化气，平冲降逆，与茯苓配伍，为温阳化饮要法。佐以白术，健脾燥湿利水，合茯苓增强健脾祛湿之功，既助运化以杜绝痰饮生成之源，又除已聚之痰饮；合桂枝以温运中阳。炙甘草补脾益气，合桂枝辛甘化阳，兼和诸药，为佐使之用。四药合用，共奏健脾利湿、温阳化饮之功。

临证加减： 痰饮犯肺见咳逆咳痰较甚，可加半夏、陈皮健脾燥湿化痰；脾虚见神疲乏力，加党参、黄芪健脾益气。

现代药理研究表明，苓桂术甘汤具有抗炎、降血脂、营养心肌、利尿、抗肿瘤以及调节免疫等作用。临床常用于治疗非酒精性脂肪性肝炎、肝硬化腹水、肾病综合征、心律失常、冠心病、慢性心力衰竭等疾病。

舌象特点： 舌苔白滑。见图 4-3-6。

七、二妙散（《丹溪心法》）

二妙散具有清热燥湿的功效。

组成： 黄柏、苍术。

主治： 湿热下注证。症见筋骨疼痛，或两足痿软，或足膝红肿疼痛，或湿热带下，下部湿疮等，小便短赤。

方解： 方中黄柏为君，取其苦为燥湿，寒以清热，其性沉降，长于清下焦湿热。臣以苍术，辛散苦燥，长于健脾燥湿。二药相伍，清热燥湿，标本兼顾。入姜汁调服，取其辛散以助药力，增强通络止痛之功。

临证加减： 若湿热痿证，可加豨莶草、木瓜、萆薢祛湿热强筋骨；若湿热脚气，加薏苡仁、木瓜、槟榔渗湿降浊；若下部湿疮，加赤小豆、土茯苓清湿热，解疮毒。

现代药理研究表明，二妙散具有抗菌、抗炎、镇痛、降血糖、解毒利胆和抗溃疡等作用。临床常用于治疗肝炎、胃溃疡、糖尿病、痛风、胆囊炎、湿疹等疾病。

舌象特点： 舌苔黄腻。见图 4-3-7。

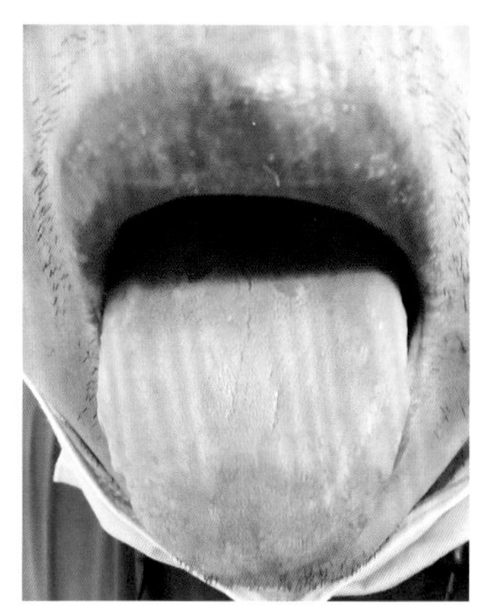

图 4-3-6　苓桂术甘汤舌象

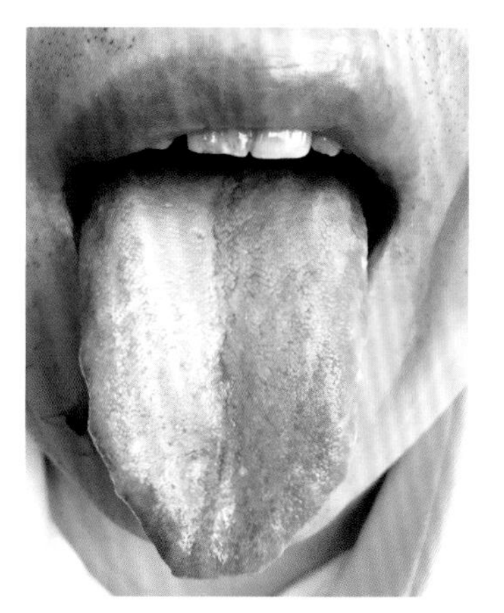

图 4-3-7　二妙散舌象

八、三妙丸（《医学正传》）

三妙丸具有清热燥湿的功效。

组成： 黄柏、苍术、川牛膝。

主治： 湿热下注之痿痹。症见两脚麻木或肿痛，或如火烙之热，痿软无力。

方解： 黄柏苦寒，苦为燥湿，寒以清热，其性沉降，长于清下焦湿热，故为君药。苍术，辛散苦燥，长于健脾燥湿为臣，牛膝为佐使，补肝肾，强筋骨，领苍术、黄柏入下焦而祛湿热也。

临证加减： 热结便秘，加大黄以泄热通便；湿热发黄，加茵陈、大黄清热祛湿退黄。

现代药理研究表明，三妙丸具有保肝、镇痛、抑菌、镇静、降压、调节胃肠道功能及降低血尿酸等作用。临床常用于治疗病毒性肝炎、痛风、高尿酸血症、高血压及消化不良等疾病。

舌象特点： 舌红苔黄。见图 4-3-8。

九、四妙丸（《成方便读》）

四妙丸具有清热利湿、舒筋壮骨的功效。

组成： 黄柏、苍术、牛膝、薏苡仁。

主治： 湿热痿证。症见两足麻木，痿软，肿痛。

方解： 方中以黄柏为君药，取其寒以胜热，苦以燥湿，且善除下焦之湿热。苍术苦温，健脾燥湿除痹，共为臣药。牛膝活血通经络，补肝肾，强筋骨，且引药直达下焦，为佐药。薏苡仁独入阳明，祛湿热而利筋络。诸药合用，共奏清热利湿之功。

临证加减： 若湿热痿证，加豨莶草、木瓜、萆薢以祛湿热强筋骨；若下部湿疮，加赤小豆、土茯苓以清湿热，解疮毒。

现代药理研究表明，四妙丸具有抗肿瘤、降低血尿酸、抗炎、降血糖、保肝、免疫调节、解热、镇痛、镇静等作用。临床常用于治疗肿瘤、肝炎、糖尿病、胃炎、痛风等疾病。

舌象特点： 舌红苔黄。见图 4-3-9。

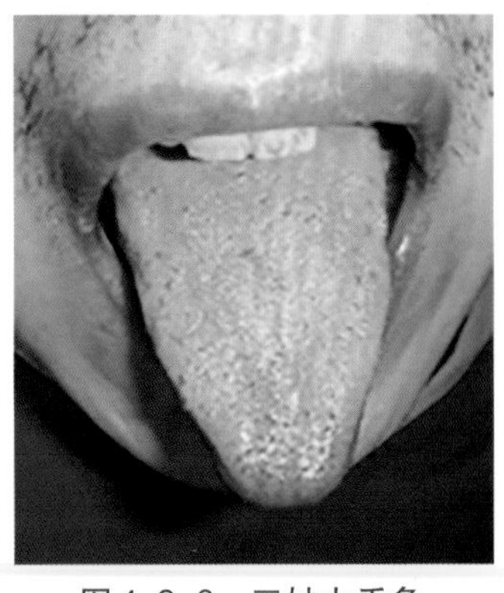

图4-3-8　三妙丸舌象

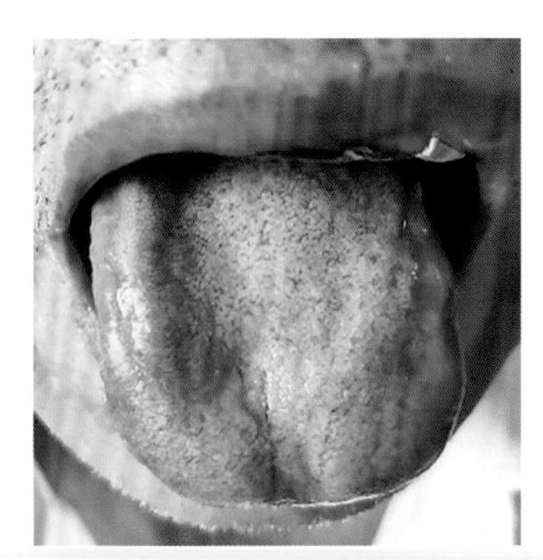

图4-3-9　四妙丸舌象

十、平胃散（《太平惠民和剂局方》）

平胃散具有燥湿运脾、行气和胃的功效。

组成： 苍术、厚朴、陈皮、炙甘草、生姜、大枣。

主治： 湿滞脾胃证。症见脘腹胀满，不思饮食，呕吐恶心，嗳气吞酸，肢体沉重，怠惰嗜卧，常多自利，脉缓。

方解： 方中以苍术为君药，以其辛香苦温，入中焦能燥湿健脾，使湿去则脾运有权，脾健则湿邪得化。湿邪阻碍气机，且气行则湿化，故方中臣以厚朴，本品芳化苦燥，长于行气除满，且可化湿。与苍术相伍，行气以除湿，燥湿以运脾，使滞气得行，湿浊得去。陈皮为佐，理气和胃，燥湿醒脾，以助苍术、厚朴之力。使以甘草，调和诸药，且能益气健脾和中。煎加生姜、大枣，以生姜温散水湿且能和胃降逆，大枣补脾益气以襄助甘草培土制水之功，生姜、大枣相合尚能调和脾胃。

临证加减： 本方加麦芽、炒神曲，名“加味平胃散”，治宿食不化，嗳腐吞酸，不思饮食；若大便秘结，可再加大黄、芒硝以通下导滞；本方加人参、茯苓，名“参苓平胃散”，治脾虚食滞，大便不实者；加黄连（姜汁炒）、木香，名“香连平胃散”，治食积化热，腹痛泄泻者。

现代药理研究表明，平胃散具有健胃消食、抗溃疡、抗炎、抗菌等作用。临床常用于治疗病毒性肝炎、肝硬化腹水、消化不良、慢性胃炎、胃溃疡等疾病。

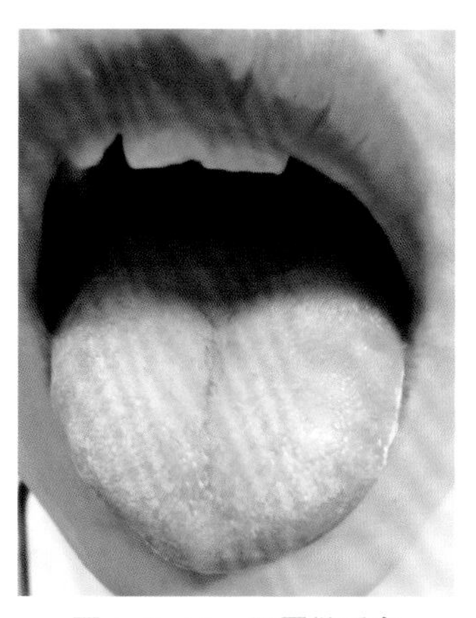

图4-3-10 平胃散舌象

舌象特点： 舌苔白腻而厚。见图4-3-10。

十一、三仁汤（《温病条辨》）

三仁汤具有宣畅气机、清利湿热的功效。

组成： 苦杏仁、滑石、通草、白蔻仁、竹叶、厚朴、生薏苡仁、半夏。

主治： 湿温初起或暑温夹湿之湿重于热证。头痛恶寒，身重疼痛，肢体倦怠，面色淡黄，胸闷不饥，午后身热，不渴，脉弦细而濡。

方解： 方中苦杏仁宣利上焦肺气，气行则湿化；白蔻仁芳香化湿，行气宽中，畅中焦之脾气；薏苡仁甘淡性寒，渗湿利水而健脾，使湿热从下焦而去。三仁合用，三焦分消，是为君药。滑石、通草、竹叶甘寒淡渗，加强君药利湿清热之功，是为臣药。半夏、厚朴行气化湿，散结除满，是为佐药。

临证加减： 若湿温初起，卫分症状较明显者，可加藿香、香薷以解表化湿；若寒热往来者，可加青蒿、草果以和解化湿。

现代药理研究表明，三仁汤具有调节免疫、调节胃肠功能、抗炎、抗氧化、降血糖、降血脂等作用。临床常用于治疗慢性乙型病毒性肝炎、非酒精性脂肪肝、糖尿病、急性胃肠炎、胃炎、消化不良、便秘、胆囊炎等疾病。

舌象特点： 苔白。见图 4-3-11。

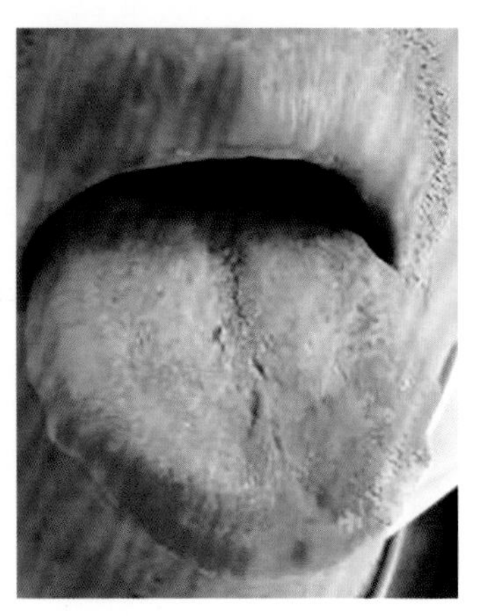

图4-3-11　三仁汤舌象

十二、藿香正气散（《太平惠民和剂局方》）

藿香正气散具有解表化湿、理气和中的功效。

组成： 大腹皮、白芷、紫苏、茯苓、半夏曲、白术、陈皮、厚朴、桔梗、藿香、炙甘草、生姜、大枣。

主治： 外感风寒，内伤湿滞证，霍乱吐泻，恶寒发热，头痛，胸膈满闷，脘腹疼痛，脉浮或濡缓，以及山岚瘴疟等。

方解： 方中藿香为君，既以其辛温之性而解在表之风寒，又取其芳香之气而化在里之湿浊，且可辟秽和中而止呕，为治霍乱吐泻之要药。半夏曲、陈皮理气燥湿，和胃降逆以止呕；白术、茯苓健脾运湿以止泻，共助藿香内化湿浊而止吐泻，俱为臣药。湿浊中阻，气机不畅，故佐以大腹皮、厚朴行气化湿，畅中行滞，且寓气行则湿化之义；紫苏、白芷辛温发散，助藿香外散风寒，紫苏尚可醒脾宽中，行气止呕，白芷兼能燥湿化浊；桔梗宣肺利膈，既益解表，又助化湿；煎用生姜、大枣，内调脾胃，外和营卫。使以炙甘草调和药性，并协生姜、大枣以和中。

临证加减： 表寒重，寒热无汗者，加香薷，或重用紫苏叶、白芷以增强解表散寒之力；里湿重，舌苔厚腻，苍术易白术增强化湿之力；湿浊化热，舌苔兼黄者，加黄连、栀子以清热祛湿；气滞脘腹胀痛较甚者，加木香、香附以增强行气之力；兼饮食积滞，嗳腐吞酸者，去炙甘草、大枣，加神曲、莱菔子等以消食化滞；湿注大肠，腹泻尿少，加薏苡仁、车前子以利湿止泻。

现代药理研究表明，藿香正气散具有解痉镇痛、抗菌、抗病毒、镇吐、调节胃肠道功能、增强免疫、保肝等作用。临床常用于治疗慢性乙型病毒性肝炎、胆囊炎、胃溃疡、急性胃肠炎、病毒性腹泻、头痛、消化不良、感冒等疾病。

舌象特点： 舌苔白腻。见图 4-3-12。

十三、真武汤（《伤寒论》）

真武汤具有温阳利水的功效。

组成： 附子、茯苓、白芍、白术、生姜。

主治： 1. 阳虚水泛证。小便不利，四肢沉重疼痛，浮肿，腰以下为甚，畏寒肢冷，腹痛，下利，或咳，或呕，脉沉细。

2. 太阳病发汗太过，阳虚水泛证。汗出不解，其人仍发热，心下悸，头眩，身瞤动，振振欲擗地。脉沉细。

方解： 本方以附子为君药，本品辛甘性大热，用之温肾助阳，以化气行水，兼暖脾土，以温运水湿。臣以茯苓利水渗湿，使水邪从小便去；白术健脾燥湿。佐以生姜之温散，既助附子温阳散寒，又合苓、术宣散水湿。白芍亦为佐药，其义有四：一者利小便以行水气，《本经》言其能“利小便”，《名医别录》亦谓之“去水气，利膀胱”；二者柔肝缓急以止腹痛；三者敛阴舒筋以解筋肉瞤动；四者可防止附子燥热伤阴，以利于久服缓治。

临证加减： 若水寒射肺而咳者，加干姜、细辛温肺化饮，五味子敛肺止咳；阴盛阳衰而下利甚者，去白芍之阴柔，加干姜以助温里散寒；水寒犯胃而呕者，加重生姜用量以和胃降逆，可更加吴茱萸、半夏以助温胃止呕。

现代药理研究表明，真武汤具有强心、利尿、降血脂、防止动粥样脉硬化、改善肾功能、增强免疫等作用。临床常用于治疗肝硬化腹水、非酒精性脂肪肝、心力衰竭、高血压、冠心病、心律失常、慢性肾功能不全等疾病。

舌象特点： 舌淡胖，苔白滑或边有齿痕。见图 4-3-13。

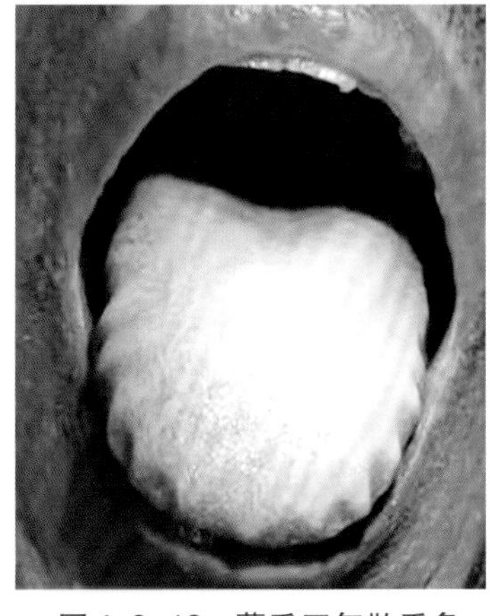

图 4-3-12　藿香正气散舌象

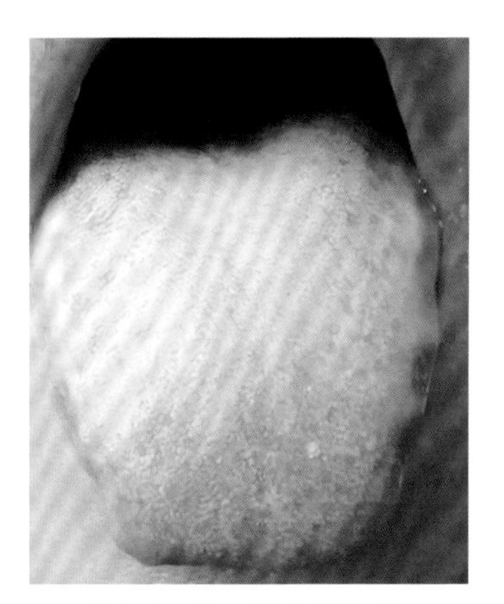

图 4-3-13　真武汤舌象

十四、茵陈四逆汤（《伤寒微旨论》）

茵陈四逆汤具有温里助阳、利湿退黄的功效。

组成： 干姜、炙甘草、附子、茵陈。

主治： 阴黄证。症见黄色晦暗，皮肤冷，背恶寒，手足不温，身体沉重，神倦食少，口不渴或渴喜热饮，大便稀溏，脉紧细或沉细无力。

方解： 方中茵陈能清利湿热，利胆退黄；附子上助心阳、中温脾阳、下补肾阳，能回阳救逆，助阳补火，散寒止痛；干姜能温中散寒，回阳通脉；炙甘草能益气补中，调和药性。四药配伍，共奏温中散寒、利湿退黄之效，为治疗阴黄之良方。

临证加减： 发热、黄疸明显者，加栀子、金银花、蒲公英清热退黄；胁痛明显加川楝子、厚朴疏肝行气；恶心呕吐加姜竹茹、姜半夏降逆止呕；纳差加鸡内金、焦山楂健脾消食。肝脾肿大，肝区不适者，加鳖甲、桃仁、赤芍活血软坚。

现代药理研究表明，茵陈四逆汤具有保肝利胆、抗病毒、抗炎、增强免疫、抗肝纤维化、抗溃疡等作用。临床常用于治疗病毒性肝炎、急性肝炎、肝硬化、肝衰竭、胆囊炎、胃溃疡等疾病。

舌象特点： 舌淡苔白。见图 4-3-14。

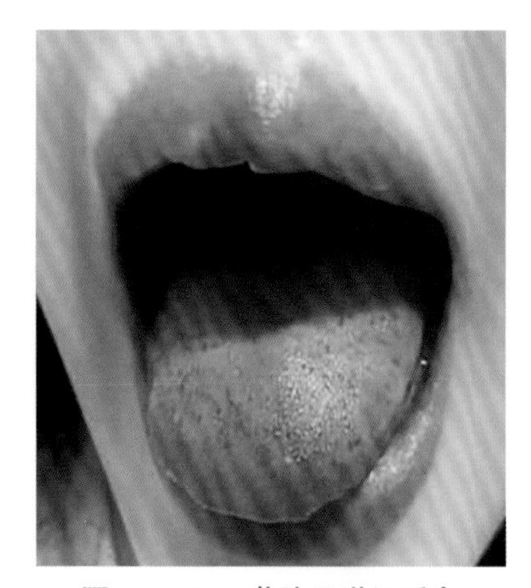

图4-3-14　茵陈四逆汤舌象

十五、实脾散（《重订严氏济生方》）

实脾散具有温阳健脾、行气利水的功效。

组成： 厚朴、白术、木瓜、木香、草果、槟榔、附子、茯苓、干姜、炙甘草、生姜、大枣。

主治： 脾肾阳虚，水气内停之阴水。症见身半以下肿甚，手足不温，口中不渴，胸腹胀满，大便溏薄，脉沉弦而迟者。

方解： 方中以附子、干姜为君，附子善于温肾阳而助气化以行水；干姜偏于温脾阳而助运化以制水，二药相合，温肾暖脾，扶阳抑阴。臣以茯苓、白术渗湿健脾，使水湿从小便去。佐以木瓜除湿醒脾和中；厚朴、木香、槟榔、草果行气导滞，令气化则湿化，气顺则胀消，且草果、厚朴兼可燥湿。炙甘草、生姜、大枣益脾和中，生姜兼能温散水气，炙甘草还可调和诸药，同为佐使之用。诸药相伍，脾肾同治，而以温脾阳为主；寓行气于温利之中，令气行则湿化。

临证加减： 若气短乏力，倦惰懒言者，可加黄芪补气以助行水；小便不利，水肿甚者，可加猪苓、泽泻以增利水消肿之功；大便秘结者，可加牵牛子以通利二便。

现代药理研究表明，实脾散具有改善肾功能、抗炎、抗肿瘤、利尿、提高机体免疫力等作用。现代临床常用于治疗病毒性肝炎、肝硬化腹水、癌性腹水、慢性肾功能不全等。

舌象特点： 舌苔白腻。见图4-3-15。

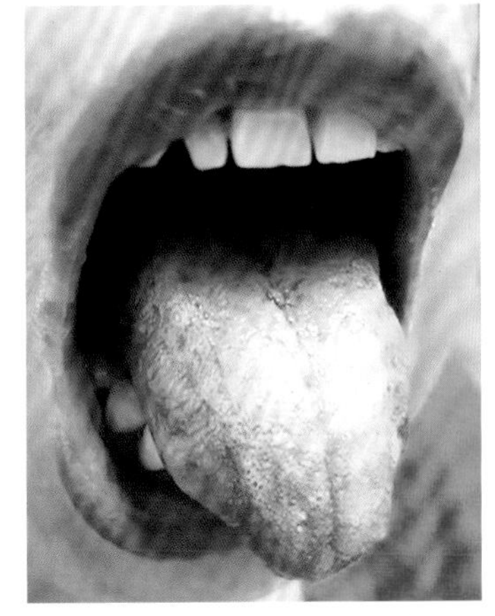

图4-3-15　实脾散舌象

十六、防己黄芪汤（《金匮要略》）

防己黄芪汤具有益气祛风、健脾利水的功效。

组成： 防己、黄芪、甘草、白术、生姜、大枣。

主治： 表虚之风水或风湿。汗出恶风，身重或肿，或肢节疼痛，小便不利，脉浮。

方解： 方中防己祛风行水；黄芪益气固表，且能行水消肿。两药合用，祛风而不伤表，固表而不留邪，共为君药。白术为臣药，补气健脾祛湿，与防己相配则增祛湿行水之力，与黄芪相伍增益气固表之功。甘草培土和中，调和药性，为使药。煎加生姜、大枣为佐，调和营卫。诸药合用，使肌表得固，脾气得健，风邪得除，水湿得运，则风水、风湿之证自愈。

临证加减： 若兼腹痛者，为肝脾不和，宜加白芍以柔肝理脾；喘者，为肺气不宣，宜加麻黄少许以宣肺散邪；水湿偏盛，腰膝肿者，宜加茯苓、泽泻以利水消肿；冲气上逆者，宜加桂枝以温中降冲。

现代药理研究表明，防己黄芪汤具有调节免疫、抗炎、镇痛、利尿、降血脂、抗凝、防止动脉粥样硬化、防止急性肾功能损伤等作用。临床常用于治疗肝硬化、非酒精性脂肪肝、高脂血症、特发性水肿、慢性肾炎、冠心病、风湿性或类风湿关节炎等疾病。

舌象特点： 舌淡苔白。见图 4-3-16。

十七、五皮散（《华氏中藏经》）

五皮散具有利水消肿、理气健脾的功效。

组成： 生姜皮、桑白皮、陈皮、大腹皮、茯苓皮。

主治： 水停气滞之皮水证。一身悉肿，肢体沉重，心腹胀满，上气喘急，小便不利，以及妊娠水肿，脉沉缓。

方解： 方中以茯苓皮为君，本品甘淡性平，功专行皮肤水湿，奏利水消肿之功。臣以大腹皮，行气消胀，利水消肿；陈皮理气和胃，醒脾化湿；佐以生姜皮，和脾散水消肿；桑白皮清降肺气，通调水道以利水消肿。

临证加减： 偏寒者，可加附子、干姜等温阳利水；偏热者，可加滑石、木通等清利湿热；妊娠水肿，可加白术等健脾利湿而安胎。

现代药理研究表明，五皮散具有调节肾功能、利尿、抗炎、抗菌等作用。临床常用于治疗肝硬化腹水、急慢性肾炎、肾病综合征等疾病。

舌象特点： 苔白腻。见图 4-3-17。

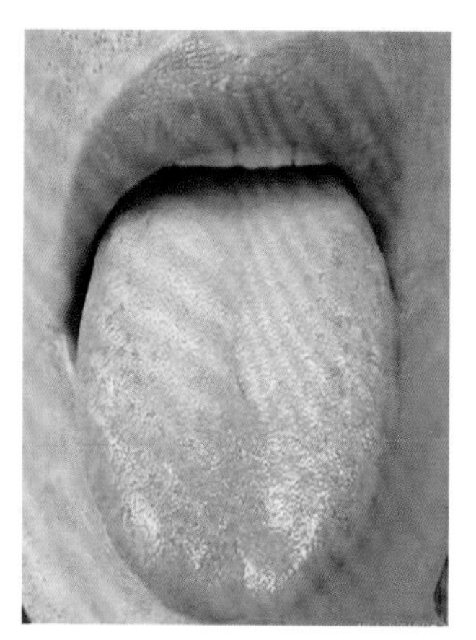

图4-3-16　防己黄芪汤舌象

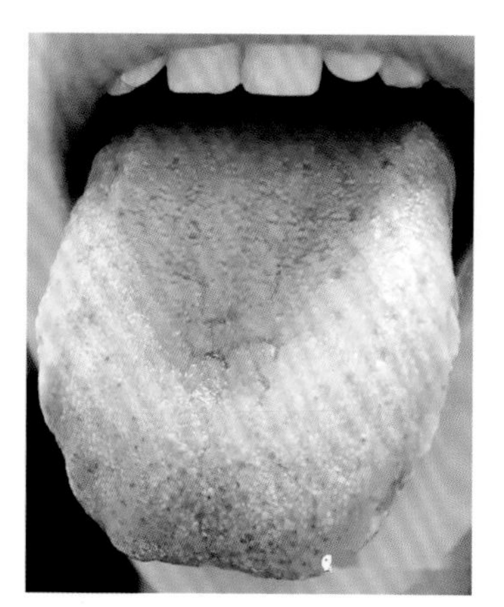

图4-3-17　五皮散舌象

十八、猪苓汤（《伤寒论》）

猪苓汤具有利水渗湿、养阴清热的功效。

组成： 猪苓、茯苓、泽泻、阿胶、滑石。

主治： 水热互结伤阴证。发热，口渴欲饮，小便不利，或心烦不寐，或咳嗽，或呕恶，或下利，脉细数。亦治热淋、血淋等。

方解：方中以猪苓为君，取其归肾、膀胱经，专以淡渗利水。臣以泽泻、茯苓之甘淡，益猪苓利水渗湿之力，且泽泻性寒兼可泄热，茯苓尚可健脾以助运湿。佐入滑石之甘寒，利水、清热两彰其功；阿胶滋阴润燥，既益已伤之阴，又防诸药渗利重伤阴血。

临证加减：热淋，加栀子、车前子清热利水通淋；用治血淋、尿血，加白茅根、大蓟、小蓟凉血止血。

现代药理研究表明，猪苓汤具有利尿、抗菌、改善肾脏局部炎症、改善肾功能、抑制肾结石形成等作用。临床常用于治疗肝硬化腹水、急慢性肾炎、肾积水、肾病综合征、肾结石、尿路感染等疾病。

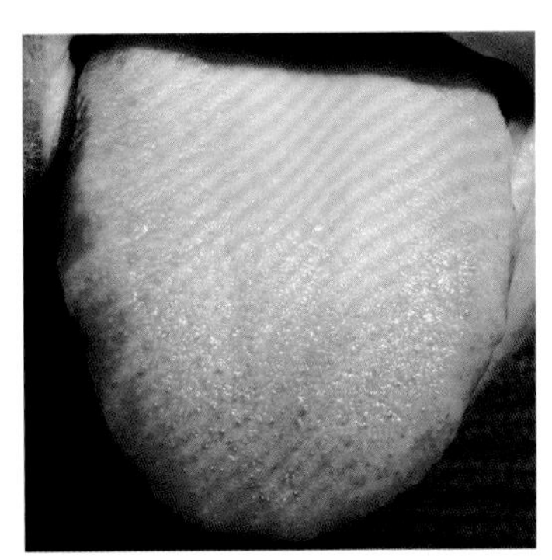

图4-3-18　猪苓汤舌象

舌象特点：舌红苔白或微黄。见图4-3-18。

第四节　补益剂

一、四君子汤（《太平惠民和剂局方》）

四君子汤具有益气健脾的功效。

组成：人参、白术、茯苓、炙甘草。

主治：脾胃气虚证。症见面色㿠白，语音低微，气短乏力，食少便溏，脉虚弱。

方解：方中人参为君，甘温益气，健脾养胃；臣以苦温之白术，健脾燥湿，加强益气助运之力；佐以甘淡茯苓，健脾渗湿，苓术相配，则健脾祛湿之功益著；使以炙甘草，益气和中，调和诸药。四药配伍，共奏益气健脾之功。

临证加减：若呕吐，加半夏降逆止呕；胸膈痞满者，加枳壳、陈皮行气宽胸；心悸失眠者，加酸枣仁宁心安神；若畏寒肢冷、脘腹疼痛者，加干姜、附子温中祛寒。

现代药理研究提示，四君子汤具有保护胃肠黏膜、调节胃肠蠕动、促进消化吸收、提高免疫、抗氧化等作用。临床常用于治疗慢性肝炎、功能性消化不良、十二指肠溃疡、慢性胃炎等疾病。

舌象特点： 舌淡苔白。见图 4-4-1。

二、六君子汤（《太平惠民和剂局方》）

六君子汤具有益气健脾、燥湿化痰的功效。

组成： 人参、白术、茯苓、炙甘草、陈皮、半夏、大枣、生姜。

主治： 脾胃气虚兼痰湿证。症见食少便溏、胸脘痞闷、呕逆等。

方解： 人参甘温益气，健脾养胃；白术苦温，健脾燥湿，加强益气助运之力；甘淡之茯苓，健脾渗湿，苓术相配，则健脾祛湿之功益著。陈皮、半夏燥湿化痰和胃；生姜、大枣补益脾胃；使以炙甘草，益气和中，调和诸药。

临证加减： 中虚气滞、胸膈痞满，加枳壳、陈皮行气宽胸；畏寒腹痛，加干姜、附子温里助阳，散寒止痛。

现代药理研究提示，六君子汤具有保护胃黏膜、促进胃排空、抑制小肠过快蠕动等作用，临床常用于治疗慢性肝病、十二指肠溃疡、功能性消化不良、溃疡性结肠炎等疾病。

舌象特点： 舌淡苔白腻。见图 4-4-2。

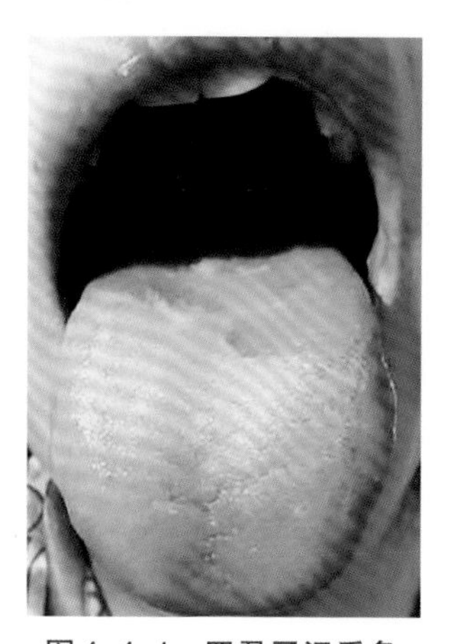
图4-4-1　四君子汤舌象

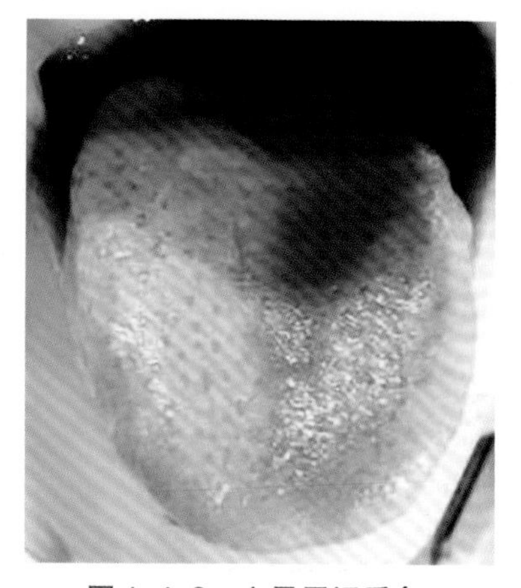
图4-4-2　六君子汤舌象

三、香砂六君子汤（《古今名医方论》）

香砂六君子汤具有益气化痰、行气散寒止痛的功效。

组成： 人参、白术、茯苓、甘草、陈皮、半夏、砂仁、木香、生姜。

主治： 脾胃气虚，痰阻气滞证。症见呕吐痞闷，不思饮食，脘腹胀痛，消瘦倦怠，或气虚肿满。

方解： 人参甘温益气，健脾养胃。白术苦温，健脾燥湿，加强益气助运之力；甘淡之茯苓，健脾渗湿，苓术相配，则健脾祛湿之功益著。陈皮、半夏燥湿化痰和胃；木香、砂仁行气化湿，温中止痛；生姜补益脾胃；使以甘草，益气和中，调和诸药。

临证加减： 纳差食少者，加炒麦芽、焦山楂、炒神曲等以消食和胃；心悸失眠者，加柏子仁、酸枣仁以养心安神。

现代药理研究提示，六君子汤具有保护胃黏膜、促进胃排空、抑制小肠过快蠕动的作用，临床常用于治疗胃肠功能紊乱、功能性消化不良、肿瘤化疗所致胃肠道不适、胃轻瘫等疾病。

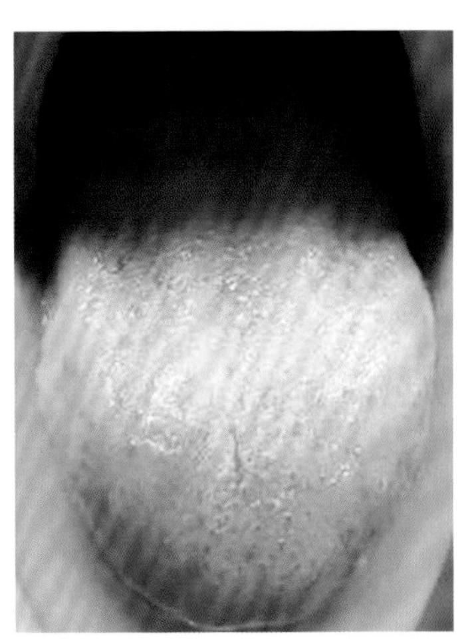

图 4-4-3　香砂六君子汤舌象

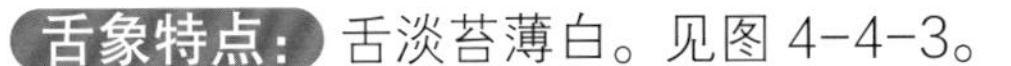

舌象特点： 舌淡苔薄白。见图 4-4-3。

四、补中益气汤（《脾胃论》）

补中益气汤具有补中益气、升阳举陷的功效。

组成： 黄芪、炙甘草、人参、当归、陈皮、升麻、柴胡、白术。

主治： 1. 脾虚不升证。头晕目眩，视物昏瞀，耳鸣耳聋，少气懒言，语声低微，面色萎黄，肢倦体软，纳差便溏。

2. 气虚发热证。身热，自汗，渴喜热饮，气短乏力，脉大无力。

3. 中气下陷证。脱肛，子宫脱垂，久泄久痢，崩漏，伴气短乏力，纳差便溏，脉虚软。

方解： 方中黄芪甘温质轻，入脾肺二经，一则补中益气，升阳举陷，二则补肺实卫，固表止汗，重用为君药。人参、白术健脾益气，增强黄芪的药力，同为臣药。当归养血和营，陈皮理气行滞，兼以补气防壅，共为佐药。佐使升麻、柴胡，协诸益气之品以升提下陷之气；炙甘草健脾益气，调和诸药。诸药相配，使气虚得补，清阳得升，发热得除。

临证加减： 头痛加蔓荆子清利头目，痛甚加川芎活血祛风止痛；风湿相搏，一身尽痛，加羌活、防风祛风除湿止痛；有痰，加半夏、生姜燥湿化痰；胃寒气滞，加青皮、豆蔻、木香、益智温中行气；腹痛加白芍、甘草健脾养血，柔肝止痛。

现代药理研究提示，补中益气汤具有改善免疫性肝损伤、改善肝纤维化、抗溃疡、抗应激、抗疲劳等作用。临床常用于治疗肝肿瘤、慢性肝炎、慢性胃炎、消化性溃疡、胃肠功能紊乱、胃下垂等疾病。

舌象特点： 舌淡苔薄白。见图 4-4-4。

五、参苓白术散（《太平惠民和剂局方》）

参苓白术散具有益气健脾、渗湿止泻的功效。

组成： 人参、白术、茯苓、山药、炒甘草、白扁豆、莲子、薏苡仁、砂仁、桔梗、大枣。

主治： 脾虚湿盛证。症见饮食不化，胸脘痞闷，肠鸣泄泻，四肢乏力，形体消瘦，面色萎黄，脉虚缓。亦可用治肺脾气虚，痰湿咳嗽。

方解： 人参健脾补气，山药健脾止泻，共为君药。白术健脾燥湿，茯苓健脾渗湿，莲子补脾涩肠，共为臣药。白扁豆健脾化湿，薏苡仁健脾利湿，砂仁化湿醒脾，行气和胃；桔梗宣肺理气化痰，兼载诸药上行而成培土生金之功，共为佐药。炒甘草益气和中，调和诸药，为佐使。大枣煎汤调药，亦助补益脾胃之功。诸药配伍，有健脾止泻、祛湿行滞之功。

临证加减： 兼中焦虚寒而腹痛喜温喜按，加干姜、肉桂温中祛寒止痛；纳差食少者，加炒麦芽、焦山楂、炒神曲消食和胃；咳痰色白量多，加半夏、陈皮燥湿化痰。

现代药理研究提示，参苓白术散具有抗肿瘤、调节胃肠功能、改善机体代谢、增强机体免疫力等作用，临床常用于治疗慢性肝炎、肝硬化、胃肠道功能紊乱、慢性腹泻等疾病。

舌象特点： 舌淡苔白腻。见图 4-4-5。

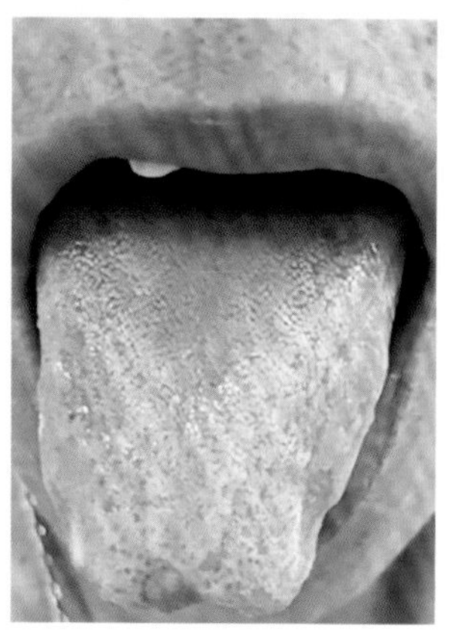
图4-4-4　补中益气汤舌象

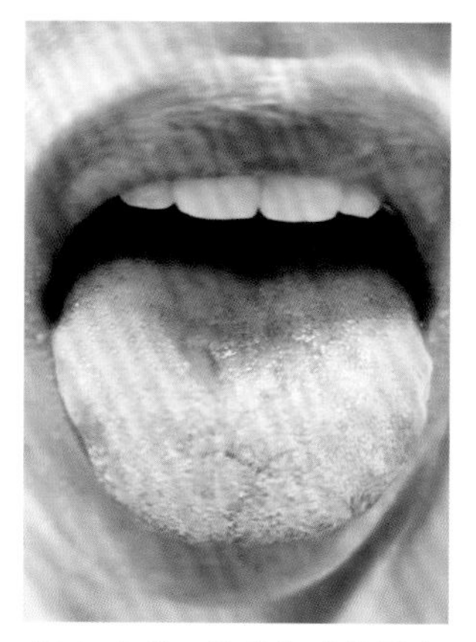
图4-4-5　参苓白术散舌象

六、玉屏风散（《医方类聚》）

玉屏风散具有益气固表止汗的功效。

组成： 防风、黄芪、白术。

主治： 表虚自汗。症见汗出，恶风，面色㿠白，脉浮虚。亦治虚人腠理不固，易于感冒。

方解： 方中黄芪甘温，内补脾肺之气，外可固表止汗，为君药；白术健脾益气，助黄芪以加强益气固表之功，为臣药；佐以防风走表而散风邪，合黄芪、白术以益气祛邪。且黄芪得防风，固表而不致留邪；防风得黄芪，祛邪而不伤正，有补中寓疏，散中寓补之意。

临证加减： 自汗较重者，加浮小麦、煅牡蛎、麻黄根以固表止汗。

现代药理研究提示，玉屏风散具有抗过敏、抗病毒、抗应激、增强机体免疫力等作用，临床常用于肝癌术后因表虚所致自汗、胃肠道功能紊乱等。

舌象特点： 舌淡苔薄白。见图 4-4-6。

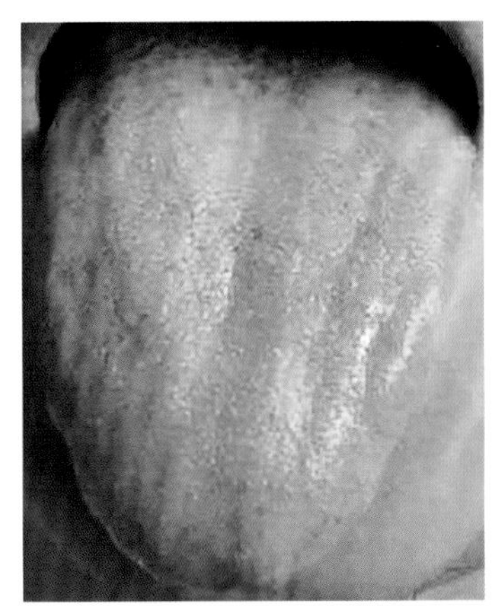

图 4-4-6 玉屏风散舌象

七、四物汤（《仙授理伤续断秘方》）

四物汤具有补血调血的功效。

组成： 熟地黄、当归、白芍、川芎。

主治： 营血虚滞证。症见心悸失眠，头晕目眩，面色无华，妇女月经不调，或量少或经闭不行，脐腹作痛，脉细弦或细涩。

方解： 方中当归补血养肝，和血调经为君；熟地黄滋阴补血为臣；白芍养血柔肝缓急为佐；川芎活血行气，畅通气血为使。四味合用，补而不滞，滋而不腻，养血活血。

临证加减： 兼气虚者，加人参、黄芪补气生血；瘀滞重，白芍易赤芍，并加桃仁、红花，以加强活血祛瘀之力；血虚有寒，加肉桂、炮姜、吴茱萸等以温通血脉；血虚有热，加黄芩、牡丹皮，熟地黄易生地黄，以清热凉血；妊娠胎漏，加阿胶、艾叶等以止血安胎。

现代药理研究提示，四物汤具有改善微循环、增强机体免疫力、降血脂、抗氧化等作用，临床常用于肝癌术后血虚者、慢性肝炎中属气血不足者等。

舌象特点： 舌淡。见图 4-4-7。

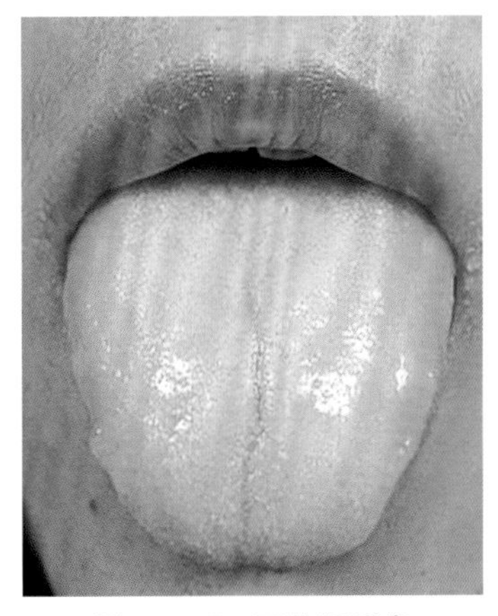

图 4-4-7 四物汤舌象

八、桃红四物汤（《医宗金鉴》）

桃红四物汤具有养血活血的功效。

组成： 熟地黄、当归、白芍、川芎、桃仁、红花。

主治： 血瘀诸证。症见妇女经期超前，血多有块，色紫稠黏，腹痛等。

方解： 方中以强劲的破血之品桃仁、红花为主，力主活血化瘀；以甘温之熟地黄、当归滋阴补肝，养血调经；白芍养血和营，以增补血之力；川芎活血行气，调畅气血，以助活血之功。全方配伍得当，使瘀血祛，新血生，气机畅。

临证加减： 脘腹胀满者，加枳壳、砂仁、木香行气消胀；饮食不香加焦山楂、神曲、莱菔子健脾消食。

现代药理研究提示，桃红四物汤具有抗炎、降血脂、扩血管、抗疲劳、增强机体免疫力等作用，临床常用于治疗肝癌、肝内良性结节、脂肪肝属血瘀者等。

舌象特点： 舌暗红苔薄白。见图4-4-8。

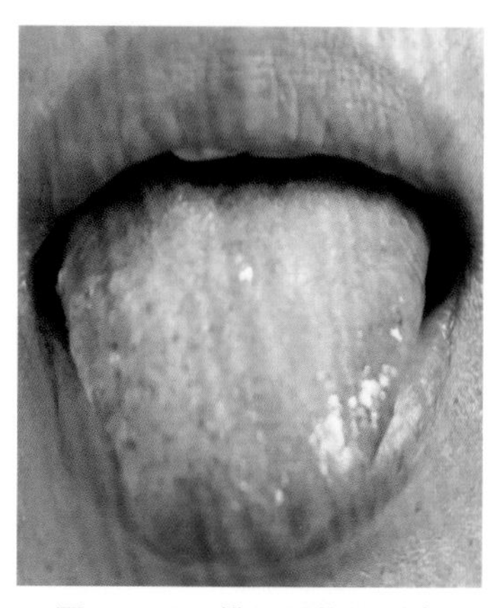

图4-4-8　桃红四物汤舌象

九、当归补血汤（《内外伤辨惑论》）

当归补血汤具有补气生血的功效。

组成： 黄芪、当归。

主治： 血虚发热证。症见肌热面红，烦渴欲饮，脉洪大而虚，重按无力。亦治妇人经期、产后血虚发热头痛，或疮疡溃后，久不愈合者。

方解： 方中重用黄芪，大补肺脾元气而善能固护肌表为君，且以资气血生化之源。臣以当归，养血和营。二药相伍，一气一血，一阴一阳，以五倍量之黄芪为主，补正气而摄浮阳，使气旺血生，阴生阳长，虚热自除。

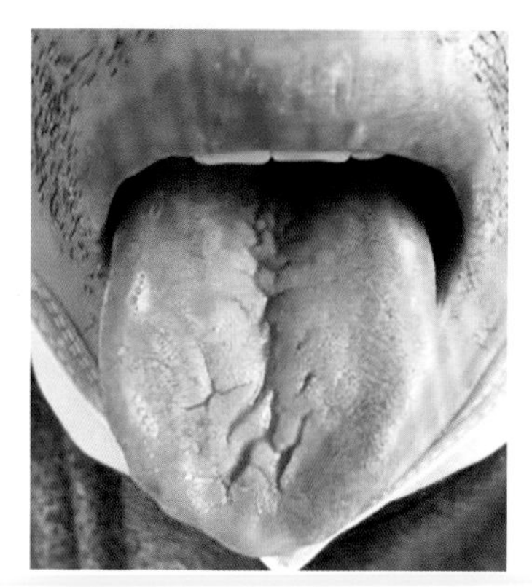

图4-4-9　当归补血汤舌象

临证加减： 血虚有寒者，加肉桂、炮姜、吴茱萸等以温通血脉；肝气郁滞者，加柴胡、郁金等疏肝解郁。

现代药理研究提示，当归补血汤具有保肝、抗炎、抗肿瘤、抗氧化、降血脂、提高机体免疫力的作用。临床常用于治疗肝炎、肝癌、脂肪肝、高脂血症等疾病。

舌象特点： 舌淡。见图4-4-9。

十、八珍汤（《正体类要》）

八珍汤具有益气补血的功效。

组成： 人参、白术、茯苓、当归、川芎、白芍、熟地黄、炙甘草、生姜、大枣。

主治： 气血两虚证。症见面色萎白或无华，头晕目眩，四肢倦怠，气短懒言，心悸怔忡，饮食减少，脉细弱或虚大无力。

方解： 方中人参与熟地黄相配，益气养血，共为君药。白术、茯苓健脾渗湿，助人参益气补脾，当归、白芍养血和营，助熟地黄滋养心肝，均为臣药。川芎为佐，活血行气，使熟地黄、当归、白芍补而不滞。炙甘草为使，益气和中，调和诸药。生姜、大枣为引，调和脾胃，以资生化气血，亦为佐使之用。

临证加减： 若以血虚为主，眩晕心悸明显者，可加大熟地黄、白芍用量；以气虚为主，气短乏力明显者，可加大人参、白术用量；兼见不寐者，可加酸枣仁、五味子滋阴养心安神。

现代药理研究提示，八珍汤具有提高机体免疫力、抗肿瘤、抗氧化、升高血细胞等作用。临床常用于治疗肝炎、肝癌放化疗后肝功能受累、胃黏膜损害所致的呕吐、接受干扰素治疗导致的血细胞减少等疾病。

舌象特点： 舌淡苔薄白。见图 4-4-10。

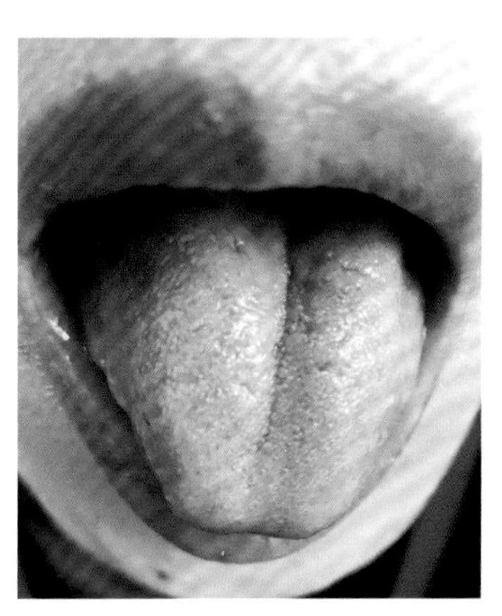

图 4-4-10　八珍汤舌象

十一、归脾汤（《校注妇人良方》）

归脾汤具有益气补血、健脾养心的功效。

组成： 白术、茯神、黄芪、龙眼肉、酸枣仁、人参、木香、炙甘草、当归、远志、生姜、大枣。

主治： 1. 心脾气血两虚证。症见心悸怔忡，健忘失眠，盗汗虚热，食少体倦，面色萎黄，脉细弱。

2. 脾不统血证。症见便血，皮下紫癜，以及妇女崩漏，月经超前，量多色淡，或淋漓不止，脉细弱。

方解： 方中人参、龙眼肉为君，补益心脾，养血安神；黄芪、白术助人参益气补脾，当归助龙眼肉养血补心，同为臣药；茯神、酸枣仁、远志宁心安神，木香理气醒脾，与补气养血药配伍，使补而不滞，俱为佐药。炙甘草调和诸药为使，加生姜、大枣调和脾胃，以资生化。

临证加减： 崩漏下血偏寒者，可加艾叶炭、炮姜炭以温经止血；偏热者，加生地黄炭、阿胶珠、棕榈炭以清热止血。

现代药理研究提示，归脾汤具有抗氧化、抗溃疡、增强机体免疫、改善血液循环、兴奋神经系统等作用，临床常用于治疗慢性肝炎、慢性胃炎、疲劳、贫血、血小板减少、神经衰弱、神经性厌食症等疾病。

舌象特点： 舌淡苔薄白。见图 4-4-11。

十二、一贯煎（《续名医类案》）

一贯煎具有滋阴疏肝的功效。

组成： 生地黄、枸杞子、北沙参、麦冬、当归身、川楝子。

主治： 肝肾阴虚，肝气郁滞证。症见胸脘胁痛，吞酸吐苦，咽干口燥，脉细弱或虚弦。亦治疝气瘕聚。

方解： 方中重用生地黄，为君药，滋阴养血，补益肝肾。北沙参、麦冬、当归、枸杞子为臣药，益阴养血柔肝，配合君药以补肝体，育阴而涵阳。并佐以少量川楝子，疏肝泄热，理气止痛，遂肝木条达之性，该药性苦寒，但与大量甘寒滋阴养血药配伍，则无苦燥伤阴之弊。诸药合用，使肝体得以濡养，肝气得以条畅。

临证加减： 大便秘结者，加知母、瓜蒌子润燥通便；午后虚热、多汗者，加入地骨皮退热除蒸；烦热口渴，舌红而干者，加知母、石膏、淡竹叶清热滋阴。

现代药理研究提示，一贯煎具有保肝降酶、抗肝纤维化、抗炎、抗衰老等作用。临床常用于治疗慢性肝炎、肝硬化、慢性胃炎、消化性溃疡、神经官能症等疾病。

舌象特点： 舌红少津。见图 4-4-12。

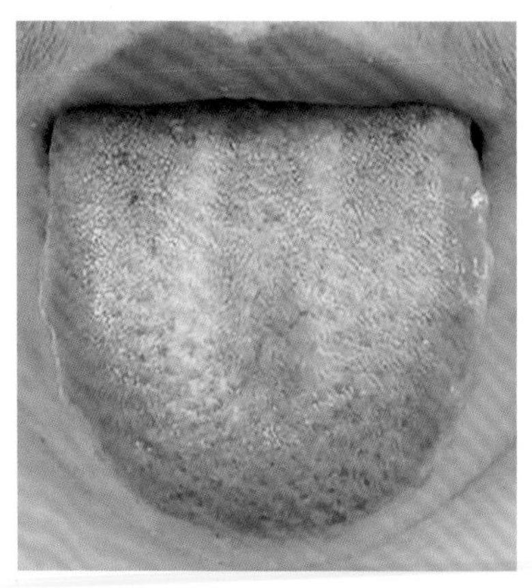
图 4-4-11　归脾汤舌象

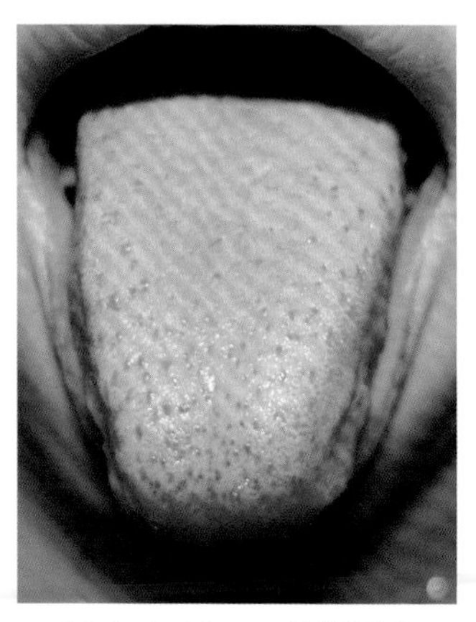
图 4-4-12　一贯煎舌象

十三、二至丸（《医方集解》）

二至丸具有补益肝肾，滋阴止血的功效。

组成： 女贞子、墨旱莲。

主治： 肝肾阴虚证。症见眩晕耳鸣，咽干鼻燥，腰膝酸痛，月经量多，脉细。

方解： 女贞子甘苦凉，滋肾养肝，益精血，乌须发，为君药。墨旱莲甘酸寒，滋补肝肾之阴，凉血止血，为臣药。

临证加减： 骨蒸潮热者，加地骨皮、银柴胡以退热除蒸；盗汗者，加山茱萸、煅龙骨、煅牡蛎以敛汗固表。

现代药理研究提示，二至丸具有保肝、抗炎、抗衰老、抗肿瘤、升高血细胞等作用。临床常用于慢性肝炎、肝癌、血小板减少症等。

舌象特点： 舌红苔少。见图 4-4-13。

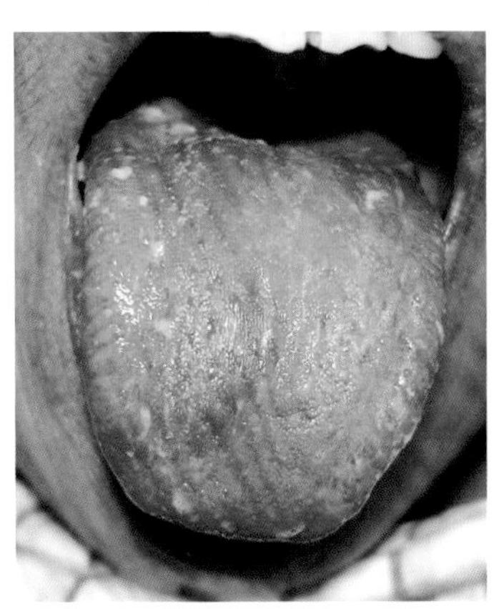

图 4-4-13　二至丸舌象

十四、左归丸（《景岳全书》）

左归丸具有滋阴补肾、填精益髓的功效。

组成： 熟地黄、山药、枸杞子、山茱萸、菟丝子、鹿角胶、龟甲胶、川牛膝。

主治： 真阴不足证。症见头目眩晕，腰酸腿软，遗精滑泄，自汗盗汗，口燥，脉细。

方解： 方中重用熟地黄滋肾填精，大补真阴，为君药。山茱萸养肝滋肾，涩精敛汗；山药补脾益阴，滋肾固精；枸杞子补肾益精，养肝明目；龟甲、鹿角二胶，为血肉有情之品，峻补精髓，龟甲胶偏于补阴，鹿角胶偏于补阳，在补阴之中配伍补阳药，取“阳中求阴”之义，均为臣药。菟丝子、川牛膝益肝肾，强腰膝，健筋骨，俱为佐药。

临证加减： 若真阴不足，虚火上炎，去枸杞子、鹿角胶，加女贞子、麦冬以养阴清热；火灼肺金，干咳少痰，加百合以润肺止咳；夜热骨蒸，加地骨皮以清热除蒸；小便不利，加茯苓以利水渗湿；大便燥结，去菟丝子，加肉苁蓉以润肠通便；兼气虚者可加人参以补气。

现代药理研究提示，左归丸具有改善机体代谢、调节免疫、促进肝再生等作用。临床常用于慢性肝炎、贫血等疾病。

舌象特点： 舌红少苔。见图 4-4-14。

十五、左归饮（《景岳全书》）

左归饮具有补益肾阴的功效。

组成： 熟地黄、山药、枸杞子、炙甘草、茯苓、山茱萸。

主治： 真阴不足证。症见腰酸遗泄，盗汗，口燥咽干，口渴欲饮，脉细数。

方解： 方中重用熟地黄为主，甘温滋肾以填真阴；辅以山茱萸、枸杞子养肝肾，合主药以加强滋肾阴而养肝血之效；佐以茯苓、炙甘草益气健脾，山药益阴健脾滋肾，合而有滋肾养肝益脾之功。

临证加减： 肺热而烦者，加麦冬滋阴清热；血滞者，加牡丹皮活血凉血；心热而躁者，加玄参清热凉血；脾热易饥者，加白芍养血柔肝健脾；肾热骨蒸多汗者，加地骨皮凉血除蒸；血热妄动者，加生地黄清热凉血；阴虚不宁者，加女贞子滋阴养血；上实下虚者，加牛膝引血下行；血虚而燥者，加当归补血养血。

现代药理研究提示，左归饮具有抗衰老、调节免疫等作用。临床常用于治疗慢性肝炎、肝癌术后属肾阴不足者。

舌象特点： 舌尖红。见图 4-4-15。

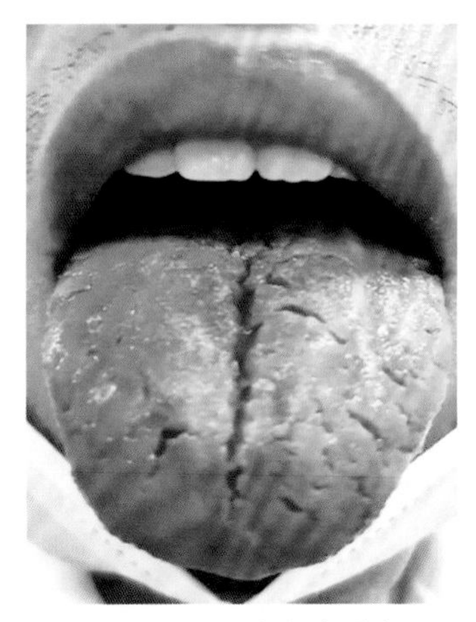

图 4-4-14　左归丸舌象

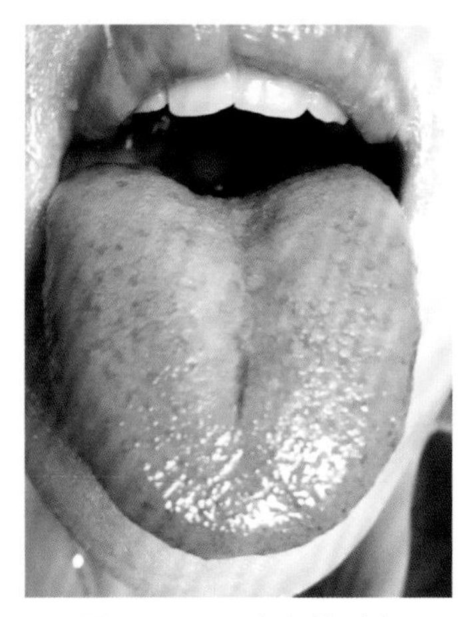

图 4-4-15　左归饮舌象

十六、杞菊地黄丸（《医级》）

杞菊地黄丸具有滋肾养肝明目的功效。

组成： 熟地黄、山茱萸、山药、泽泻、牡丹皮、茯苓、枸杞子、菊花。

主治： 肝肾阴虚证。症见两目昏花，视物模糊，或眼睛干涩，迎风流泪，脉细数。

方解： 方中熟地黄甘补微温，善滋阴养血，益肾填精，为补肝肾、益精血之要药，故重用为君药。山茱萸酸甘微温补敛，善补益肝肾；山药甘补涩敛性平，善养阴益气，补脾肺肾，为平补气阴之要药；枸杞子甘润而平，善补肝肾而益精明目；菊花甘苦微寒，善疏风清热，平肝明目。四药相合，既助君药滋肾养肝，又疏风泻火明目，故共为臣药。牡丹皮辛散苦泄微寒，善清热凉血，退虚热，制山茱萸之温涩；茯苓甘补淡渗性平，善健脾，渗利水湿，助山药健脾益肾而不留湿；泽泻甘淡渗利性寒，善泄相火，渗利湿浊，防熟地黄滋腻生湿。三药相合，既泄肝肾之火，以免肝肾之阴被灼；又健脾渗湿，以免君臣药之腻滞，故共为佐药。

临证加减： 骨蒸潮热，加知母、黄柏清热降火；头晕目眩，加石决明、龟甲平肝潜阳；大便干结，加玄参、火麻仁润肠通便。

现代药理研究提示，杞菊地黄丸具有利胆、抗炎、降血压、增强免疫、抗衰老等作用，临床常用于治疗慢性肝炎、高血压、失眠等疾病。

舌象特点： 舌红少苔。见图 4-4-16。

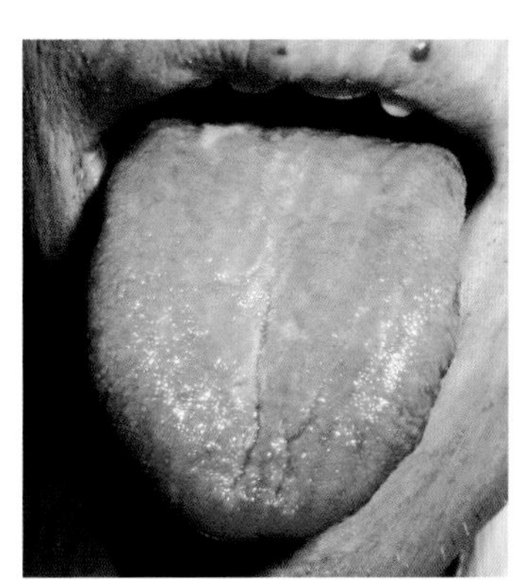

图4-4-16　杞菊地黄丸舌象

十七、知柏地黄丸（《医宗金鉴》）

知柏地黄丸具有滋阴降火的功效。

组成： 熟地黄、山茱萸、山药、泽泻、牡丹皮、茯苓、知母、黄柏。

主治： 肝肾阴虚，虚火上炎证。症见头目昏眩，耳鸣耳聋，虚火牙痛，五心烦热，腰膝酸痛，血淋尿痛，遗精梦泄，骨蒸潮热，盗汗颧红，咽干口燥，脉细数。

方解： 本方由六味地黄丸加知母、黄柏而成。方中熟地黄、山茱萸、山药滋肾、肝、脾之阴，以滋肾阴为主，是谓“三补”；泽泻利湿浊，牡丹皮泄相火，茯苓渗脾湿，是谓“三泻”；知母、黄柏降相火，泻肾火。诸药合用，共奏滋阴降火之功效。

临证加减： 腰膝酸软，加怀牛膝、桑寄生益肾壮骨；肾虚不摄，遗精滑泄，加覆盆子、芡实、五味子以涩精止遗；脾虚不运，纳差腹胀，加白术、陈皮等以理气健脾。

现代药理研究提示，知柏地黄丸具有降血糖、增强免疫、抗氧化、抗疲劳、调节神经内分泌、抗肿瘤等作用。临床主要用于治疗慢性肝炎、糖尿病、妇女更年期综合征等疾病。

舌象特点： 舌质红。见图 4-4-17。

十八、六味地黄丸（《小儿药证直诀》）

六味地黄丸具有填精滋阴补肾的功效。

组成： 熟地黄、山茱萸、山药、泽泻、牡丹皮、茯苓。

主治： 肾阴精不足证。症见腰膝酸软，头晕目眩，视物昏花，耳鸣耳聋，盗汗，遗精，消渴，骨蒸潮热，手足心热，舌燥咽痛，牙齿动摇，足跟作痛，以及小儿囟门不合，脉沉细数。

方解： 方中重用熟地黄，滋阴补肾，填精益髓，为君药。山茱萸补养肝肾，并能涩精；山药补益脾阴，亦能固精，共为臣药。三药相配，滋养肝脾肾，称为“三补”。但熟地黄的用量是山茱萸与山药两味之和，故以补肾阴为主，补其不足以治本。配伍泽泻利湿泄浊，并防熟地黄之滋腻恋邪；牡丹皮清泄相火，并制山茱萸之温涩；茯苓淡渗脾湿，并助山药之健运。三药为“三泻”，渗湿浊，清虚热，平其偏胜以治标，均为佐药。

临证加减： 阴虚火盛，骨蒸潮热，加知母、黄柏以加强清热降火之功；阴虚血热，崩漏下血，合二至丸以凉血止血；阴虚阳亢，头晕目眩，加石决明、龟甲以平肝潜阳；肾府失养，腰膝酸软，加怀牛膝、桑寄生益肾壮骨。

现代药理研究提示，六味地黄丸具有增强免疫力、抗衰老、抗疲劳、降血脂、降血压、降血糖、改善肾功能、促进新陈代谢等作用。临床可用于治疗代谢相关性脂肪性肝病、高脂血症、高血压属肾阴不足证等。

舌象特点： 舌红少苔。见图 4-4-18。

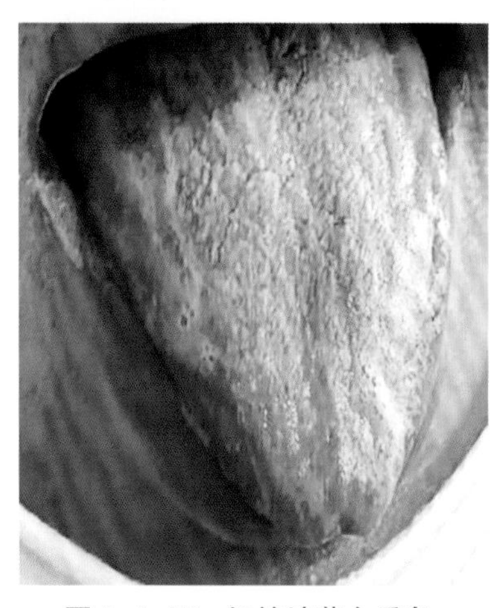

图4-4-17　知柏地黄丸舌象

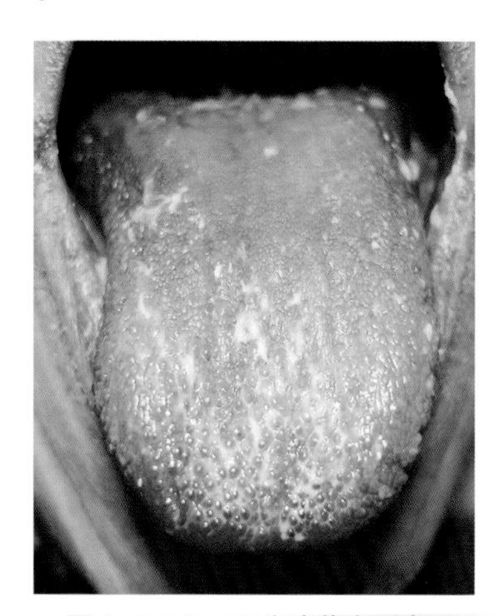

图4-4-18　六味地黄丸舌象

十九、二仙汤（《中医方剂临床手册》）

二仙汤具有温肾阳、补肾精、泻肾火、调冲任的功效。

组成： 仙茅、淫羊藿（仙灵脾）、当归、巴戟天、黄柏、知母。

主治： 肾阴肾阳俱虚证。症见月经周期或前或后，经量或多或少，头眩耳鸣，腰酸乏力，两足欠温，时或怕冷，时或轰热，脉沉细者。

方解： 方中主药仙茅、淫羊藿温肾阳，补肾精，助命门而调冲任；辅以巴戟天温助肾阳，强筋骨，性柔不燥以助二仙温养之力。当归养血柔肝而充血海，以助二仙调补冲任之功；佐以知母、黄柏滋肾阴而泻虚火，治肾阳不足所致虚火上炎，缓解二仙之辛热猛烈。全方寒热并用，精血兼顾，温补肾阳不失于燥烈，滋肾柔肝不寒凉滋腻，为其配伍特点。

临证加减： 如脏躁、悲伤泣哭者，加甘麦大枣汤养心安神；崩漏者，加阿胶、墨旱莲、仙鹤草固崩止血；两胁胀痛，胸闷心烦者，加柴胡、白芍、枳壳疏肝理气；尿崩症者，加益智、煅牡蛎、肉桂、山药补肾固涩。

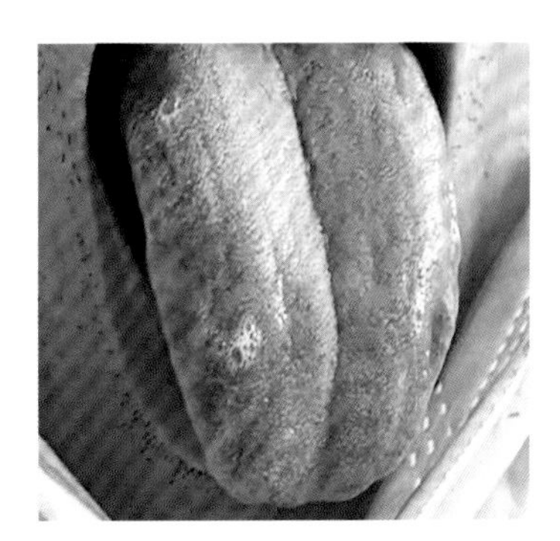

图4-4-19　二仙汤舌象

现代药理研究提示，二仙汤能具有调节内分泌、增强免疫力等作用。临床广泛应用于高血压、更年期综合征等证属肾阴阳两虚、虚阳上亢者。

舌象特点： 舌质淡。见图4-4-19。

二十、右归丸（《景岳全书》）

右归丸具有温补肾阳、填精益髓的功效。

组成： 熟地黄、山药、山茱萸、枸杞子、菟丝子、鹿角胶、杜仲、肉桂、当归、制附子。

主治： 肾阳不足，命门火衰证。症见年老或久病气衰神疲，畏寒肢冷，腰膝软弱，阳痿遗精，或阳衰无子，或饮食减少，大便不实，或小便自遗，脉沉而迟。

方解： 方中以附子、肉桂、鹿角胶为君药，温补肾阳，填精补髓。臣以熟地黄、枸杞子、山茱萸、山药滋阴益肾，养肝补脾。佐以菟丝子补阳益阴，固精缩尿；杜仲补益肝肾，强筋壮骨；当归补血养肝。诸药配合，共奏温补肾阳、填精止遗之功。

临证加减： 如阳衰气虚，可酌加人参补益元气；如阳虚精滑或带浊便溏，加酒炒补骨脂补肾固精；如飧泄、肾泄不止，加五味子、肉豆蔻固肠止泻；如脾胃虚寒，饮食减少，食不易化，或呕恶吞酸，加干姜温中暖脾；如腹痛不止，加吴茱萸散寒止痛；如腰膝酸痛，加核桃仁补益肾气。

现代药理研究提示，右归丸具有调节肾功能、增强免疫功能、升高血细胞等作用。临床常用于治疗慢性浅表性胃炎、非特异性溃疡性结肠炎、白细胞减少症等。

舌象特点： 舌淡苔白。见图 4-4-20。

二十一、右归饮（《景岳全书》）

右归饮具有温补肾阳、填精补血的功效。

组成： 熟地黄、山药、枸杞子、山茱萸、炙甘草、肉桂、杜仲、制附子。

主治： 肾阳不足证。症见气怯神疲，腹痛腰酸，手足不温，阳痿遗精，大便溏薄，小便频多，脉来虚细者；或阴盛格阳，真寒假热之证。

方解： 方用熟地黄为君药，甘温滋肾以填精，此本阴阳互根，于阴中求阳之意；附子、肉桂为臣药，温补肾阳而祛寒，山茱萸、枸杞子养肝血，滋肾养肝，山药、炙甘草补中养脾，杜仲补肝肾，壮筋骨，以上诸药共为佐使。

临证加减： 如气虚血脱，或厥，或昏，或汗，或晕，或短气者，必大加人参、白术益气固脱；如火衰不能生土，为呕哕吞酸者，加炮干姜温肾暖脾止呕；如阳衰中寒，泄泻腹痛，加人参、肉豆蔻温中止泻；如小腹多痛者，加吴茱萸散寒止痛；如血少血滞，腰膝软痛者，加当归补血活血。

现代药理研究提示，右归饮具有保护肝肾功能、调节血脂、调节神经内分泌、改善机体代谢、增强免疫力等作用。临床可用于治疗肝纤维化、肝性腹水、慢性肝炎、高脂血症、代谢相关性脂肪性肝病属肾阳不足证者。

舌象特点： 舌淡苔薄。见图 4-4-21。

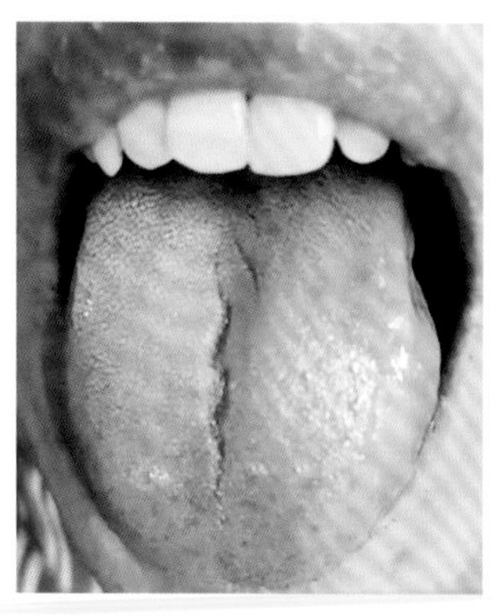

图 4-4-20　右归丸舌象

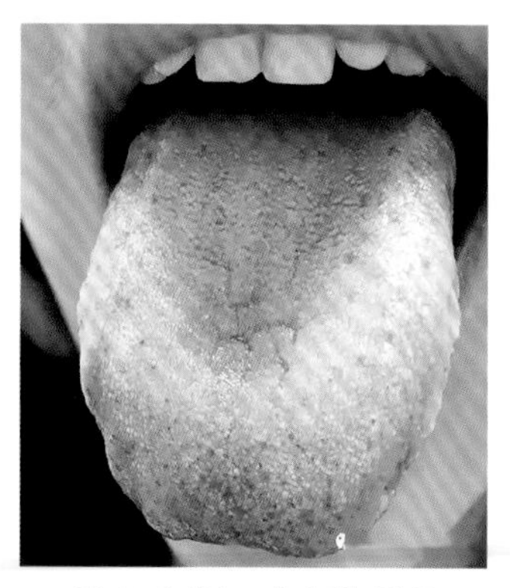

图 4-4-21　右归饮舌象

二十二、肾气丸（《金匮要略》）

肾气丸具有补肾助阳、化生肾气的功效。

组成：干地黄、山药、山茱萸、泽泻、茯苓、牡丹皮、桂枝、附子。

主治：肾阳气不足证。症见腰痛脚软，身半以下常有冷感，少腹拘急，小便不利，或小便反多，入夜尤甚，阳痿早泄，脉虚弱，尺部沉细；以及痰饮、水肿、消渴、脚气、转胞等。

方解：方中干地黄为君药，滋补肾阴，益精填髓。《本草经疏》谓："干地黄乃补肾家之要药，益阴血之上品。"臣以山茱萸补肝肾，涩精气。山药健脾气，固肾精。二药与地黄相配，补肾填精之功益著。臣以附子、桂枝温肾助阳，鼓舞肾气。佐以健脾益肾，泽泻、牡丹皮降相火而制虚阳浮动，且茯苓、泽泻均有渗湿泄浊，通调水道之功。此亦"三补"与"三泻"相伍，则补中有泻，补而不滞。诸药相合，非峻补元阳，乃阴中求阳，微微生火，鼓舞肾气，即"少火生气"之意。

临证加减：若畏寒肢冷较甚，可将桂枝改为肉桂，并加重桂枝、附子的量，以增温补肾阳之力；兼痰饮喘咳，加干姜、细辛、半夏等以温肺化饮；夜尿多，加巴戟天、益智、金樱子、芡实等以助温阳固摄之功；阳痿不举，可加巴戟天、锁阳、淫羊藿等扶阳振痿。

现代药理研究提示，肾气丸具有抗衰老、增强机体免疫力、改善糖脂代谢、利尿、降血压、升高血细胞、调节内分泌等作用。临床上常用于治疗代谢相关性脂肪性肝病、肝硬化腹水、高脂血症、贫血等疾病。

舌象特点：舌淡而胖。见图 4-4-22。

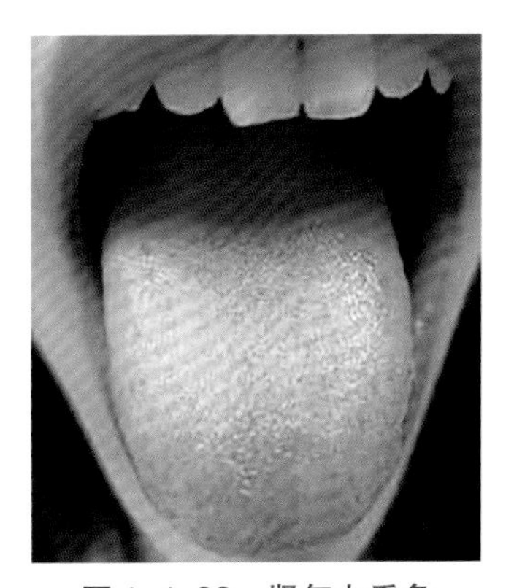

图 4-4-22　肾气丸舌象

二十三、济生肾气丸（《济生方》）

济生肾气丸具有温补肾阳、利水消肿的功效。

组成：附子、茯苓、泽泻、山茱萸、山药、车前子、牡丹皮、肉桂、川牛膝、熟地黄。

主治：肾阳虚水肿证。症见腰重脚肿，小便不利，脉沉细。

方解：方中重用附子温肾助阳而消阴翳，为君药；肉桂温肾补火，助膀胱气化，泽泻、车前子利水渗湿，合桂、附温阳利水，标本兼治，共为臣药；山茱萸、茯苓、山药益气健脾，补土制水，熟地黄滋肾填精，可奏"阴中求阳”之功，又制桂枝、附子之温燥，川牛膝益肝肾而滑利下行，牡丹皮寒凉清泄，俱为佐药，共奏温肾助阳、利水消肿之效。

临证加减： 痰饮喘咳，加干姜、细辛、半夏等以温肺化饮；夜尿多，加巴戟天、益智、金樱子、芡实等以助温阳固摄之功；阳痿不举，可加巴戟天、锁阳、淫羊藿等扶阳振痿。

现代药理研究提示，济生肾气丸具有改善糖脂肪代谢、利尿、抗动脉粥样硬化等作用。临床可用于治疗脂肪肝、水肿、慢性肾炎、肾功能不全、内分泌失调、糖尿病等疾病。

舌象特点： 舌质淡，舌苔薄白。见图 4-4-23。

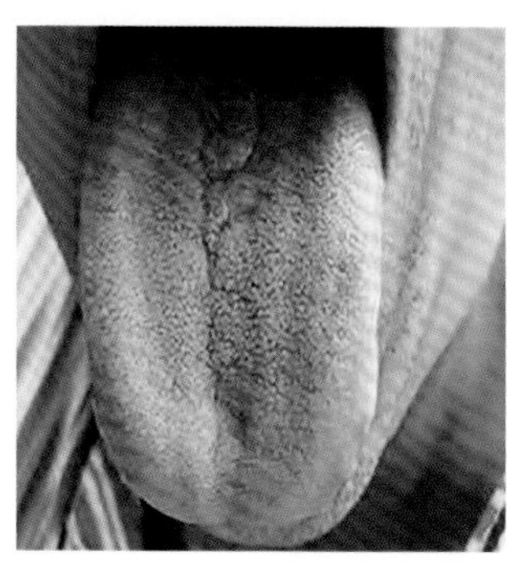

图 4-4-23 济生肾气丸舌象

第五节 理血剂

一、少腹逐瘀汤（《医林改错》）

少腹逐瘀汤具有活血祛瘀、温经止痛的功效。

组成： 小茴香、干姜、延胡索、没药、当归、川芎、肉桂、赤芍、蒲黄、五灵脂。

主治： 少腹寒凝血瘀证。症见少腹瘀血积块疼痛或不痛，或痛而无积块，或少腹胀满，或经期腰酸，少腹作胀，或月经一月见三五次，接连不断，断而又来，其色或紫或黑，或有瘀块，或崩漏兼少腹疼痛，或瘀血阻滞，久不受孕，脉沉弦而涩。

方解： 方用小茴香、干姜、肉桂温经散寒，通达下焦；延胡索、没药利气散瘀，消肿止痛；失笑散（蒲黄、五灵脂）活血通瘀，散结止痛，其中蒲黄生用，重在活血祛瘀，五灵脂用炒，重在止痛而不损胃气；当归、川芎乃阴中之阳药，血中之气药，配合赤芍用于活血行气，散滞调经。全方气血兼顾，温通兼行。

临证加减： 气机郁滞者，加川楝子、香附、青皮等疏肝行气；血瘀经闭、痛经者，可加香附、益母草、泽兰等行气活血；胁下有痞块，可加丹参、郁金、䗪虫、水蛭等活血化瘀。

现代药理研究提示，少腹逐瘀汤具有抗炎、镇痛、解痉等作用。临床主要用于治疗急慢性肝炎以及腹痛属瘀血内阻证者。

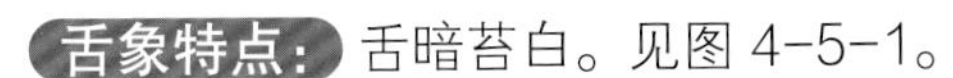

舌象特点： 舌暗苔白。见图 4-5-1。

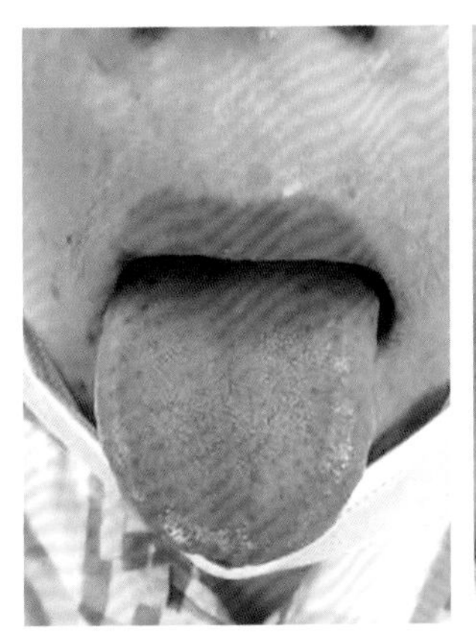
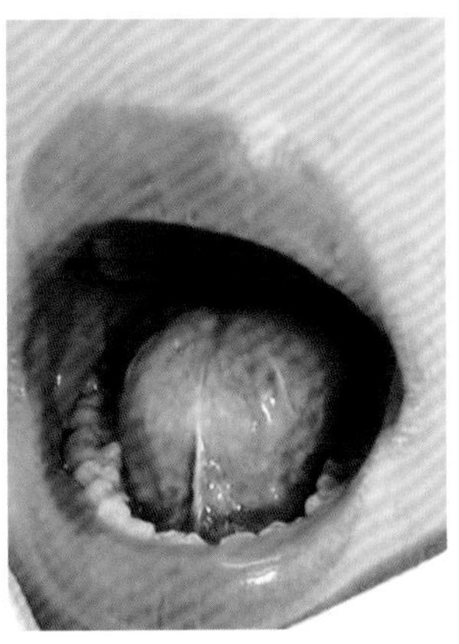

图4-5-1　少腹逐瘀汤舌象

二、血府逐瘀汤（《医林改错》）

血府逐瘀汤具有活血化瘀、行气止痛的功效。

组成： 当归、生地黄、桃仁、红花、枳壳、赤芍、柴胡、甘草、桔梗、川芎、牛膝。

主治： 胸中血瘀证。症见胸痛，头痛，日久不愈，痛如针刺而有定处，或呃逆日久不止，或饮水即呛，干呕，或内热瞀闷，或心悸怔忡，失眠多梦，急躁易怒，入暮潮热，唇暗或两目暗黑，脉涩或弦紧。

方解： 方中桃仁破血行滞而润燥，红花活血祛瘀以止痛，共为君药。赤芍、川芎助君药活血祛瘀；牛膝活血通经，祛瘀止痛，引血下行，共为臣药。生地黄、当归养血益阴，清热活血；桔梗、枳壳，一升一降，宽胸行气；柴胡疏肝解郁，升达清阳，与桔梗、枳壳同用，尤善理气行滞，使气行则血行，以上均为佐药。桔梗并能载药上行，兼有使药之用；甘草调和诸药，亦为使药。合而用之，使血活瘀化气行，则诸症可愈，为治胸中血瘀证之良方。

临证加减： 若瘀痛入络，可加全蝎、地龙、三棱、莪术等以破血通络止痛；气机郁滞较重，加川楝子、香附、青皮等以疏肝理气止痛；血瘀经闭、痛经者，可去桔梗，加香附、益母草、泽兰等以活血调经止痛；胁下有痞块，属血瘀者，可酌加丹参、郁金、䗪虫、水蛭等以活血破瘀，消癥化滞。

现代药理研究提示，血府逐瘀汤具有抑制血小板聚集、改善微循环、抗炎、降血脂等作用。临床常用于治疗脂肪肝、高血压、高脂血症、冠心病、心绞痛、神经官能症、头晕头痛属气滞血瘀证者。

舌象特点： 舌质暗红，或舌有瘀斑、瘀点。见图 4-5-2。

三、身痛逐瘀汤（《医林改错》）

身痛逐瘀汤具有活血行气、祛风除湿、通痹止痛的功效。

组成： 秦艽、川芎、桃仁、红花、甘草、羌活、没药、当归、炒五灵脂、香附、牛膝、地龙。

主治： 瘀血痹阻经络征。症见肩痛，臂痛，腰痛，腿痛，或周身疼痛，通入如针刺，经久不愈。

方解： 方中桃仁、红花、当归、川芎活血祛瘀，为君药；臣以没药、五灵脂、香附行气血，止疼痛，秦艽、羌活祛风除湿；牛膝、地龙为佐药疏通经络以利关节；使以甘草调和诸药。

临证加减： 兼气滞胸闷，加瓜蒌、薤白以理气宽胸；血瘀经闭、痛经，加益母草、泽兰以活血调经止痛；瘀热较甚者，加生地黄、赤芍、牡丹皮以凉血退热。

现代药理研究提示，身痛逐瘀汤具有改善微循环、抑制血小板聚集、降血脂、抗肿瘤、抗炎等作用。临床常用于治疗肝炎、脂肪性肝病、冠心病、心绞痛、急性胃炎、急性胰腺炎等疾病。

舌象特点： 舌暗红，有瘀斑、瘀点。见图 4-5-3。

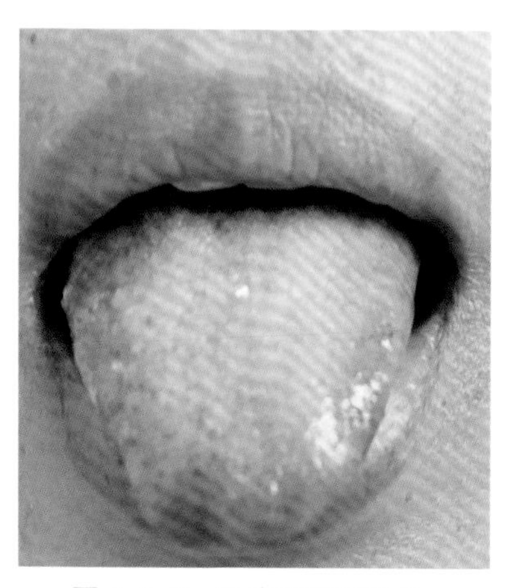

图 4-5-2 血府逐瘀汤舌象

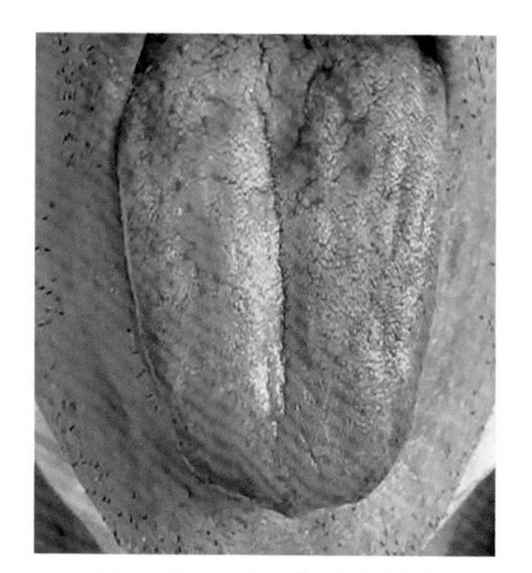

图 4-5-3 身痛逐瘀汤舌象

四、膈下逐瘀汤（《医林改错》）

膈下逐瘀汤具有活血祛瘀、行气止痛的功效。

组成： 五灵脂、川芎、牡丹皮、赤芍、乌药、延胡索、当归、桃仁、红花、甘草、香附、枳壳。

主治： 膈下瘀血证。症见膈下瘀血，形成结块，或小儿痞块，或肚腹疼痛，痛处不移，或卧则腹坠似有物者。

方解： 方中当归、赤芍、川芎养血行血，为君药；桃仁、红花、五灵脂、牡丹皮破结散瘀，为臣药；香附、乌药、枳壳、延胡索行气止痛，为佐药；甘草调和诸药，为使药；诸药配合，共奏祛瘀消痞之效。

临证加减： 气弱者，加党参补益脾气；胁下有瘀块，加郁金、丹参以活血消癥化积；肿硬较甚者，加三棱、莪术或水蛭以破血消癥。

现代药理研究表明，膈下逐瘀汤具有改善微循环、抑制血小板聚集、扩张冠状动脉、降血脂、抗肿瘤、抗炎等作用。临床可用于治疗慢性肝病、慢性胃炎、消化不良、胆囊炎、久泻等疾病。

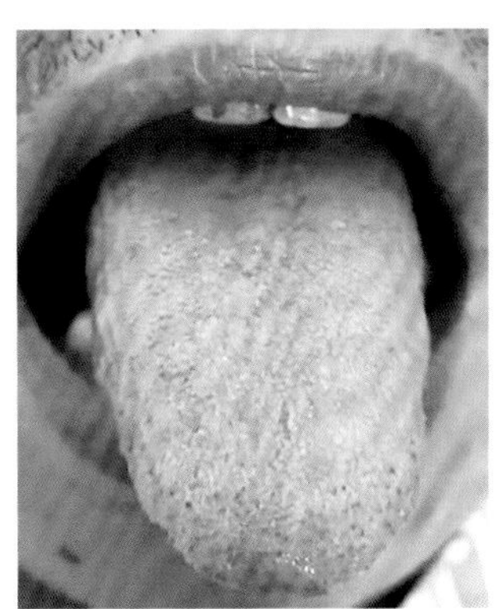

图 4-5-4 膈下逐瘀汤舌象

舌象特点： 舌质暗红。见图 4-5-4。

五、桃核承气汤（《伤寒论》）

桃核承气汤具有逐瘀泻热的功效。

组成： 桃仁、大黄、桂枝、炙甘草、芒硝。

主治： 下焦蓄血证。症见少腹急结，小便自利，至夜发热，其人如狂，甚则谵语烦躁；以及血瘀经闭，痛经，脉沉实而涩者。

方解： 方中桃仁苦甘平，活血破瘀；大黄苦寒，下瘀泻热。二者合用，瘀热并治，共为君药。芒硝咸苦寒，泻热软坚，助大黄下瘀泻热；桂枝辛甘温，通行血脉，既助桃仁活血祛瘀，又防芒硝、大黄寒凉凝血之弊，共为臣药。桂枝与芒硝、大黄同用，相反相成，桂枝得芒硝、大黄则温通而不助热；芒硝、大黄得桂枝则寒下又不凉遏。炙甘草护胃安中，并缓诸药之峻烈，为佐使药。

临证加减： 兼气滞者，酌加香附、乌药、枳实、青皮、木香等以理气止痛。对跌打损伤，瘀血停留，疼痛不已者，加赤芍、当归尾、红花、苏木、三七等以活血祛瘀止痛。

现代药理研究表明，桃核承气汤具有抗血栓、抗血小板聚集、降血脂、降血糖等作用。临床可用于肝性血卟啉病、脂肪肝、急性黄疸性肝炎、高胆红素血症、肝性脑病、胆囊炎、肠梗阻等疾病。

舌象特点： 舌边紫，苔薄黄。见图 4-5-5。

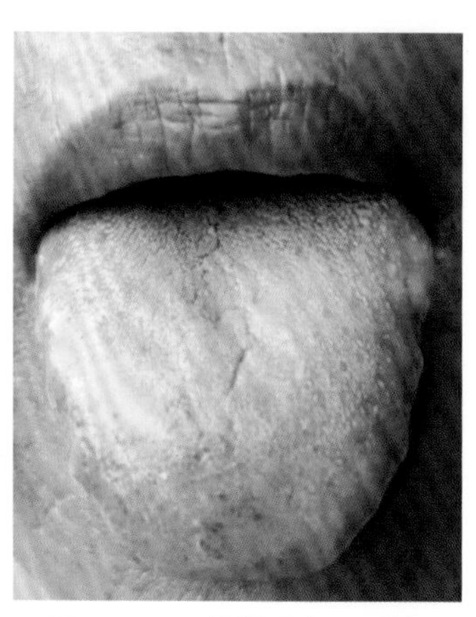
图 4-5-5　桃核承气汤舌象

六、大黄䗪虫丸（《金匮要略》）

大黄䗪虫丸具有活血消癥、祛瘀生新的功效。

组成： 大黄、黄芩、甘草、桃仁、杏仁、芍药、干地黄、干漆、虻虫、水蛭、蛴螬、䗪虫。

主治： 五劳虚极。症见形体羸瘦，腹满不能饮食，肌肤甲错，两目暗黑。

方解： 本方中䗪虫破瘀血，消肿块，通经脉，合大黄通达三焦以逐干血，共为君药；桃仁、干漆、水蛭、虻虫、蛴螬为臣药，活血通络，消散积聚，攻逐瘀血；黄芩配大黄，清上泻下，共逐瘀热；桃仁配杏仁降肺气，开大肠，祛瘀血；地黄、甘草、芍药滋阴补肾，养血濡脉，和中缓急；黄芩、杏仁清宣肺气而解郁热；共为佐药。甘草调和药性，和中补虚，酒送服，以行药力共为使药。诸药合用共奏祛瘀血、清瘀热、滋阴血、润燥结之效。

临症加减： 气机郁滞重者，加枳实、柴胡疏肝解郁；若血虚明显者，加当归等补血活血。

现代药理研究证实，大黄䗪虫丸有以下作用：①有效降低转氨酶，保护慢性肝损伤，促进体内血液吸收；②增强肝细胞代谢，促进胆汁的分泌与排泄；③增强机体免疫力，使白蛋白升高、球蛋白下降；④增强网状内皮系统的吸附功能和白细胞的吞噬能力；⑤促进瘀血肿块的消散和吸收；⑥改善微循环，增加心肌营养血流量，降低血液黏度，抑制血栓形成和血小板聚集，增加纤维蛋白溶解酶活性；⑦抑制胆固醇、甘油三酯合成，阻止胆固醇在肝脏和血管壁上的沉积，抗动脉粥样硬化；⑧有显著的镇静、镇痛、抗惊厥作用。临床主要用于治疗乙型病毒性肝炎、肝硬化、糖尿病等疾病。

舌象特点： 舌有瘀斑。见图 4-5-6。

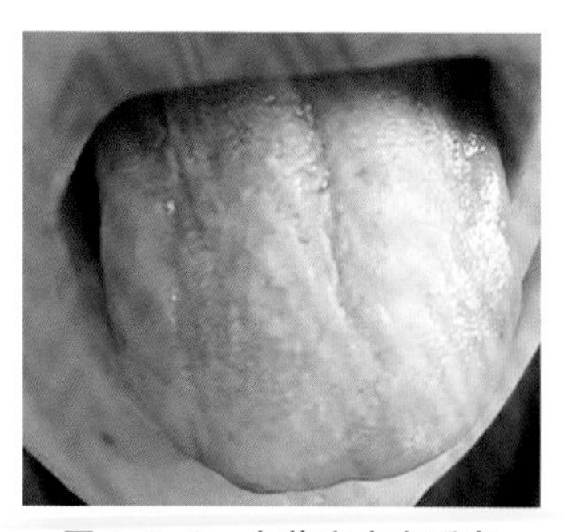
图 4-5-6　大黄䗪虫丸舌象

七、鳖甲煎丸（《金匮要略》）

鳖甲煎丸具有行气活血、祛湿化瘀、软坚消癥的功效。

组成： 鳖甲、乌扇、黄芩、柴胡、鼠妇、干姜、大黄、芍药、桂枝、葶苈子、石韦、厚朴、牡丹皮、瞿麦、紫葳、半夏、人参、䗪虫、阿胶、蜂窠、赤硝、蜣螂、桃仁、灶下灰、清酒。

主治： 疟母、癥瘕。症见疟疾日久不愈，胁下痞硬（或硬）成块，结成疟母；以及癥瘕结于胁下，推之不移，腹痛，肌肉消瘦，饮食减少，时有寒热，女子经闭，脉细弱。

方解： 方中以鳖甲为君药，入肝软坚消癥，灶下灰消瘕祛积，清酒活血通经，三者混为一体，共奏活血化瘀、软坚消癥之效；复以赤硝、大黄、䗪虫、蜣螂、鼠妇攻逐之品，以助破血消癥之力；厚朴、乌扇（射干）、葶苈子、半夏行郁气而消痰癖；桃仁、牡丹皮、紫葳、蜂窠活血化瘀而去干血；再以瞿麦、石韦利水祛湿，共为臣药。柴胡、黄芩、白芍和少阳而条肝气；干姜、桂枝温中，与黄芩相伍，辛开苦降而调解寒热；人参、阿胶补气养血而扶正气；共为佐药。诸药相合，寒热并用，消补兼施，气血同调。

临症加减： 气滞甚者加枳壳、木香行气；寒湿甚者去黄芩、大黄，加附子、肉桂温中祛湿；湿热甚者去干姜、桂枝，加茵陈、栀子清热利湿；腹水甚者加茯苓、车前子、大腹皮、椒目等利水消肿。

现代药理研究提示，鳖甲煎丸具有改善肝脏微循环、抑制肝内炎症、改善肝纤维化指标异常、抗病毒、抗氧化、调节免疫等作用，临床可用于治疗因疟疾等各种原因引起的肝脾大、肝硬化，也用于恶性肿瘤、高脂血症等疾病。

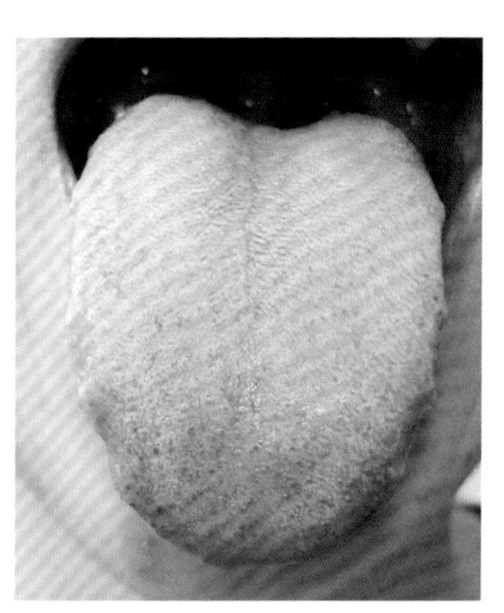

图4-5-7　鳖甲煎丸舌象

舌象特点： 舌淡紫，或有瘀斑，苔薄。见图 4-5-7。

八、失笑散（《太平惠民和剂局方》）

失笑散具有活血祛瘀、散结止痛的功效。

组成： 五灵脂、蒲黄、米醋（或黄酒）。

主治： 瘀血疼痛证。症见心腹刺痛，或产后恶露不行，或月经不调，少腹急痛等，脉弦细。

方解： 方中五灵脂苦咸甘温，入肝经血分，功擅通利血脉，散瘀止痛；蒲黄甘平，行血消瘀，炒用并能止血，二者相须为用，为化瘀散结止痛的常用组合。调以米醋，或用黄酒冲服，乃取其活血脉，行药力，化瘀血，以加强五灵脂、蒲黄活血止痛之功，且制五灵脂气味之腥臊。诸药合用，药简力专，共奏祛瘀止痛、推陈出新之功，使瘀血得去，脉道通畅，则诸症自解。

临症加减： 若瘀血甚者，可酌加当归、赤芍、川芎、桃仁、红花、丹参等以加强活血祛瘀之力；若兼见血虚者，可合四物汤同用，以增强养血调经之功；若疼痛较剧者，可加乳香、没药、延胡索等以化瘀止痛；兼气滞者，可加香附、川楝子，或配合金铃子散以行气止痛；兼寒者，加炮姜、艾叶、小茴香等以温经散寒。

现代药理研究提示，失笑散能明显减轻心肌微血管的痉挛，改善心肌缺血缺氧的状态，并且联合金铃子散治疗肝硬化腹水有较好的疗效，联合二至丸时能有效地改善肝纤维化。临床常用于肝硬化、冠心病、高脂血症、慢性胃炎等证属瘀血停滞者。

舌象特点： 舌淡有瘀斑，苔白。见图 4-5-8。

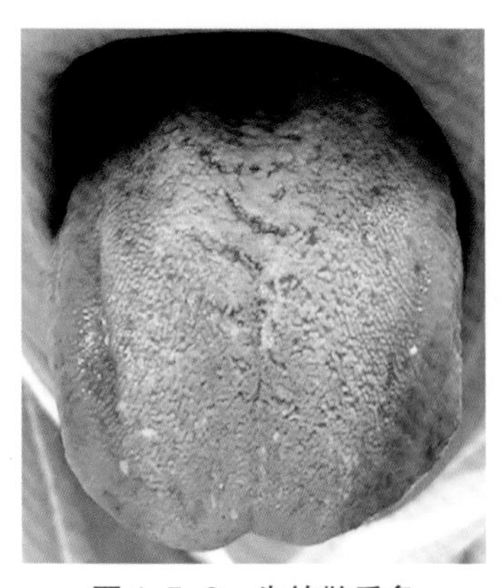

图 4-5-8　失笑散舌象

九、丹参饮（《时方歌括》）

丹参饮具有活血祛瘀、行气止痛的功效。

组成： 丹参、檀香、砂仁。

主治： 血瘀气滞证。症见心胸刺痛，胃脘疼痛，痛有定处，拒按。

方解： 本方由丹参、檀香、砂仁三味药物组成。方中重用丹参为君以活血祛瘀；檀香、砂仁以温中行气止痛，共为佐使药。以上三药合用，使气行血畅，诸疼痛自除。本方药味虽简，但配伍得当，气血并治，刚柔相济，是祛瘀、行气、止痛之良方。

临症加减： 气虚者，加黄芪、党参、白术补气；气滞甚者，加瓜蒌、枳实、厚朴行气；痰湿甚者，加苍术、半夏、茯苓燥湿健脾；瘀血甚者，加蒲黄、五灵脂、川芎活血止痛；寒甚者，加桂枝、附子、薤白温阳散寒。

现代药理研究提示，丹参饮具有保护心肌细胞、改善血液流变学、调节血脂、抗动脉粥样硬化等作用。临床常用于脂肪肝、高脂血症、冠状动脉粥样硬化症、慢性胃炎、胃及十二指肠溃疡、胃神经官能症以及心绞痛等证属气滞血瘀者。

舌象特点： 舌质紫暗或见瘀斑。见图 4-5-9。

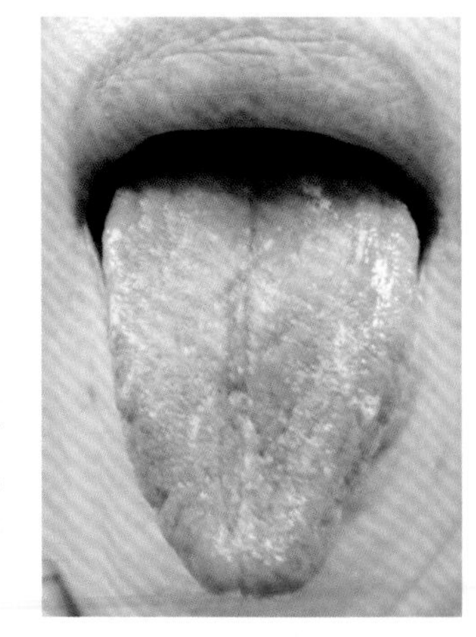

图 4-5-9　丹参饮舌象

十、桂枝茯苓丸（《金匮要略》）

桂枝茯苓丸具有活血化瘀、缓消癥块的功效。

组成： 桂枝、茯苓、牡丹皮、桃仁、芍药。

主治： 瘀阻胞宫证。症见妇人素有癥块，妊娠漏下不止，或胎动不安，血色紫黑晦暗，腹痛拒按，或经闭腹痛，或产后恶露不尽而腹痛拒按者，脉沉涩。

方解： 方中桂枝辛甘而温，温通血脉，以行瘀滞，为君药。桃仁味苦甘平，活血祛瘀，助君药以化瘀消癥，用之为臣药；牡丹皮、芍药味苦而微寒，既可活血以散瘀，又能凉血以清退瘀久所化之热，芍药并能缓急止痛；茯苓甘淡平，渗湿祛痰，以助消癥之功，健脾益胃，扶助正气，均为佐药。丸以白蜜，甘缓而润，以缓诸药破泄之力，是以为使药。诸药合用，共奏活血化瘀、缓消癥块之功，使瘀化癥消，诸症皆愈。

临症加减： 若瘀血阻滞较甚，可加丹参、川芎等以活血祛瘀；若疼痛剧烈者，宜加延胡索、没药、乳香等以活血止痛；出血多者，可加茜草、蒲黄等以活血止血；气滞者加香附、陈皮等以理气行滞。

现代药理研究提示，桂枝茯苓丸具有保肝、抗肝纤维化、改善微循环、增强机体免疫力、抑制慢性增生性炎症等作用。临床常用于治疗肝纤维化、肝硬化代偿期、慢性盆腔炎等疾病。

舌象特点： 舌质紫暗或有瘀点。见图4-5-10。

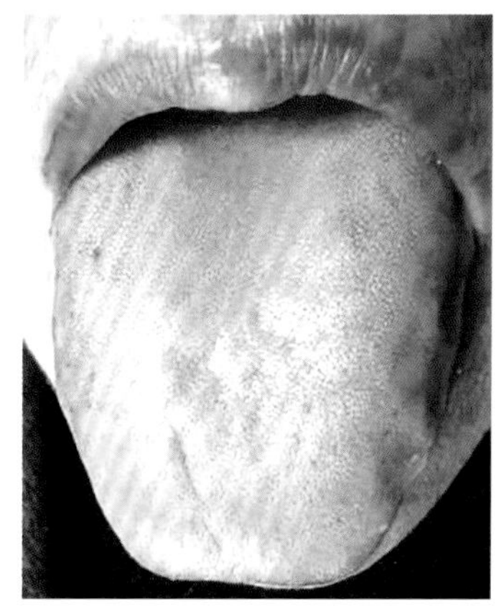

图4-5-10　桂枝茯苓丸舌象

第六节　祛痰剂

一、二陈汤（《太平惠民和剂局方》）

二陈汤具有燥湿化痰、理气和中的功效。

组成： 半夏、橘红、茯苓、炙甘草、生姜、乌梅。

主治： 湿痰证。症见咳嗽痰多，色白易咯，恶心呕吐，胸膈痞闷，肢体困重，或头眩心悸，脉滑。

方解： 方中半夏辛温而燥，具有燥湿化痰、降逆和胃、散结消痞之功，故为君药。橘红辛苦温燥，理气行滞，燥湿化痰，乃“治痰先治气，气顺则痰消”之意，为臣药。茯苓甘淡，渗湿健脾以杜生痰之源，与半夏配伍，体现了朱丹溪“燥湿渗湿则不生痰”之理；生姜既助半夏降逆，又制半夏之毒；少许乌梅收敛肺气，与半夏相伍，散中有收，使祛痰而不伤正，且有“欲劫之而先聚之”之意，均为佐药。炙甘草调和诸药，为使药。

临症加减： 本方加减化裁，可用于多种痰证。治湿痰，可加苍术、厚朴以增燥湿化痰之力；治热痰，可加胆南星、瓜蒌以清热化痰；治寒痰，可加干姜、细辛以温化寒痰；治风痰眩晕，可加天麻、僵蚕以化痰息风；治食痰，可加莱菔子、麦芽以消食化痰；治郁痰，可加香附、青皮、郁金以解郁化痰；治痰流经络之瘰疬、痰核，可加海藻、昆布、牡蛎以软坚化痰。

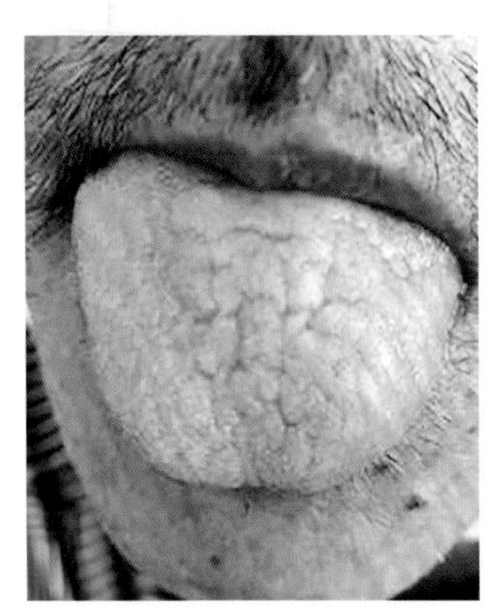

图4-6-1　二陈汤舌象

现代药理研究提示，二陈汤具有降低血脂、改善胰岛素抵抗、保肝等作用。临床常用于治疗脂肪性肝炎、糖尿病、高脂血症、慢性胃炎、慢性支气管炎等疾病。

舌象特点： 舌苔白滑或腻。见图 4-6-1。

二、半夏白术天麻汤（《医学心悟》）

半夏白术天麻汤具有化痰息风、健脾祛湿的功效。

组成： 半夏、天麻、茯苓、橘红、白术、甘草、生姜、大枣。

主治： 风痰上扰证。症见眩晕头痛，胸膈痞闷，恶心呕吐，脉弦滑。

方解： 方中半夏燥湿化痰，降逆止呕；天麻平肝息风，而止头眩，两者合用，为治风痰眩晕头痛之要药。李东垣在《脾胃论》中说：“足太阴痰厥头痛，非半夏不能疗；眼黑头眩，风虚内作，非天麻不能除。”故以两味为君药。以白术、茯苓为臣，健脾祛湿，能治生痰之源。佐以橘红理气化痰，使气顺则痰消。使以甘草和中调药；煎加生姜、大枣调和脾胃，生姜兼制半夏之毒。

临症加减： 若眩晕较甚者，可加僵蚕、胆南星等以加强化痰息风之力；头痛甚者，加蔓荆子、蒺藜等以祛风止痛；呕吐甚者，可加赭石、旋覆花以镇逆止呕；兼气虚者，可加党参、生黄芪以益气；湿痰偏盛，舌苔白滑者，可加泽泻、桂枝以渗湿化饮。

现代药理研究提示，半夏白术天麻汤可降血脂，降低血液黏稠度，改善椎基底动脉供血。临床常用于治疗脂肪肝、高脂血症、椎基底动脉供血不足、耳源性眩晕、高血压等疾病。

舌象特点： 舌苔白腻。见图 4-6-2。

三、温胆汤（《三因极一病证方论》）

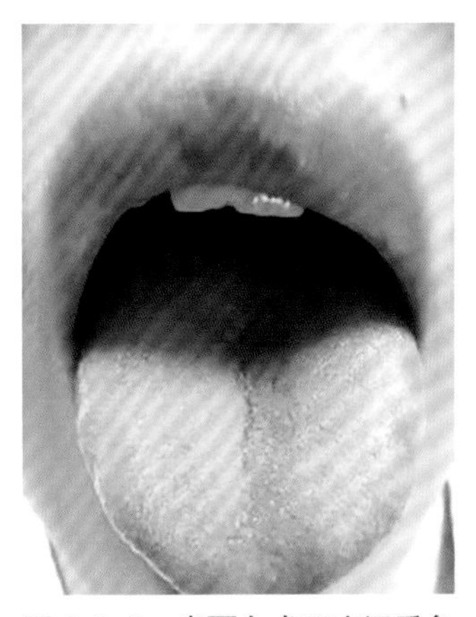

图4-6-2　半夏白术天麻汤舌象

温胆汤具有理气化痰、清胆和胃的功效。

组成： 半夏、竹茹、枳实、陈皮、炙甘草、茯苓、生姜、大枣。

主治： 胆胃不和，痰热内扰证。症见胆怯易惊，虚烦不宁，失眠多梦，或呕恶呃逆，或眩晕，或癫痫等，脉弦滑。

方解： 方中半夏辛温，燥湿化痰，和胃止呕，为君药。臣以竹茹，取其甘而微寒，清热化痰，除烦止呕。半夏与竹茹相伍，一温一凉，化痰和胃、止呕除烦之功备；陈皮辛苦温，理气行滞，燥湿化痰；枳实辛苦微寒，降气导滞，消痰除痞。陈皮与枳实相合，亦为一温一凉，而理气化痰之力增。佐以茯苓，健脾渗湿，以杜生痰之源；煎加生姜、大枣调和脾胃，且生姜兼制半夏毒性。以甘草为使，调和诸药。

临症加减： 若心热烦甚者，加黄连、栀子、淡豆豉以清热除烦；失眠者，加琥珀粉、远志以宁心安神；惊悸者，加珍珠母、生牡蛎、生龙齿以重镇定惊；呕吐呃逆者，酌加紫苏叶或紫苏梗、枇杷叶、旋覆花以降逆止呕；眩晕，可加天麻、钩藤以平肝息风；癫痫抽搐，可加胆南星、钩藤、全蝎以息风止痉。

现代药理研究提示，温胆汤有降血脂、抗抑郁等作用。临床上常用于治疗慢性肝炎、脂肪肝、高脂血症、抑郁症、神经官能症等疾病。

舌象特点： 苔腻微黄。见图4-6-3。

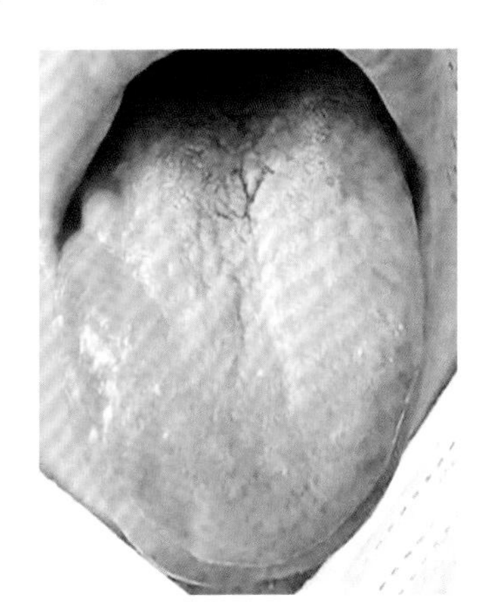

图4-6-3　温胆汤舌象

四、小陷胸汤（《伤寒论》）

小陷胸汤具有清热化痰、宽胸散结的功效。

组成： 黄连、半夏、瓜蒌。

主治： 痰热互结之小结胸证。症见心下痞闷，按之则痛，或心胸闷痛，或咳痰黄稠，脉滑数。

方解： 方中瓜蒌甘寒，清热涤痰，宽胸散结，用时先煮，意在“以缓治上”而通胸膈之痹。臣以黄连苦寒泄热除痞，半夏辛温化痰散结。两者合用，一苦一辛，体现辛开苦降之法；与瓜蒌相伍，润燥相得，是为清热化痰、散结开痞的常用组合。

临症加减： 方中加入破气除痞之枳实，可提高疗效。若心胸闷痛者，加柴胡、桔梗、郁金、赤芍等以行气活血止痛；咳痰黄稠难咯者，可减半夏用量，加胆南星、苦杏仁、贝母等以清润化痰。

现代药理研究提示，小陷胸汤具有保肝、降血脂、降血糖、抗动脉粥样硬化、抗炎、镇静等作用。现代临床常用于治疗肝炎、胆囊炎、肋间神经痛等疾病。

舌象特点： 舌红苔黄腻。见图 4-6-4。

五、三子养亲汤（《韩氏医通》）

三子养亲汤具有温肺化痰、降气消食的功效。

组成： 白芥子、紫苏子、莱菔子。

主治： 痰壅气逆食滞证。症见咳嗽喘逆，痰多胸痞，食少难消，脉滑。

方解： 方中白芥子温肺化痰，利气散结；紫苏子降气化痰，止咳平喘；莱菔子消食导滞，下气祛痰。三药相伍，各有所长，白芥子长于豁痰，紫苏子长于降气，莱菔子长于消食，当视痰壅、气逆、食滞三者之孰重孰轻而定何药为君药，余为臣佐药。

临症加减： 常与二陈汤合用，有助于提高疗效；若兼有表寒，可再合用三拗汤宣肺解表；如病情得以缓解，可改用六君子汤以益气健脾，燥湿化痰。

现代药理研究提示，三子养亲汤具有改善气道炎症、抑制哮喘发作、镇咳、祛痰、调节胃肠运动等作用。临床上常用于治疗支气管哮喘、慢性支气管炎急性发作、非糜烂性胃食管反流等疾病。

舌象特点： 舌苔白腻。见图 4-6-5。

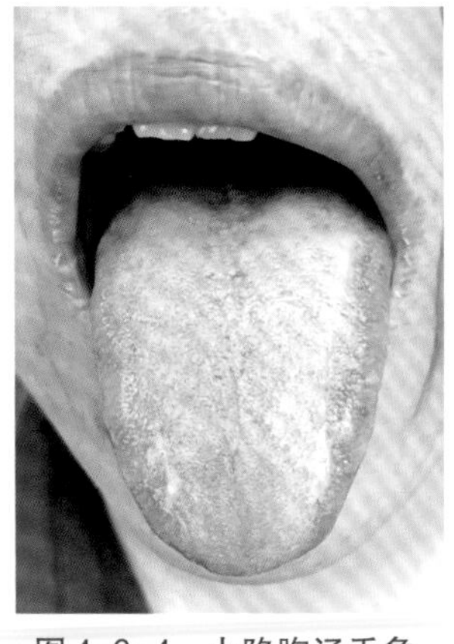

图 4-6-4　小陷胸汤舌象

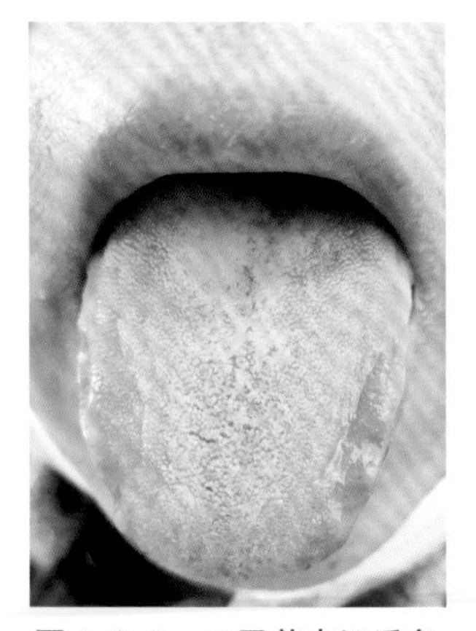

图 4-6-5　三子养亲汤舌象

第七节　温里剂

一、黄芪建中汤（《金匮要略》）

黄芪建中汤具有温中补气、和里缓急的功效。

组成： 白芍、桂枝、炙甘草、生姜、大枣、饴糖、黄芪。

主治： 阴阳气血俱虚证。症见里急腹痛，喜温喜按，形体羸瘦，面色无华，心悸气短，自汗盗汗等。

方解： 方中桂枝、生姜温阳散寒，为君药；黄芪、大枣、甘草补脾益气，共为臣药；白芍缓急止痛，饴糖补脾缓急，上两味为使药。

临症加减： 反酸者加煅瓦楞子制酸止痛；泛吐清水加法半夏、吴茱萸温中降逆；痛甚者加川楝子、延胡索行气止痛；胀满苔腻去大枣，加人参、薏苡仁、砂仁行气健脾。

现代药理研究提示，黄芪建中汤具有镇静、解痉、抑制胃液及胃酸分泌、抗溃疡、增强免疫、止血等作用。临床常用于治疗慢性肝炎、肝硬化合并消化性溃疡、胃溃疡、十二指肠溃疡、慢性胃炎等疾病。

舌象特点： 舌淡苔少。见图 4-7-1。

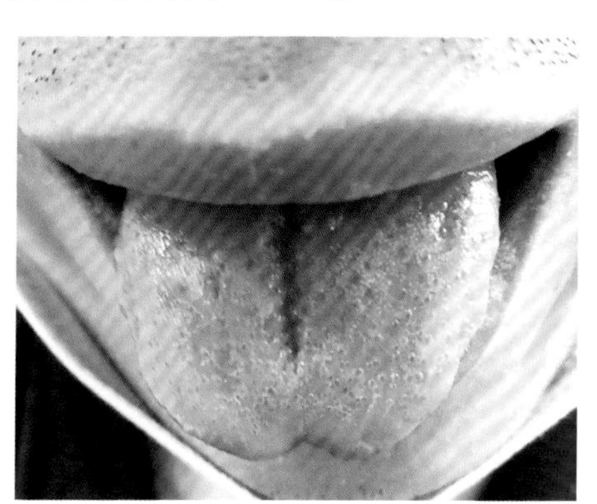

图 4-7-1　黄芪建中汤舌象

二、理中丸（《伤寒论》）

理中丸具有温中祛寒、补气健脾的功效。

组成： 人参、干姜、白术、炙甘草。

主治： 1. 脾胃虚寒证。脘腹疼痛，喜温喜按，呕吐便溏，脘痞食少，畏寒肢冷，口淡不渴，脉沉细或沉迟无力。

2. 阳虚失血证。便血、吐血、衄血或崩漏等，血色暗淡，质清稀，面色㿠白，气短神疲，脉沉细或虚大无力。

3. 中阳不足，阴寒上乘之胸痹。脾气虚寒，不能摄津之病后多涎唾；中阳虚损，土不荣木之小儿慢惊；饮食不节，损伤脾胃阳气，清浊相干，升降失常之霍乱等。

方解： 方中干姜辛热，温中焦脾胃，助阳祛寒，为君药。人参益气健脾，培补后天之本助运化为臣药；白术健脾燥湿为佐药。炙甘草益气和中，缓急止痛，调和诸药为使药。四药合用，温中焦之阳气，祛中焦之寒邪，健中焦之运化，吐泻冷痛诸症悉可解除，故方名“理中”。

临症加减： 若虚寒甚者，可加附子、肉桂以增强温阳祛寒之力；呕吐甚者，可加生姜、半夏降逆和胃止呕；下利甚者，可加茯苓、白扁豆健脾渗湿止泻；阳虚失血者，可将干姜易为炮姜，加艾叶、灶心土温涩止血；胸痹，可加薤白、桂枝、枳实振奋胸阳，舒畅气机。

现代药理研究提示，理中丸具有调节肝硬化肠道微生态、降低炎性因子水平、抗肝纤维化等作用。临床常用于治疗肝硬化、肝纤维化、慢性肝炎、急慢性胃肠炎、胃及十二指肠溃疡、慢性结肠炎等疾病。

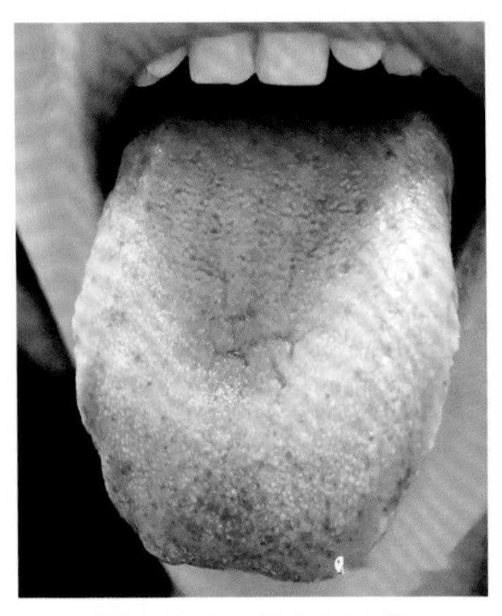

图4-7-2　理中丸舌象

舌象特点： 舌淡苔白润。见图4-7-2。

三、附子理中丸（《阎氏小儿方论》）

附子理中丸具有温阳祛寒、补气健脾的功效。

组成： 人参、白术、干姜、炙甘草、黑附子。

主治： 脾胃虚寒较甚，或脾肾阳虚证。症见脘腹疼痛，下利清谷，恶心呕吐，畏寒肢冷，或霍乱吐利转筋等。

方解： 方中附子温阳祛寒，为君药；臣以干姜温运中阳；佐以白术健脾燥湿，人参益气健脾；炙甘草补中扶正，调和诸药为使药。五药配伍，有温阳祛寒、益气健脾之效。

临症加减： 虚甚者，重用人参补益元气；虚寒并重者，重用干姜、人参补气温中；胃逆呕吐较重者，加生姜、半夏、砂仁降逆止呕；寒湿下注见下利较重者，重用白术，加茯苓、薏苡仁健脾利湿。

现代药理研究提示，附子理中丸具有改善肝脏功能、促进肝脏合成白蛋白的能力。临床上常用于治疗肝硬化腹水、慢性肝病、慢性肠胃炎、腹泻型肠易激综合征等疾病。

舌象特点： 舌淡苔白。见图 4-7-3。

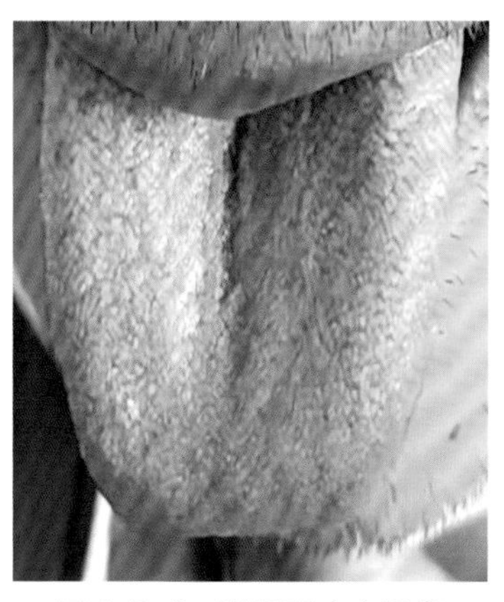

图 4-7-3　附子理中丸舌象

四、黄芪桂枝五物汤（《金匮要略》）

黄芪桂枝五物汤具有益气温经、和血通痹的功效。

组成： 黄芪、芍药、桂枝、生姜、大枣。

主治： 血痹。症见肌肤麻木，或身体不仁，微恶风寒，脉微涩而紧。亦可用于气虚血滞中风之后，半身不遂，或肢体不用，或半身汗出，肌肉消瘦，气短乏力，以及产后、经后身痛等。

方解： 方中黄芪为君药，甘温益气，补在表之卫气。桂枝散风寒而温经通痹，与黄芪配伍，益气温阳，和血通经。桂枝得黄芪益气而振奋卫阳；黄芪得桂枝，固表而不致留邪。芍药养血和营而通血痹，与桂枝合用，调营卫而和表里，两药为臣药。生姜辛温，疏散风邪，以助桂枝之力；大枣甘温，养血益气，以资黄芪、芍药之功；与生姜为伍，又能和营卫，调诸药，以为佐使。

临症加减： 血痹病舌质紫暗，脉沉细涩者，可加当归、川芎、红花、鸡血藤活血补血；治疗产后身痛可重用黄芪、桂枝补气活血；下肢痛加独活、牛膝、木瓜疏筋活络，上肢痛加防风、秦艽、羌活行上肢血痹；腰疼重加杜仲、续断、狗脊、肉桂等。

现代药理研究提示，黄芪桂枝五物汤具有改善神经传导功能、降低血液黏稠度、调节促炎因子表达、减轻炎症反应、减少血管内皮损伤等作用。临床常用于治疗消化性溃疡、疲劳综合征、糖尿病周围神经病变、中风后遗症、关节炎等疾病。

舌象特点： 舌质淡。见图 4-7-4。

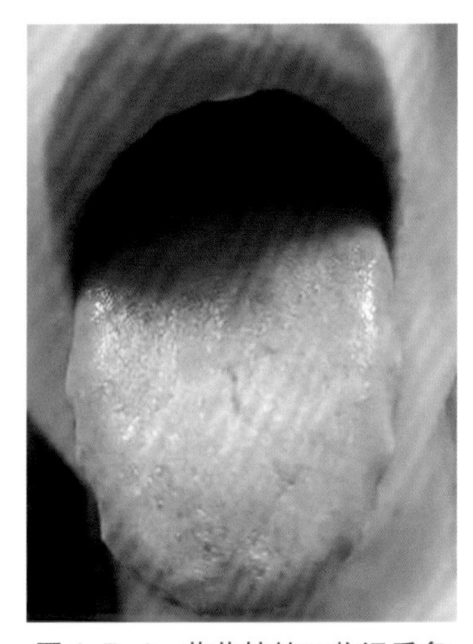

图 4-7-4　黄芪桂枝五物汤舌象

五、暖肝汤（《景岳全书》）

暖肝汤具有温补肝肾、行气止痛的功效。

组成： 当归、枸杞子、茯苓、小茴香、肉桂、乌药、沉香、生姜。

主治： 肝肾不足，寒滞肝脉证。症见睾丸冷痛，或小腹疼痛，疝气痛，畏寒喜暖，脉沉迟。

方解： 方中肉桂辛甘性热，温肾暖肝，祛寒止痛；小茴香味辛性温，暖肝散寒，理气止痛。二药合用，温肾暖肝散寒，共为君药。当归辛甘性温，养血补肝；枸杞子味甘性平，补肝益肾，二药补肝肾之不足治其本；乌药、沉香辛温散寒，行气止痛，以去阴寒冷痛之标，同为臣药。茯苓甘淡渗湿健脾；生姜辛温散寒和胃，扶脾暖胃，顾护后天，皆为佐药。综观全方，使下元虚寒得温，寒凝气滞得散，则睾丸冷痛、少腹疼痛、疝气痛诸症可愈。

临症加减： 若腹痛甚者，加香附行气止痛；睾丸痛甚者，加青皮、橘核疏肝理气。

现代药理研究提示，暖肝汤具有保肝、促进消化液分泌及胃肠蠕动、镇痛、抗炎、抗氧化等作用。临床上常用于治疗慢性肝炎、精索静脉曲张、腹股沟疝、鞘膜积液等疾病。

舌象特点： 舌淡苔白。见图 4-7-5。

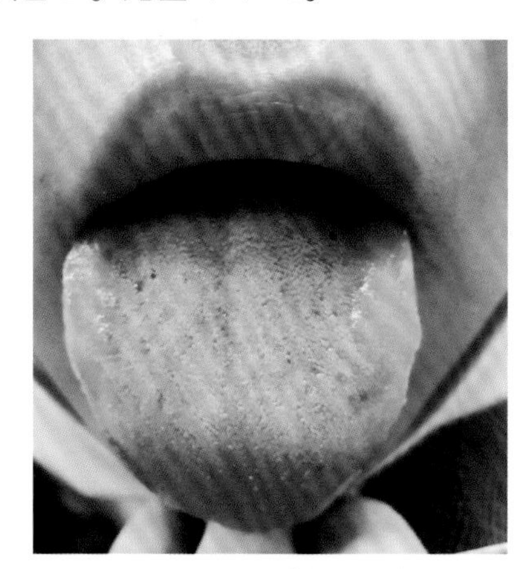

图 4-7-5　暖肝汤舌象

第八节　泻下剂

一、大承气汤（《伤寒论》）

大承气汤属于寒下剂，具有峻下热结的功效。

组成： 大黄、厚朴、枳实、芒硝。

主治： 1. 阳明腑实证。大便不通，频转矢气，脘腹痞满，腹痛拒按，按之硬，甚或潮热谵语，手足濈然汗出，脉沉实。

2. 热结旁流证。下利清水，色纯青，其气臭秽，脐腹疼痛，按之坚硬有块，口舌干燥，脉滑实。

方解： 方中大黄苦寒通降，泻热通便，荡涤胃肠实热积滞，是为君药。芒硝咸寒润降，泻热通便，软坚润燥，以除燥坚，用以为臣。芒硝、大黄配合，相须为用，泻下热结之功益峻。实热内阻，腑气不行，故佐以厚朴下气除满、枳实行气消痞，合而用之，既能消痞除满，又使胃肠气机通降下行以助泻下通便。四药相合，共奏峻下热结之功。

临症加减： 若兼气虚者，宜加人参以补气，以防泻下气脱；兼阴津不足者，宜加玄参、生地等以滋阴润燥。

现代药理研究提示，大承气汤具有促排便、保肝等作用。临床上常用于治疗急性传染性肝炎、肝性脑病、肠梗阻、急性胰腺炎、急性胆囊炎、化脓性阑尾炎等见便秘、苔黄、脉实者。

舌象特点： 舌苔黄燥起刺，或焦黑燥裂。见图 4-8-1。

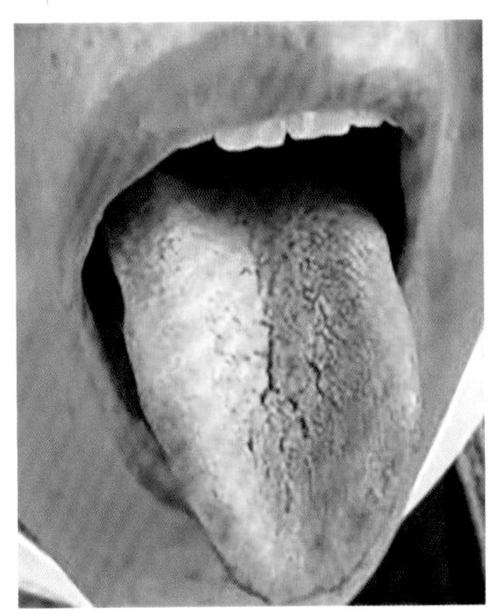

图4-8-1　大承气汤舌象

二、麻子仁丸（《伤寒论》）

麻子仁丸属润下剂，具有润肠泄热、行气通便的功效。

组成： 火麻仁、白芍、枳实、大黄、厚朴、苦杏仁、蜂蜜。

主治： 脾约证。大便干结，小便频数，脘腹胀痛，脉数。

方解： 方中火麻仁性味甘平，质润多脂，功能润肠通便，是为君药。苦杏仁上肃肺气，下润大肠；白芍养血敛阴，缓急止痛，为臣药。大黄、枳实、厚朴即小承气汤，以轻下热结，除胃肠燥热，为佐药。蜂蜜甘缓，既助火麻仁润肠通便，又可缓和小承气汤攻下之力，以为佐使。

临症加减： 痔疮便秘者，可加桃仁、当归以养血和血，润肠通便；痔疮出血属胃肠燥热者，可酌加槐花、地榆以凉血止血；燥热伤津较甚者，可加生地黄、玄参、石斛以增液通便。

现代药理研究提示，麻子仁丸具有促进肠道蠕动、抑制水分吸收、参与免疫反应、改变肠道黏膜通透性、兴奋平滑肌等作用。临床常用于治疗肝性脑病、功能性便秘、习惯性便秘、肠燥便秘、手术后大便燥结等证属津亏肠燥者。

舌象特点： 舌红苔黄。见图 4-8-2。

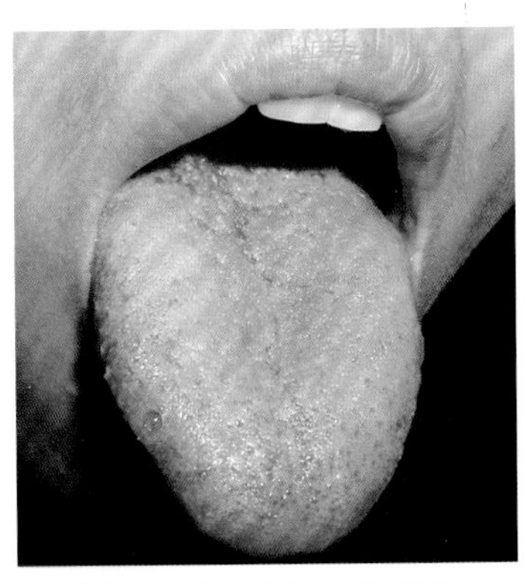

图4-8-2　麻子仁丸舌象

三、十枣汤（《伤寒论》）

十枣汤属逐水剂，具有攻逐水饮的功效。

组成： 大枣、甘遂、大戟、芫花。

主治： 1. 悬饮。症见咳唾胸胁引痛，心下痞硬，干呕短气，头痛目眩，或胸背掣痛不得息，脉沉弦。

2. 水肿。一身悉肿，尤以身半以下为重，腹胀喘满，二便不利，脉沉实。

方解： 方中甘遂善行经隧水湿，是为君药。大戟善泄脏腑水湿，芫花善消胸胁伏饮痰癖，均为臣药。三药峻烈，各有专攻，合而用之，则经隧脏腑胸胁积水皆能攻逐，且逐水之力愈著。然三药峻猛有毒，易伤正气，故以大枣十枚为佐，煎汤送服，其意有三：缓和诸药毒性；益气护胃，减少药后反应；培土制水，邪正兼顾。

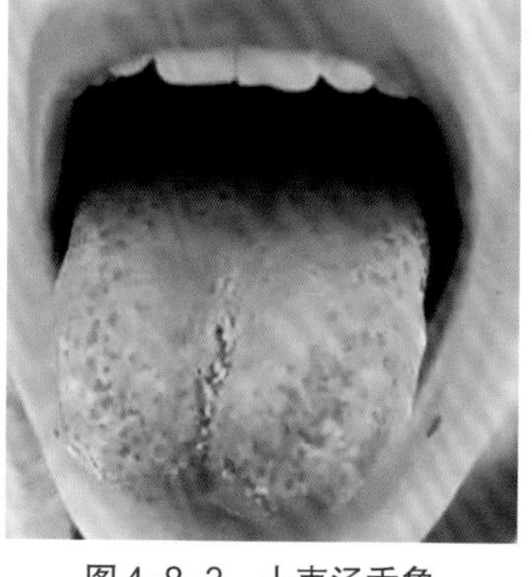
图4-8-3　十枣汤舌象

临症加减： 水肿实证病情重者，去大枣，加牵牛子、轻粉等泻下逐水；伏痰证，去芫花、大枣，加白芥子温肺豁痰。

现代药理研究提示，十枣汤具有利尿、改善心功能、增加毛细血管通透性等作用，临床常用于治疗渗出性脑膜炎、结核性胸膜炎、肝硬化，慢性肾炎所致的胸水、腹水或全身水肿，以及晚期血吸虫病所致的腹水等属水饮内停里实证者。

舌象特点： 舌苔白滑。见图4-8-3。

四、禹功散（《儒门事亲》）

禹功散属逐水剂，具有逐水通便、行气消肿的功效。

组成： 牵牛子、小茴香、姜汁。

主治： 阳水。遍身水肿，腹胀喘满，大便秘结，小便不利，脉沉有力。

方解： 方中牵牛子苦寒，通利二便，逐水消痰为君药。小茴香辛温芳香，行气止痛，与牵牛子相伍，既能增其逐水之功，又无寒凝碍水之弊，为臣药。姜汁调服，利水和胃为佐药。诸药配伍，逐水消肿，其效如大禹治水，故名“禹功散”。

临症加减： 阴寒内盛者，可加桂枝、川椒、吴茱萸温里散寒；气滞有寒者，合天台乌药散同用行气散寒止痛；肾阳不足者，合用肾气丸或真武汤温补肾阳；气滞水停者，合用柴胡疏肝散或胃苓汤行气利水。

现代药理研究提示，禹功散具有调节胃肠神经、促进胃肠蠕动、抑制肾小管对水和电解质的重吸收、扩张毛细血管、抗菌、抗炎等作用。临床上用于治疗肝硬化腹水、消化不良、慢性肠炎、肠痉挛、肠扭转、淋巴水肿、肾炎水肿、心脏病水肿等属水结气壅者。

舌象特点： 舌淡苔白腻。见图 4-8-4。

五、舟车丸（《景岳全书》）

舟车丸属逐水剂，具有行气逐水的功效。

组成： 牵牛子、大黄、甘遂、芫花、大戟、陈皮、青皮、木香、轻粉。

主治： 水热内壅，气机阻滞证。症见水肿水胀，口渴，气粗，腹坚，二便秘涩，脉沉数有力。

方解： 方中重用牵牛子逐水消肿，为君药；大黄助牵牛子荡涤肠胃，泄水泄热，为臣药；甘遂、大戟、芫花攻逐积水；青皮、陈皮、木香破气散结，理气燥湿，使气行则水行，共为佐药。又入少量轻粉，取其走而不守，逐水通便。诸药相合，共奏逐水行气之功，使水热壅实之邪从二便排出，犹如顺流之舟，下坡之车，顺势而下，故名为“舟车丸”。

临症加减： 若气虚者，加人参、白术，以益气补虚；若血虚者，加熟地黄、当归，以滋补阴血等。

现代药理研究提示，舟车丸具有利尿、刺激胃肠蠕动、促进肠液分泌、通便、解痉止痛等作用。临床上可用于治疗肝硬化或血吸虫病晚期之腹水、急慢性肾炎等疾病。

舌象特点： 舌苔白滑腻。见图 4-8-5。

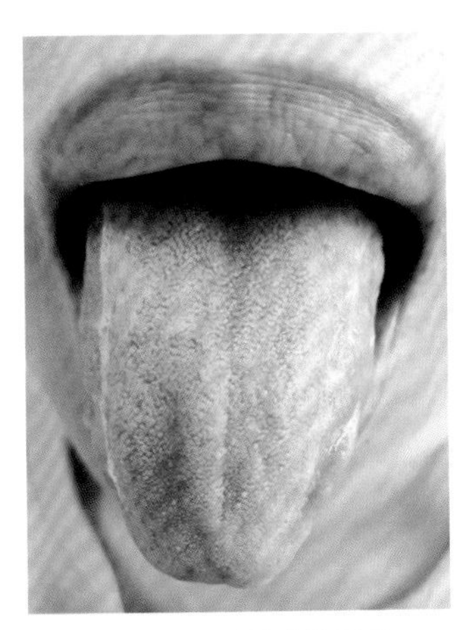

图4-8-4　禹功散舌象

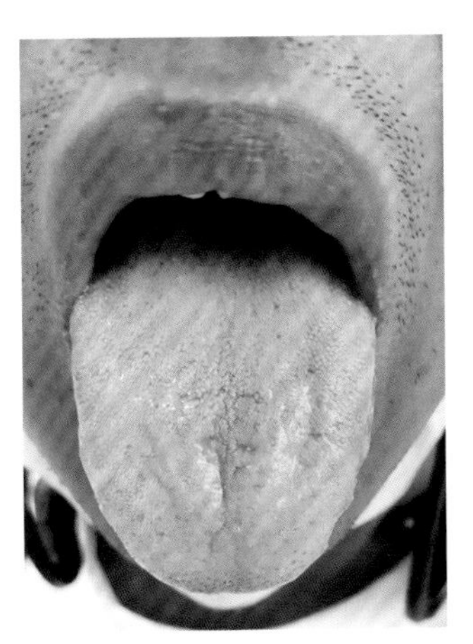

图4-8-5　舟车丸舌象

六、疏凿引子（《济生方》）

疏凿引子属逐水剂，具有泻下逐水，疏风发表的功效。

组成： 羌活、槟榔、大腹皮、茯苓皮、椒目、木通、泽泻、商陆、赤小豆、秦艽、生姜。

主治： 水湿壅盛，遍身肿满，喘呼气急，烦躁口渴，二便不利者。

方解： 方中商陆苦寒有毒，其性下行，专于行水，可通利二便，为君药。茯苓皮、泽泻、木通、椒目、赤小豆通利小便，渗利在里之水湿，为臣药。君臣相协，导在里之水湿从二便而出。羌活、秦艽、生姜疏风发表，开泄腠理，使在表之水湿从肌肤而散；水壅气结，故以大腹皮、槟榔下气行水，使气化则湿亦化，共为佐药。

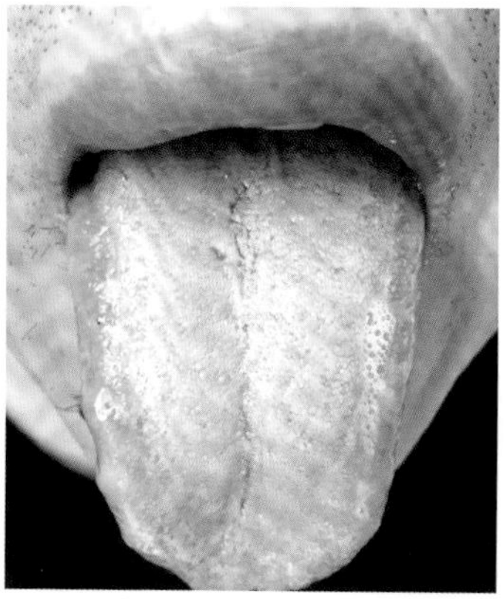

临症加减： 大便不通，腹满不减，加防己、大黄、葶苈子通腑利尿；尿痛、尿血，加白茅根、大蓟、小蓟凉血利尿；水邪迫肺，气喘粗满，倚息不能卧，加葶苈子、紫苏子、桑白皮泻肺平喘。

现代药理研究提示，疏凿饮子具有抗炎、抗氧化、促进肠蠕动、调节免疫、强心、降血压、改善循环等作用，临床常用于治疗高血压、蛋白尿、水肿、循环充血等疾病。

舌象特点： 舌红，苔黄腻。见图 4-8-6。

图4-8-6　疏凿引子舌象

第九节　消食剂

一、保和丸（《丹溪心法》）

保和丸具有消食化滞、理气和胃的功效。

组成： 山楂、神曲、半夏、茯苓、陈皮、连翘、莱菔子。

主治： 食积证。症见脘腹痞满胀痛，嗳腐吞酸，恶食呕吐，或大便泄泻，脉滑等。

方解： 方中重用山楂为君药，以消油腻肉积；神曲消酒食陈腐之积，莱菔子消面食痰浊之积，共为臣药，君臣合用，消食之力强，可消各种饮食积滞；陈皮、半夏、茯苓理气和胃，燥湿化痰，连翘散结清热，共为佐药。诸药合用，有消食导滞、理气和胃之功。

临证加减： 若食滞较重，脘腹胀痛较甚，加枳实、槟榔行气消食；食积化热较甚，嗳腐食臭，舌苔黄腻，加黄芩、黄连清热泻火；积滞结实，大便秘结，加大黄泄热通腑；兼脾虚大便溏泄，加白术健脾益气。

现代药理研究提示，保和丸具有增强胃肠蠕动、促进胃液分泌、促进胆汁分泌、降血脂、抗动脉硬化、抗炎等作用。临床主要用于治疗慢性肝炎、高脂血症、急性胃炎、慢性胆囊炎、慢性胰腺炎、慢性胃炎、慢性结肠炎等病的临床表现符合饮食积滞证者。

舌象特点： 舌苔厚腻。见图 4-9-1。

二、枳术丸（《脾胃论》引张元素方）

枳术丸具有健脾理气、化食消痞的功效。

组成： 枳实、白术。

主治： 脾虚气滞，饮食停积证。症见胸脘痞满，不思饮食，脉弦细数。

方解： 方中白术为君药，重在健脾益气，以助脾之运化；枳实为臣药，破气化滞，消痞除满。白术用量重于枳实一倍，意在以补为主，寓消于补之中。更以荷叶烧饭为丸，取其能升清阳，以助白术健脾益胃之功。

临证加减： 若脾虚较重者，宜加党参、甘草以助健脾；若见腹泻，可加茯苓、薏苡仁以渗湿止泻；若食积明显者，宜加焦三仙以消食和胃；若停饮胸满呃逆，加茯苓、干姜以消饮。

现代药理研究提示，枳术丸具有保肝、调节胃肠功能、增强机体免疫力、抗应激等作用。临床上主要用于治疗慢性肝炎、慢性胃炎、心源性水肿、术后便秘腹胀、消化不良、胃肠功能紊乱、胃癌等。

舌象特点： 舌质红苔黄腻。见图 4-9-2。

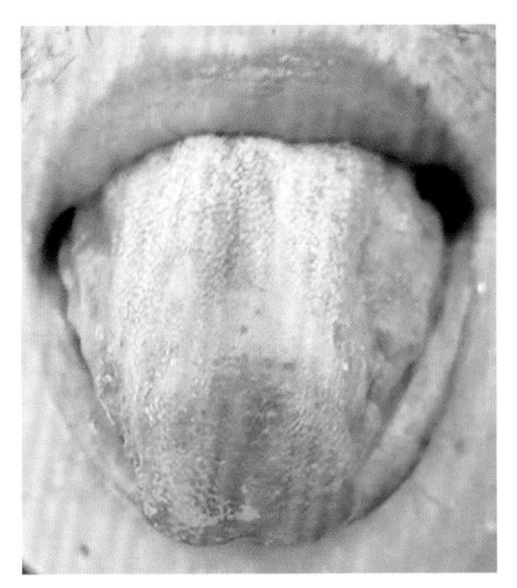

图4-9-1　保和丸舌象

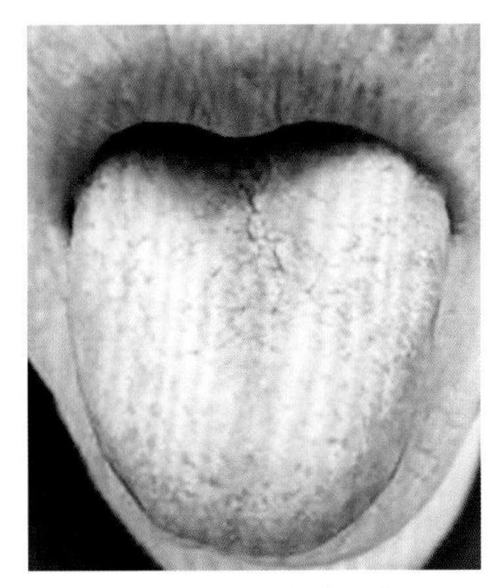

图4-9-2　枳术丸舌象

三、枳实导滞丸（《内外伤辨惑论》）

枳实导滞丸具有消食导滞、清热祛湿的功效。

组成： 大黄、枳实、神曲、茯苓、黄芩、黄连、白术、泽泻。

主治： 湿热食积证。症见脘腹胀痛，下痢泄泻，或大便秘结，小便短赤，脉沉有力。

方解： 方中君以大黄攻积泻热，使积热从大便而下；臣以枳实行气消积，而除脘腹之胀满；佐以黄连、黄芩清热燥湿，又能厚肠止痢；以茯苓、泽泻利水渗湿，且可止泻；用白术健脾燥湿，以攻积而不伤正；神曲消食化滞，使食消而脾胃和。诸药相伍，使积去滞消，湿化热清，则诸症自解。

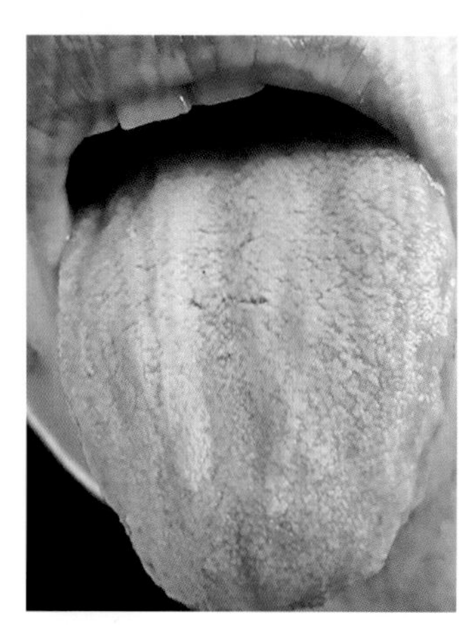

图4-9-3　枳实导滞丸舌象

临症加减： 脾虚甚者，重用白术以增益气健脾之功；偏寒者，减黄连，加高良姜、肉桂温中散寒；胀满重者，可加陈皮、木香等以加强行气消胀之效。

现代药理研究提示，枳实导滞丸具有促进胃肠蠕动、促进胃液分泌、促进胆汁分泌、降血脂、抗菌、抗炎等作用。临床上常用于治疗急性胃肠炎、细菌性痢疾、胆囊炎、胰腺炎等疾病符合湿热积滞者。

舌象特点： 舌苔黄腻。见图 4-9-3。

四、健脾丸（《证治准绳》）

健脾丸具有健脾和胃、消食止泻的功效。

组成： 白术、木香、黄连、甘草、茯苓、人参、神曲、陈皮、砂仁、麦芽、山楂、山药、肉豆蔻。

主治： 脾虚食积证。食少难消，脘腹痞闷，大便溏薄，倦怠乏力，脉虚弱。

方解： 本方人参、白术、茯苓用量居多，重在补气健脾运湿以止泻，共用为君药。臣以山楂、神曲、麦芽消食和胃，除已停之积。再佐肉豆蔻、山药健脾止泻；木香、砂仁、陈皮理气开胃，醒脾化湿，且使全方补而不滞；黄连清热燥湿，以除食积所生之热。甘草补中和药，是为佐使之用。诸药共用，使脾健、食消、气畅、热清、湿化。

临症加减： 湿甚者加车前子、泽泻以利水渗湿；兼寒者去黄连，加干姜以温中祛寒。本方为消补兼施之剂，但补益之药多壅滞，消克之品易伤脾，临床应用时应权衡轻重，配伍适宜。

现代药理研究提示，健脾丸具有抗菌、抗溃疡、促进消化液分泌等作用。临床常用于治疗慢性肝炎、慢性胃炎、慢性肠炎、胃肠功能紊乱、消化不良、过敏性结肠炎等属脾虚食积者。

舌象特点： 苔腻微黄。见图4-9-4。

五、木香槟榔丸（《儒门事亲》）

木香槟榔丸具有行气导滞、攻积泄热的功效。

组成： 木香、槟榔、青皮、陈皮、莪术、黄连、黄柏、大黄、香附、牵牛子。

主治： 痢疾，食积。症见脘腹痞满胀痛，或赤白痢疾，里急后重，或大便秘结，脉沉实。

方解： 方中用木香、槟榔行气导滞，调中止痛，消脘腹胀满，除里急后重，为君药。大黄、牵牛子攻积导滞，泄热通便，共为臣药；青皮、香附疏肝理气，消积止痛，助木香、槟榔行气导滞；莪术祛瘀行气，散结止痛；陈皮理气和胃，健脾燥湿；黄连、黄柏清热燥湿而止痢，均为佐药。诸药合用，以行气导滞为主，配以清热、攻下、活血之品，共奏行气导滞、攻积泄热之功。

临证加减： 若积滞重，大便秘结为主者，加枳壳、芒硝以导滞通便；用治湿热痢疾，去陈皮、牵牛子、莪术，加秦皮、白头翁以清热解毒止痢。

现代药理研究提示，木香槟榔丸具有较强的抗菌作用，能兴奋胃肠道平滑肌，促进胃肠运动，缓解腹胀等。临床常用于治疗消化不良、急性细菌性痢疾、急慢性胆囊炎、急性胃肠炎、肠梗阻等属食积内阻肠胃者。

舌象特点： 舌苔黄腻。见图4-9-5。

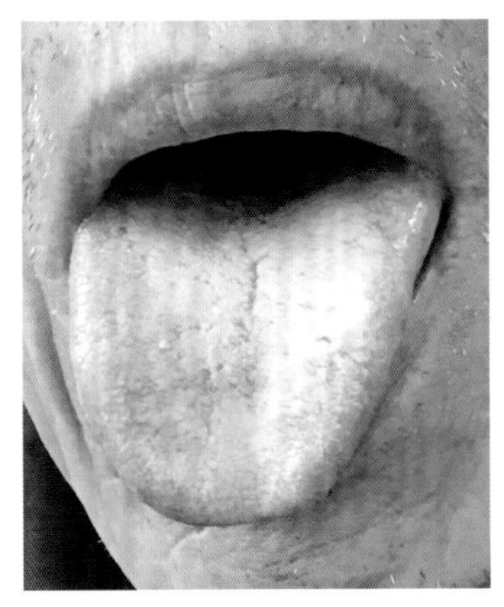

图4-9-4　健脾丸舌象

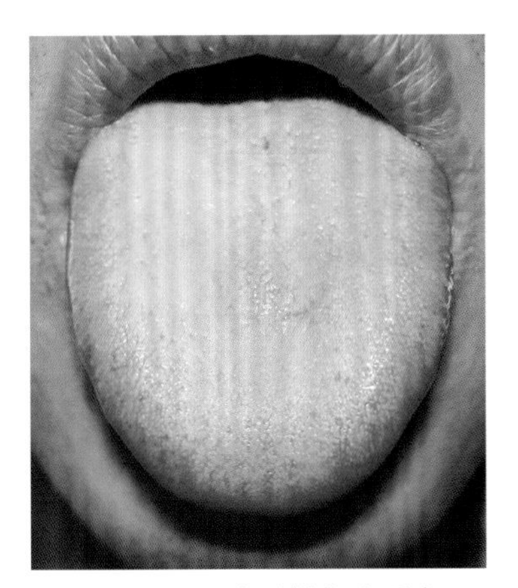

图4-9-5　木香槟榔丸舌象

第十节　理气剂

一、半夏厚朴汤（《金匮要略》）

半夏厚朴汤具有行气散结、降逆化痰的功效。

组成： 半夏、厚朴、茯苓、生姜、紫苏叶。

主治： 梅核气。症见咽中如有物阻，咯吐不出，吞咽不下，胸膈满闷，或咳或呕，脉弦缓或弦滑。

方解： 方中半夏辛温入肺胃，化痰散结，降逆和胃，为君药。厚朴苦辛性温，下气除满，助半夏散结降逆，为臣药。茯苓甘淡渗湿健脾，以助半夏化痰；生姜辛温散结，和胃止呕，且制半夏之毒；紫苏叶芳香行气，理肺舒肝，助厚朴行气宽胸、宣通郁结之气，共为佐药。

临症加减： 若气郁较甚者，加香附、郁金助行气解郁之功；胁肋疼痛者，加川楝子、延胡索以疏肝理气止痛；咽痛者，加玄参、桔梗以解毒散结，宣肺利咽。

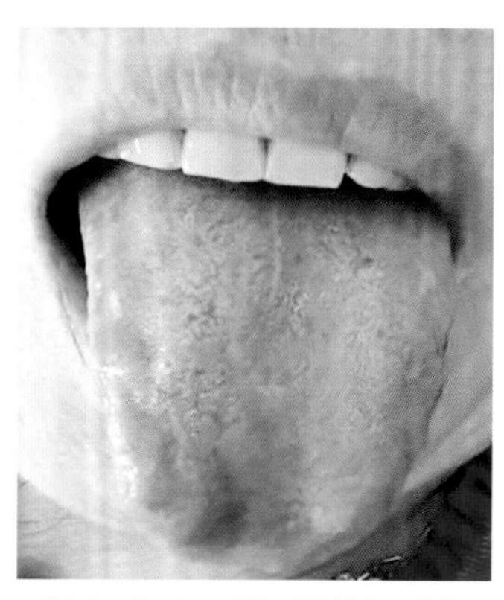

图4-10-1　半夏厚朴汤舌象

现代药理研究提示，半夏厚朴汤具有镇静、抗过敏、镇呕止吐、增进肠道功能等作用。临床上常用于治疗咽异物感、癔症、焦虑性神经症、抑郁症、顽固性失眠、慢性咽喉炎、慢性胃炎、食管痉挛、胃轻瘫综合征、化疗或放疗所致恶心呕吐、反流性食管炎等证属痰气郁结者。

舌象特点： 舌苔白润或白腻。见图4-10-1。

二、金铃子散（《素问病机气宜保命集》）

金铃子散具有疏肝泄热、活血止痛的功效。

组成： 川楝子（金铃子）、延胡索（玄胡索）。

主治： 肝郁化火证。胸腹、胁肋、脘腹诸痛，或痛经、疝气痛，时发时止，口苦，脉弦数。

方解： 方中川楝子苦寒入肝，疏肝气，泄肝火，以治胸腹胁肋疼痛而为君药；延胡索辛苦性温入肝经，能行血中气滞以达行气活血止痛之功，为臣佐之药。二药相配，气行血畅，疼痛自止。

临症加减： 若见胸胁疼痛，可酌加郁金、柴胡、香附等疏肝理气；若脘腹疼痛者，可酌加木香、陈皮、砂仁理气和中；若妇女痛经者，可酌加当归、益母草、香附等行气通经；若少腹疝气痛者，可酌加乌药、橘核、荔枝核行气止痛。

现代药理研究提示，川楝子散具有抗炎、镇痛、调节内分泌、改善微循环、抗癌等作用。临床常用于治疗慢性肝炎、肝硬化、胆囊炎、胆石症、消化性溃疡、慢性胃炎属肝郁化火者。

舌象特点： 舌红苔黄。见图 4-10-2。

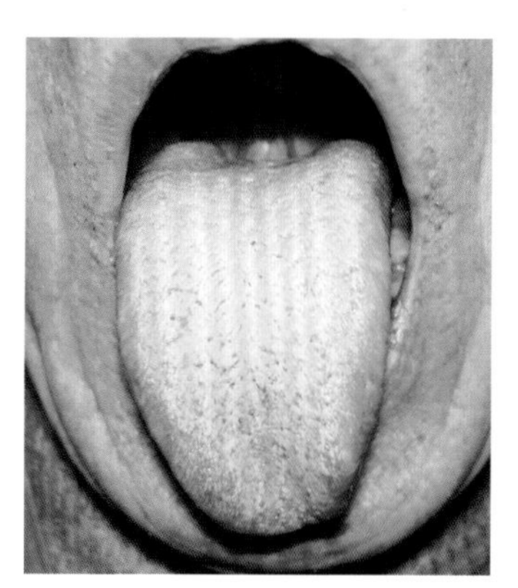

图 4-10-2 金铃子散舌象

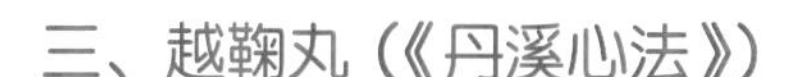

三、越鞠丸（《丹溪心法》）

越鞠丸具有行气解郁的功效。

组成： 香附、川芎、苍术、神曲、栀子。

主治： 六郁证。胸膈痞闷，脘腹胀痛，嗳腐吞酸，恶心呕吐，饮食不消。

方解： 方中香附疏肝解郁，以治气郁，为君药。川芎辛香，为血中气药，既可活血祛瘀，以治血郁，又可助香附行气解郁之功，为臣药。栀子清热泻火，以治火郁；苍术燥湿运脾，以治湿郁；神曲消食导滞，以治食郁。三药共为佐药。痰郁未设治痰之品，此亦是治病求本之意。

临症加减： 若气郁偏重者，可重用香附，酌加木香、枳壳、厚朴等以助行气解郁；血郁偏重者，重用川芎，酌加桃仁、赤芍、红花等以助活血祛瘀；湿郁偏重者，重用苍术，酌加茯苓、泽泻以助利湿；食郁偏重者，重用神曲，酌加山楂、麦芽以助消食；火郁偏重者，重用栀子，酌加黄芩、黄连以助清热泻火；痰郁偏重者，酌加半夏、瓜蒌以助祛痰。

现代药理研究提示，越鞠丸具有镇痛、抗炎、改善血液循环等作用，其作用部位包括中枢神经系统、免疫系统、消化系统、循环系统、血液系统等。临床常用于治疗急慢性肝炎、胃神经官能症、胃及十二指肠溃疡、慢性胃炎、胆石症、胆囊炎等属气血痰食等郁滞证者。

舌象特点： 舌淡苔白。见图 4-10-3。

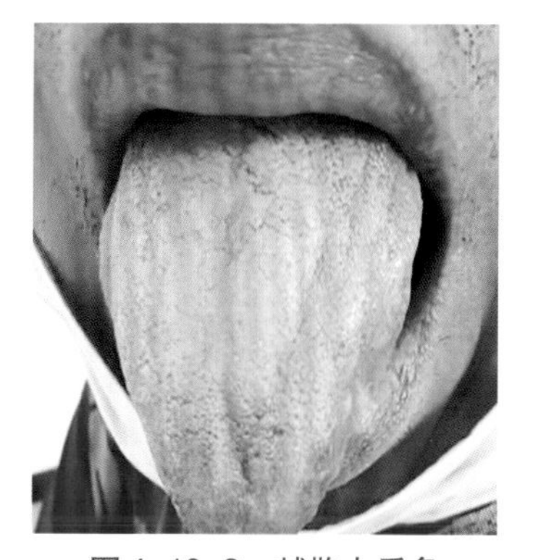

图 4-10-3 越鞠丸舌象

四、柴胡疏肝散（《证治准绳》）

柴胡疏肝散具有疏肝解郁、行气止痛的功效。

组成： 陈皮、柴胡、川芎、香附、枳壳、芍药、炙甘草。

主治： 肝气郁滞证。胁肋疼痛，胸闷喜太息，情志抑郁或易怒，或嗳气，脘腹胀满，脉弦。

方解： 方中以柴胡善疏肝解郁，用以为君。香附理气疏肝而止痛，川芎活血行气以止痛，二药相合，助柴胡以解肝经之郁滞，并增行气活血止痛之效，共为臣药。陈皮、枳壳理气行滞，芍药、甘草养血柔肝，缓急止痛，均为佐药。甘草调和诸药，亦为使药。

临症加减： 气郁血滞见胁肋痛甚，舌有瘀点或紫气者，加当归、郁金、乌药以行气活血止痛；肝郁化火见口苦舌红，加栀子、黄芩、川楝子以清泻肝火；兼肝阴不足见胁痛口干，舌红少苔，酌加枸杞子、沙参、麦冬以滋阴柔肝。

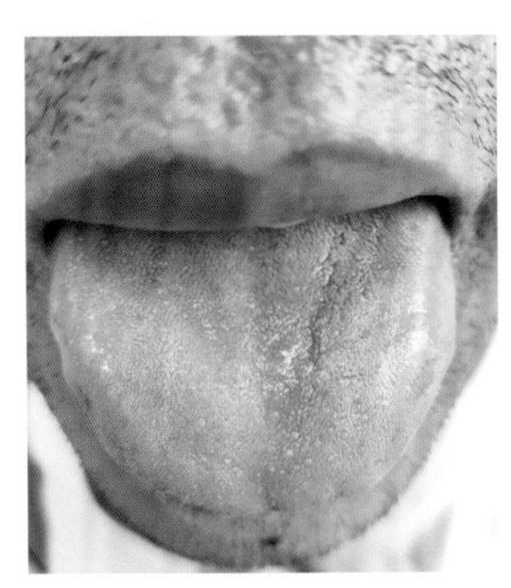

图4-10-4 柴胡疏肝散舌象

现代药理研究提示，柴胡疏肝散具有抗炎、抗纤维化、抗抑郁、改善肝脏血流、促进胆汁分泌等作用。临床常用于酒精性肝炎、病毒性肝炎、功能性消化不良、抑郁症、胆汁反流性胃炎、肝脏疾病、胆心综合征等证属肝郁气滞者。

舌象特点： 舌淡苔薄。见图4-10-4。

五、天台乌药散（《圣济总录》）

天台乌药散具有行气疏肝、散寒止痛的功效。

组成： 乌药、木香、小茴香、青皮、高良姜、槟榔、川楝子、巴豆。

主治： 寒凝气滞证。症见小肠疝气，少腹痛引睾丸，脉沉弦。亦治妇女痛经、瘕聚。

方解： 方中乌药辛温，入厥阴肝经，行气疏肝，散寒止痛，为君药。青皮疏肝理气，小茴香暖肝散寒，高良姜散寒止痛，木香行气止痛，四药辛温芳香，合而用之，加强乌药行气疏肝、散寒止痛之功，共为臣药。槟榔行气导滞，直达下焦而破坚；苦寒之川楝子与辛热之巴豆同炒，去巴豆而用川楝子，既可制其苦寒之性，又增其行气散结之力，共为佐使药。诸药合用，使寒凝得散，气滞得疏，肝络调和，则疝痛自愈。

临症加减： 用于偏坠肿胀，可加荔枝核、橘核以增强行气止痛之功；寒甚者，可加肉桂、吴茱萸以加强散寒止痛之力。

现代药理研究提示，天台乌药散具有改善微循环、调节内分泌、促进消化液分泌、抗炎、抗菌等作用。临床常用于治疗慢性胃炎、慢性结肠炎、腹股沟疝等疾病属肝寒气滞证者。

舌象特点： 舌淡苔白。见图 4-10-5。

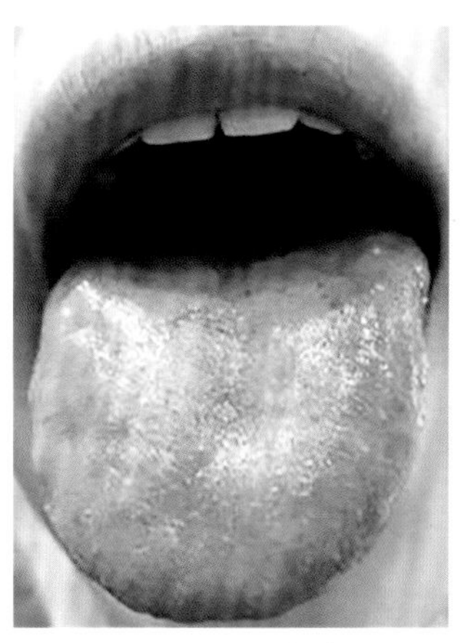

图 4-10-5　天台乌药散舌象

第十一节　安神剂

一、珍珠母丸（《普济本事方》）

珍珠母丸具有镇心安神、平肝潜阳、滋阴养血的功效。

组成： 珍珠母、酸枣仁、柏子仁、龙齿、当归、熟地黄、人参、茯神、沉香、犀角（水牛角代）、朱砂、金银花、薄荷。

主治： 心肝阳亢，阴血不足，神志不宁证。入夜少寐，时而惊悸，头目眩晕，脉细弦。

方解： 方中珍珠母、龙齿平肝潜阳，镇心安神，定惊悸，为君药。人参、当归、熟地黄养阴血，益心气；酸枣仁、柏子仁、茯神安神定志，共为臣药。水牛角镇惊而清心，兼清阳亢之热；沉香摄纳浮阳，使其上扰之阳沉降下行，潜于阴中，为佐药。朱砂为衣，金银花、薄荷汤送下，可增平肝镇惊、清热安神之效，为佐使药。诸药配伍，标本兼顾，共奏镇心安神、平肝潜阳、滋阴养血之功。

临症加减： 阳亢化风，内扰上冲见心烦、头痛目赤，加知母、夏枯草、菊花平抑肝阳；阳亢化风，气血上逆，见眩晕较甚，去人参、水牛角，加牛膝、天麻、钩藤镇肝息风。

现代药理研究提示，珍珠母丸具有兴奋造血功能、增强吞噬和免疫功能、健脑益智、镇静催眠、解热镇惊等作用。临床常用于治疗神经衰弱、脑卒中、高血压、冠心病、癫痫等证属阴虚肝阳上亢者。

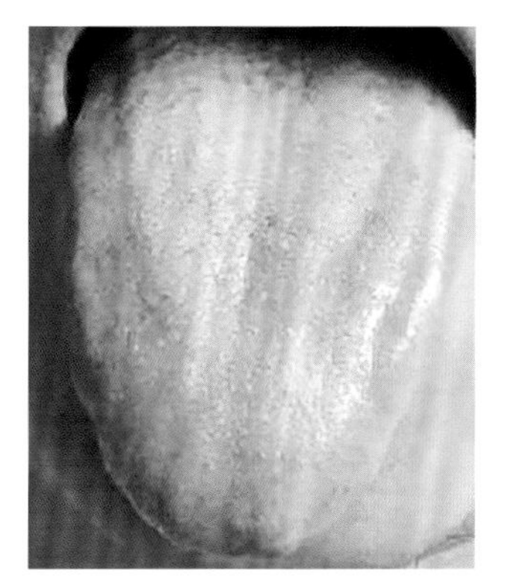

图 4-11-1　珍珠母丸舌象

舌象特点： 舌质淡红，苔薄白或少苔。见图 4-11-1。

二、酸枣仁汤（《金匮要略》）

酸枣仁汤具有养血安神、清热除烦的功效。

组成： 酸枣仁、甘草、知母、茯苓、川芎。

主治： 肝血不足，虚热内扰之虚烦不眠证。虚烦失眠，心悸不安，头目眩晕，咽干口燥，脉弦细。

方解： 方中重用酸枣仁为君，以其甘酸质润，入心、肝之经，养血补肝，宁心安神。茯苓宁心安神；知母苦寒质润，滋阴润燥，清热除烦，共为臣药，与君药相伍，以助安神除烦之功。佐以川芎之辛散，调肝血而疏肝气，与大量之酸枣仁相伍，辛散与酸收并用，补血与行血结合，具有养血调肝之妙。甘草和中缓急，调和诸药为使。

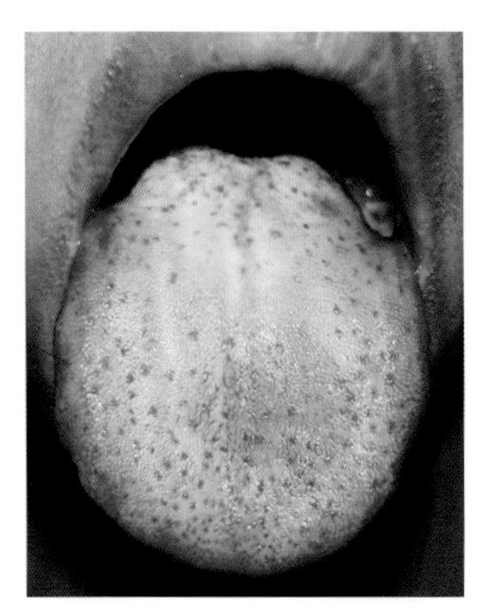
图4-11-2　酸枣仁汤舌象

临证加减： 血虚甚而头目眩晕重者，加当归、白芍、枸杞子增强养血补肝之功；虚火重而咽干口燥甚者，加麦冬、生地黄以养阴清热；若寐而易惊，加龙齿、珍珠母镇惊安神；兼见盗汗，加五味子、牡蛎安神敛汗。

现代药理研究提示，酸枣仁汤具有镇静催眠、抗焦虑、抗抑郁、改善记忆、抗惊厥、降脂、调节心脑血管系统等作用。临床上常用于治疗慢性肝炎之肝血不足证、神经衰弱、神经官能症、更年期综合征、高血压、高脂血症、惊厥等疾病。

舌象特点： 舌红。见图4-11-2。

三、天王补心丹（《摄生秘剖》）

天王补心丹具有滋阴养血、补心安神的功效。

组成： 生地黄、人参、丹参、玄参、茯苓、五味子、远志、桔梗、当归身、天冬、麦冬、柏子仁、酸枣仁、朱砂。

主治： 阴虚血少，神志不安证。心悸怔忡，虚烦失眠，神疲健忘，或梦遗，手足心热，口舌生疮，大便干结，脉细数。

方解： 方中重用甘寒之生地黄，入心能养血，入肾能滋阴，故能滋阴养血，壮水以制虚火，为君药。天冬、麦冬滋阴清热，酸枣仁、柏子仁养心安神，当归补血润燥，共助生地黄滋阴补血，并养心安神，俱为臣药。玄参滋阴降火；茯苓、远志养心安神；人参补气以生血，并能安神益智；五味子之酸以敛心气，安心神；丹参清心活血，合补血药使补而不滞，则心血易生；朱砂镇心安神，以治其标，以上共为佐药。桔梗为舟楫，载药上行以使药力缓留于上部心经，为使药。

临证加减： 失眠重者，加龙骨、磁石以重镇安神；心悸怔忡甚者，加龙眼肉、首乌藤以增强养心安神之功；遗精者，加金樱子、煅牡蛎以固肾涩精。

现代药理研究提示，天王补心丹具有保肝、改善记忆、调节神经内分泌、抗炎、抗氧化等作用，临床上常用于治疗迁延性肝炎、脂肪肝、失眠、焦虑症、抑郁症、心绞痛、心律失常、心肌炎、糖尿病性心肌病、甲状腺功能亢进等疾病。

舌象特点： 舌红少苔。见图 4-11-3。

四、甘麦大枣汤（《金匮要略》）

甘麦大枣汤具有养心安神、和中缓急的功效。

组成： 甘草、小麦、大枣。

主治： 脏躁。症见精神恍惚，常悲伤欲哭，不能自主，心中烦乱，睡眠不安，甚则言行失常，呵欠频作，脉细数。

方解： 方中小麦为君药，养心阴，益心气，安心神，除烦热。甘草补益心气，和中缓急，为臣药。大枣甘温质润，益气和中，润燥缓急，为佐使药。

临证加减： 若见阵发性身热，脸赤，汗出，可加麦冬以养心止汗；心烦不眠，可加百合、酸枣仁以养肝宁心；呵欠频作属于心肾两虚者，可加山茱萸、党参以补养心肾。

现代药理研究提示，甘麦大枣汤具有升高白细胞、镇静、催眠、抗惊厥等作用。临床上常用于治疗肝炎后综合征、更年期综合征、失眠、癔病、癫痫、便秘、肺心病并发心律失常等疾病。

舌象特点： 舌淡红苔少。见图 4-11-4。

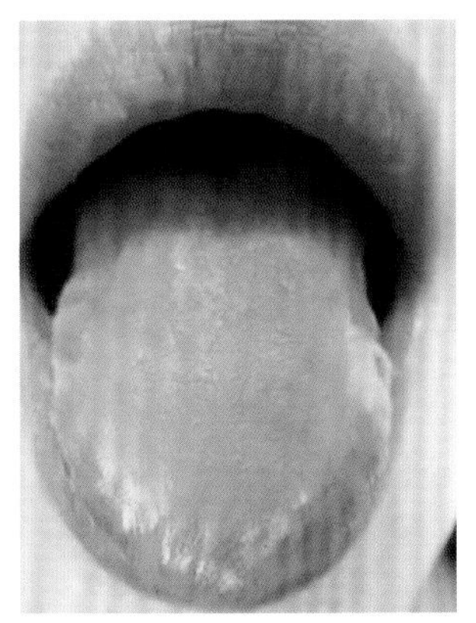

图 4-11-3　天王补心丹舌象

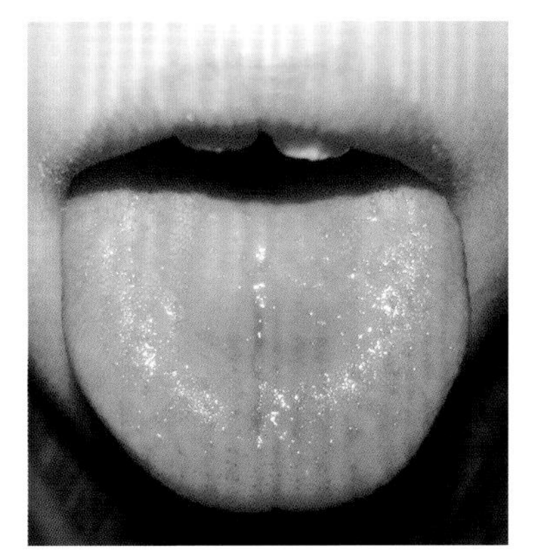

图 4-11-4　甘麦大枣汤舌象

五、朱砂安神丸（《内外伤辨惑论》）

朱砂安神丸具有镇心安神、清热养血的功效。

组成： 朱砂、甘草、黄连、当归、生地黄。

主治： 心火亢盛，阴血不足证。症见心神烦乱，失眠多梦，惊悸怔忡，或胸中懊侬，脉细数。

方解： 方中朱砂甘寒质重，专入心经，寒能清热，重可镇怯，既能重镇安神，又可清心火，治标之中兼能治本，是为君药。黄连苦寒，入心经，清心泻火，以除烦热，为臣药。君、臣相伍，重镇以安神，清心以除烦，以收泻火安神之功。佐以生地黄之甘苦寒，以滋阴清热；当归之辛甘温润，以补血，合生地黄滋补阴血以养心。使以甘草调药和中，以防黄连之苦寒、朱砂之质重碍胃。

临证加减： 若胸中烦热较甚，加栀子、莲子心以增强清心除烦之力；兼惊恐，宜加生龙骨、生牡蛎以镇惊安神；失眠多梦者，可加酸枣仁、柏子仁以养心安神。

现代药理研究提示，朱砂安神丸具有镇静催眠、抗心律失常、抗惊厥、解热、镇痛等作用。临床上常用于治疗长期肝病导致神经衰弱、精神分裂症、抑郁症、癫痫等疾病。

舌象特点： 舌红。见图 4-11-5。

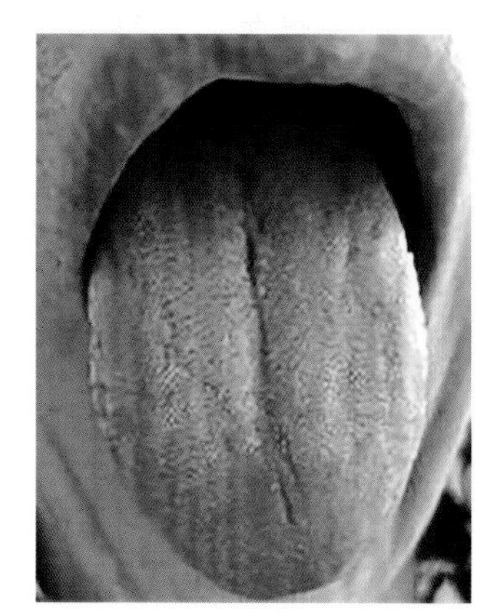

图4-11-5　朱砂安神丸舌象

第十二节　止血剂

一、十灰散（《十药神书》）

十灰散具有凉血止血的功效。

组成： 大蓟、小蓟、荷叶、侧柏叶、白茅根、茜草、栀子、大黄、牡丹皮、棕榈皮。

主治： 血热妄行之上部出血证。症见呕血、吐血、咯血、嗽血、衄血等，血色鲜红，来势暴急，脉数。

方解： 方中大蓟、小蓟性味甘凉，长于凉血止血，且能祛瘀，是为君药。荷叶、侧柏叶、白茅根、茜草皆能凉血止血；棕榈皮收涩止血，与君药相配，既能增强澄本清源之力，又有塞流止血之功，皆为臣药。血之所以上溢，是由于气盛火旺，故用栀子、大黄清热泻火，挫其鸱张之势，可使邪热从大小便而去，使气火降而助血止，是为佐药；重用凉降涩止之品，恐致留瘀，故以牡丹皮配大黄凉血祛瘀，使止血而不留瘀，亦为佐药。

临症加减： 若气火上逆、血热较盛者，可用本方改作汤剂使用，此时当加大大黄、栀子的用量，作为君药，并可配入牛膝、赭石等镇降之品，引血下行。

现代药理研究提示，十灰散具有解热、降血压、抗菌、镇静、止血等作用，临床上常用于治疗肝硬化合并腹水、肝功能衰竭、亚急性重型肝炎、内毒素血症、原发性血小板减少性紫癜、消化道出血、渗出性胸膜炎、晚期血吸虫病腹水肿满等疾病。

舌象特点： 舌红。见图 4-12-1。

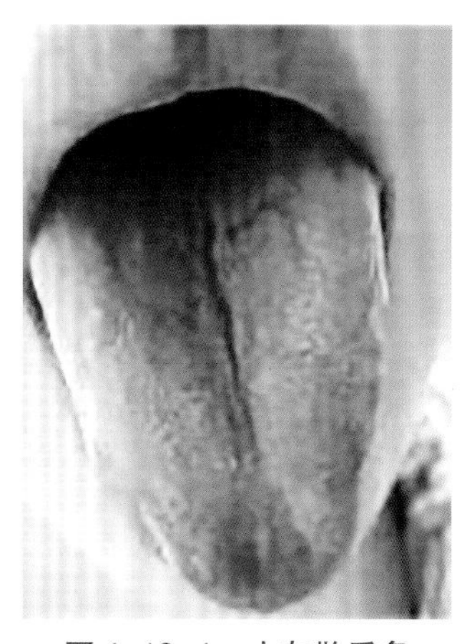

图 4-12-1　十灰散舌象

二、黄土汤（《金匮要略》）

黄土汤具有温阳健脾、养血止血的功效。

组成： 灶心黄土、甘草、干地黄、白术、附子、阿胶、黄芩。

主治： 脾阳不足，脾不统血证。症见大便下血，先便后血，以及吐血、衄血、妇人崩漏，血色暗淡，四肢不温，面色萎黄，脉沉细无力。

方解： 方中灶心黄土（即伏龙肝），辛温而涩，温中止血，是为君药。白术、附子温阳健脾，助君药以复脾土统血之权，共为臣药。然辛温之白术、附子易耗血动血，且出血者，阴血每亦亏耗，故以地黄、阿胶滋阴养血止血；与苦寒之黄芩合用，又能制约白术、附子过于温燥之性；而地黄、阿胶得白术、附子则滋而不腻，避免了呆滞碍脾之弊，均为佐药。甘草调药和中，为使药。诸药合用，共呈寒热并用、标本兼顾、刚柔相济的配伍特点。

临症加减： 出血多者，酌加三七、白及等以止血；若气虚甚者，可加人参以益气摄血；胃纳较差者，阿胶可改为阿胶珠，以减其滋腻之性。脾胃虚寒较甚者，可加炮姜炭以温中止血。方中灶心黄土缺时，可以赤石脂代之。

现代药理研究提示，黄土汤具有升高红细胞、血红蛋白、血小板计数，缩短凝血酶原时间等作用。临床上常用于治疗肝硬化食管静脉曲张出血、上消化道出血、鼻衄、内痔便血、崩漏、血小板减少性紫癜、尿血、溃疡性结肠炎、自汗、遗尿等病。

舌象特点： 舌淡苔白。见图 4-12-2。

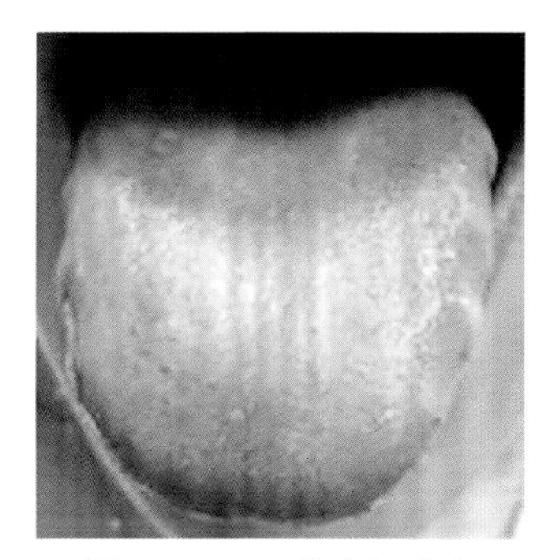

图 4-12-2　黄土汤舌象

三、槐花散（《普济本事方》）

槐花散具有清肠止血、疏风行气的功效。

组成： 槐花、侧柏叶、荆芥穗、枳壳。

主治： 风热湿毒，壅遏肠道，损伤血络便血证。症见肠风、脏毒，或便前出血，或便后出血，或粪中带血，以及痔疮出血，血色鲜红或晦暗，脉数。

方解： 方中槐花苦微寒，善清大肠湿热，凉血止血，为君药。侧柏叶味苦微寒，清热止血，可增强君药凉血止血之力，为臣药。荆芥穗辛散疏风，微温不燥，炒用入血分而止血；盖大肠气机被风热湿毒所遏，故用枳壳行气宽肠，以达“气调则血调”之目的，共为佐药。诸药合用，既能凉血止血，又能清肠疏风，使风热、湿热邪毒得清，则便血自止。

临症加减： 若便血较多，荆芥可改用荆芥炭，并加入黄芩炭、地榆炭、棕榈炭等，以加强止血之功；若大肠热甚，可加入黄连、黄芩等以清肠泄热；若脏毒下血紫暗，可加入苍术、茯苓等以祛湿毒；便血日久血虚，可加入熟黄、当归等以养血和血。

现代药理研究提示，槐花散具有止血、抗氧化、收缩血管、抗菌、降低毛细血管通透性及脆性等作用。临床上常用于治疗慢性肝炎、痔疮、结肠炎、便血等病。

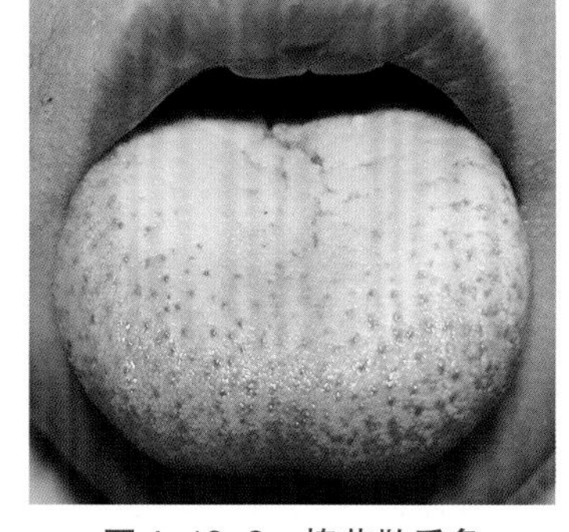

图 4-12-3　槐花散舌象

舌象特点： 舌红苔黄。见图 4-12-3。

四、小蓟饮子（《济生方》）

小蓟饮子具有凉血止血、利水通淋的功效。

组成： 生地黄、小蓟、滑石、木通、蒲黄、藕节、淡竹叶、当归、栀子、甘草。

主治： 热结下焦之血淋、尿血。尿中带血，小便频数，赤涩热痛，脉数。

方解： 方中小蓟甘凉入血分，功擅清热凉血止血，又可利尿通淋，尤宜于尿血、血淋之症，是为君药。生地黄甘苦性寒，凉血止血，养阴清热；蒲黄、藕节助君药凉血止血，并能消瘀，共为臣药。君臣相配，使血止而不留瘀。热在下焦，宜因势利导，故以滑石、淡竹叶、木通清热利水通淋；栀子清泻三焦之火，导热从下而出；当归养血和血，引血归经，尚有防诸药寒凉滞血之功，合而为佐。使以甘草缓急止痛，和中调药。诸药合用，共成凉血止血为主，利水通淋为辅之方。

临症加减： 方中甘草应以生甘草为宜，以增强清热泻火之力；若尿道刺痛者，可加琥珀末吞服，以通淋化瘀止痛；若血淋、尿血日久气阴两伤者，可减木通、滑石等寒滑渗利之品，酌加太子参、黄芪、阿胶等以补气养阴。

现代药理研究提示，小蓟饮子具有升高血压和兴奋心脏、止血、抗菌等作用。临床上常用于治疗急性泌尿性感染、尿血、泌尿系结石、肾炎、肾结核等病。

舌象特点： 舌红苔薄黄。见图 4-12-4。

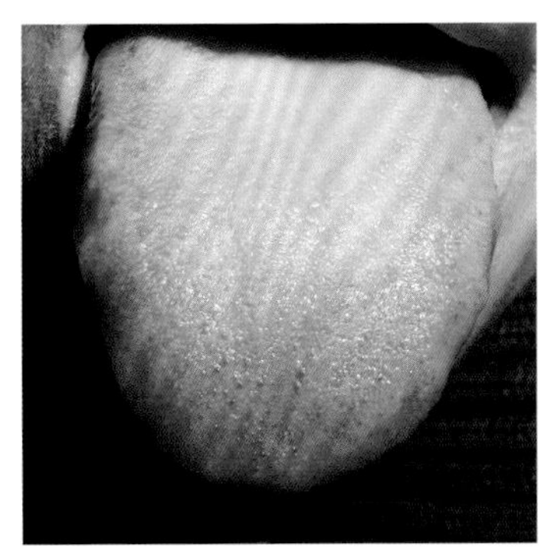

图4-12-4　小蓟饮子舌象

五、咳血方（《丹溪心法》）

咳血方具有清肝宁肺、凉血止血的功效。

组成： 青黛、瓜蒌子、诃子、海粉、栀子。

主治： 肝火犯肺之咳血证。咳嗽痰稠带血，咯吐不爽，心烦易怒，胸胁作痛，咽干口苦，颊赤便秘，脉弦数。

方解： 方中青黛咸寒，入肝、肺二经，清肝泻火，凉血止血；栀子苦寒，入心、肝、肺经，清热凉血，泻火除烦，炒黑可入血分而止血，两药合用，澄本清源，共为君药。火热灼津成痰，痰不清则咳不止，咳不止则血难宁，故用瓜蒌子甘寒入肺，清热化痰，润肺止咳；海粉（现多用海浮石）清肺降火，软坚化痰，共为臣药。诃子苦涩性平，入肺与大肠经，清降敛肺，化痰止咳，用以为佐。诸药合用，共奏清肝宁肺之功，使木不刑金，肺复宣降，痰化咳平，其血自止。

临症加减： 火热伤阴者，可酌加沙参、麦冬等以清肺养阴；若咳甚痰多者，可加川贝母、天竺黄、枇杷叶等以清肺化痰止咳。本方去诃子、海浮石，加青蒿、牡丹皮，治疗鼻衄，亦有较好疗效。

现代药理研究提示，咳血方具有调节内分泌、抑制支气管平滑肌痉挛、抗菌、抗病毒等作用。临床上常用于治疗肝硬化、咯血、肺结核、支气管扩张、肺癌等病。

舌象特点： 舌红苔黄。见图 4-12-5。

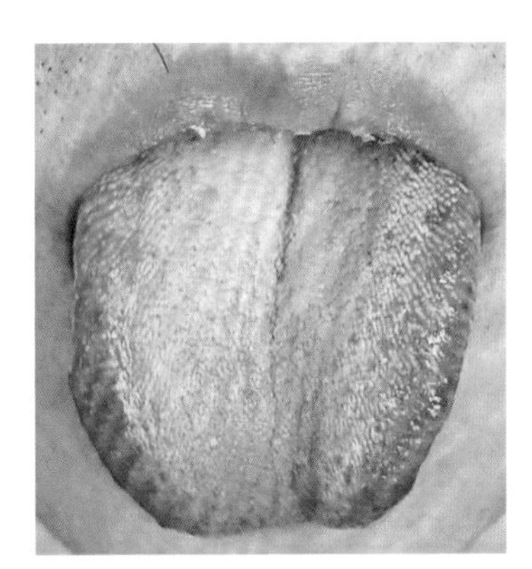

图4-12-5　咳血方舌象

第十三节　治燥剂

一、增液汤（《温病条辨》）

增液汤具有增液润燥的功效。

组成： 玄参、麦冬、生地黄。

主治： 阳明温病，津亏肠燥便秘证。大便秘结，口渴，脉细数或脉沉无力者。

方解： 方中重用玄参，苦咸而凉，滋阴润燥，壮水制火，启肾水以滋肠燥，为君药。生地黄为臣药，其甘苦而寒，清热养阴，壮水生津，以增玄参滋阴润燥之力。又肺与大肠相表里，故用甘寒之麦冬，滋养肺胃阴津以润肠燥，为佐药。三药合用，养阴增液，以补药之体为泻药之用，使肠燥得润，大便得下，故名“增液汤”。

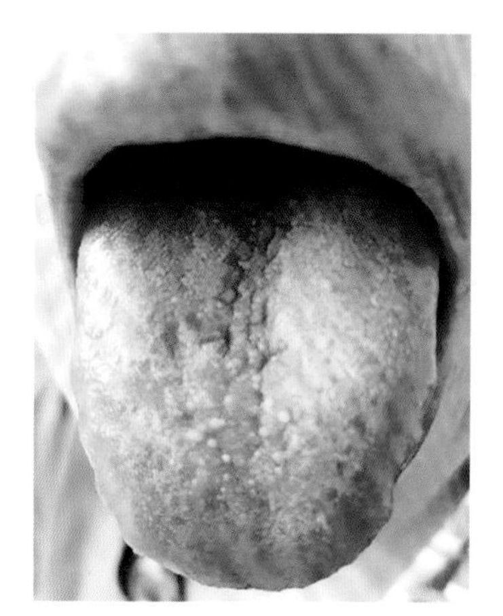

图 4-13-1　增液汤舌象

临症加减： 热结甚者，可加大黄、芒硝以清热泻下，名增液承气汤；阴虚牙痛者，可加牛膝、牡丹皮以凉血、泻火、解毒；胃阴不足、舌质光绛、口干唇燥者，可加沙参、玉竹、石斛等以养阴生津。

现代药理研究提示，增液汤具有增强免疫、提高机体适应性、抗炎、降低血管通透性、提高耐缺氧能力等作用。临床上常用于治疗慢性酒精性肝病、干燥综合征、便秘、慢性咽喉炎、糖尿病等病。

舌象特点： 舌红苔黄。见图 4-13-1。

二、麦门冬汤（《金匮要略》）

麦门冬汤具有滋养肺胃、降逆下气的功效。

组成： 麦冬、半夏、人参、甘草、粳米、大枣。

主治： 1. 虚热肺痿。咳唾涎沫，短气喘促，咽干口燥，脉虚数。

2. 胃阴不足证。气逆呕吐，口渴咽干，脉虚数。

方解： 方中重用麦冬，为君药，甘寒清润，既养肺胃之阴，又清肺胃虚热。人参益气生津，为臣药。佐以甘草、粳米、大枣益气养胃，合人参益胃生津，胃津充足，自能上归于肺，此正“培土生金”之法。肺胃阴虚，虚火上炎，不仅气机逆上，而且进一步灼津为涎，故又佐以半夏降逆下气，化其痰涎，虽属温燥之品，但用量很轻，与大剂麦冬配伍，则其燥性减而降逆之用存，且能开胃行津以润肺，又使麦冬滋而不腻，相反相成。甘草并能润肺利咽，调和诸药，兼作使药。

临症加减： 若津伤甚者，可加沙参、玉竹以养阴液；若阴虚胃痛、脘腹灼热者，可加石斛、白芍以增加养阴益胃止痛之功。

现代药理研究提示，麦门冬汤具有抗肿瘤、抗氧化、调节免疫、降血糖、降血脂等作用。临床上常用于治疗肿瘤术后、胃及十二指肠溃疡、慢性萎缩性胃炎、高血糖、高脂血症等病。

舌象特点： 舌红少苔。见图 4-13-2。

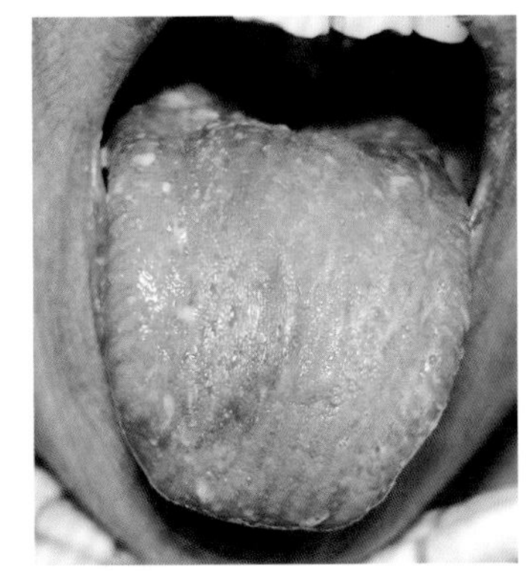

图4-13-2　麦门冬汤舌象

三、清燥救肺汤（《医门法律》）

清燥救肺汤具有清燥润肺、益气养阴的功效。

组成： 桑叶、石膏、甘草、胡麻仁、阿胶、枇杷叶、人参、麦冬、苦杏仁。

主治： 温燥伤肺证。身热头痛，干咳无痰，气逆而喘，咽喉干燥，鼻燥，胸满胁痛，心烦口渴，脉虚大而数。

方解： 方中重用桑叶质轻性寒，轻宣肺燥，透邪外出，为君药。温燥犯肺，温者属热宜清，燥胜则干宜润，故臣以石膏辛甘而寒，清泄肺热；麦冬甘寒，养阴润肺。石膏虽沉寒，但用量轻于桑叶，则不碍君药之轻宣；麦冬虽滋润，但用量不及桑叶之半，自不妨君药之外散。君臣相伍，宣中有清，清中有润，是为清宣润肺的常用组合。人参益气生津，合甘草以培土生金；胡麻仁、阿胶助麦冬养阴润肺，肺得滋润，则治节有权；苦杏仁、枇杷叶苦降肺气，以上均为佐药。甘草兼能调和诸药，是为使药。

临症加减： 若痰多，加川贝母、瓜蒌以润燥化痰；热甚者，加羚羊角、水牛角以清热凉血。

现代药理研究提示，清燥救肺汤具有解除支气管平滑肌痉挛、抗炎、抗菌、抗病毒、抗过敏、增强免疫力等作用。临床上常用于治疗肺炎、支气管哮喘、支气管炎、支气管扩张、肺癌等病。

舌象特点： 舌干少苔。见图 4-13-3。

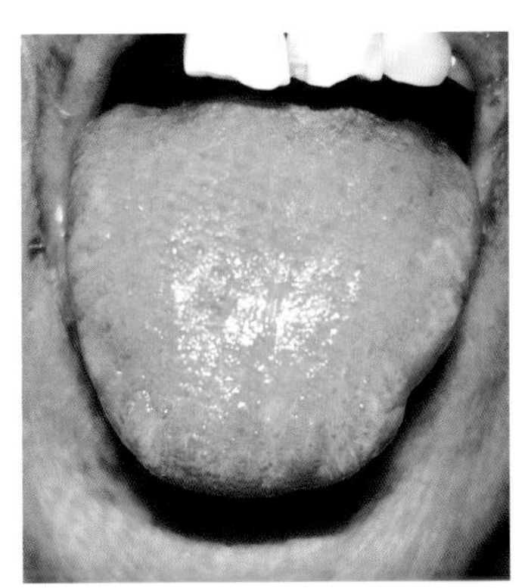

图4-13-3　清燥救肺汤舌象

四、桑杏汤（《温病条辨》）

桑杏汤具有清宣温燥、润肺止咳的功效。

组成： 桑叶、苦杏仁、沙参、浙贝母、淡豆豉、栀子皮、梨皮。

主治： 外感温燥证。头痛，身热不甚，微恶风寒，口渴，咽干 鼻燥，干咳无痰，或痰少而黏，脉浮数而右脉大。

方解： 方中桑叶清宣燥热，透邪外出；苦杏仁降气，润燥止咳，共为君药。淡豆豉辛凉透散，助桑叶轻宣透热；浙贝母清化热痰，助苦杏仁止咳化痰，共为臣药。沙参养阴生津，润肺止咳；栀子皮质轻而入上焦，清泄肺热；梨皮清热润燥，止咳化痰，均为佐药。

临症加减： 若温燥偏甚，身热较重，加金银花、连翘清热泻火；若肺气逆而咳嗽较重，加百部下气止咳；若邪伤肺络，咳而见血，加白茅根、墨旱莲凉血止血；若咽痛，加牛蒡子、薄荷清热利咽。

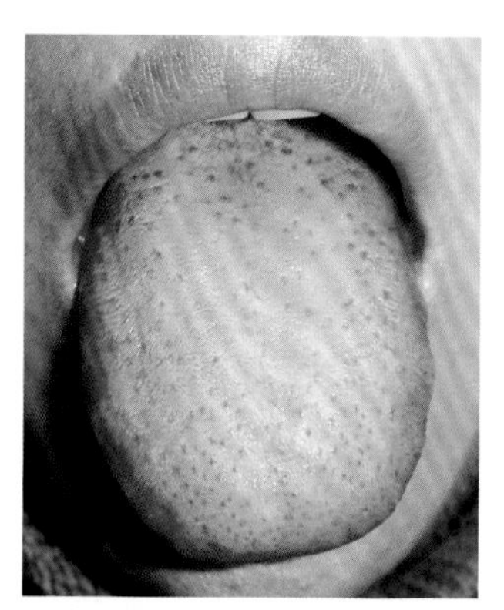

图 4-13-4　桑杏汤舌象

现代药理研究提示，桑杏汤具有增强呼吸道防御功能、增加呼吸道液的分泌、增加血清和气道 IgG 含量、增强气道黏液的保护作用和免疫功能等作用。临床上常用于治疗感冒，流行性感冒引起之咳嗽、鼻塞，以及急慢性支气管炎、支气管扩张、肺气肿之咳嗽等病。

舌象特点： 舌红，苔薄白而干。见图 4-13-4。

五、杏苏散（《温病条辨》）

杏苏散具有轻宣凉燥、理肺化痰的功效。

组成： 紫苏叶、半夏、茯苓、甘草、前胡、桔梗、枳壳、生姜、陈皮、大枣、苦杏仁。

主治： 外感凉燥证。恶寒无汗，头微痛，咳嗽痰稀，鼻塞咽干，脉弦。

方解： 方中紫苏叶辛温不燥，发表散邪，宣发肺气，使凉燥之邪从外而散；苦杏仁苦温而润，降利肺气，润燥止咳，二者共为君药。前胡疏风散邪，降气化痰，既协紫苏叶轻宣达表，又助苦杏仁降气化痰；桔梗、枳壳一升一降，助苦杏仁、紫苏叶理肺化痰，共为臣药。半夏、陈皮燥湿化痰，理气行滞；茯苓渗湿健脾以杜生痰之源；生姜、大枣调和营卫以利解表，滋脾行津以润干燥，是为佐药。甘草调和诸药，合桔梗宣肺利咽，功兼佐使。

临症加减： 若无汗，脉弦甚或紧，加羌活以解表发汗；汗后咳不止，去紫苏叶，加紫苏梗以降肺气；兼泄泻腹满者，加苍术、厚朴以化湿除满；头痛兼眉棱骨痛者，加白芷以祛风止痛；热甚者，加黄芩以清解肺热。

现代药理研究提示，杏苏散具有呼吸道黏膜保护、减低气管纤毛运动、增加呼吸道黏液分泌、对气道产生保护等作用。临床上常用于治疗感冒，流行性感冒引起之咳嗽、鼻塞，急慢性支气管炎、支气管扩张、肺气肿之咳嗽等病。

舌象特点： 舌淡红，苔白。见图 4-13-5。

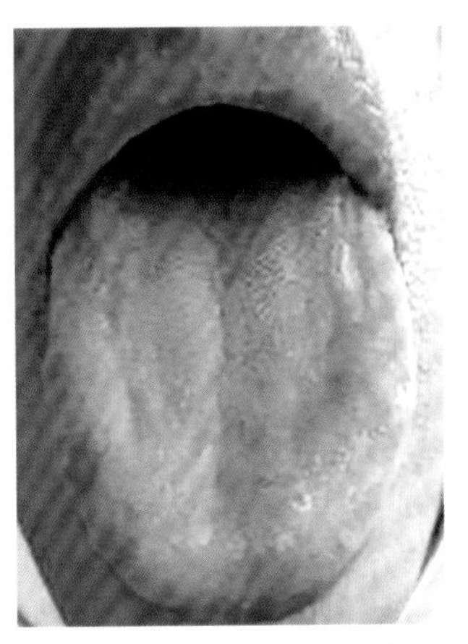

图 4-13-5　杏苏散舌象

第十四节　固涩剂

一、四神丸（《证治准绳》）

四神丸具有温肾暖脾、固肠止泻的功效。

组成： 肉豆蔻、补骨脂、五味子、吴茱萸、生姜、大枣。

主治： 脾肾阳虚之五更泻。症见五更泄泻，不思饮食，食不消化，或久泻不愈，腹痛喜温，腰酸肢冷，神疲乏力，脉沉迟无力。

方解： 方中重用补骨脂辛苦性温，补命门之火以温养脾土，《本草纲目》谓其“治肾泄”，故为君药。臣以肉豆蔻温中涩肠，与补骨脂相伍，既可增温肾暖脾之力，又能涩肠止泻。吴茱萸温脾暖胃以散阴寒；五味子酸温，固肾涩肠，合吴茱萸以助君、臣药温涩止泻之力，为佐药。用法中生姜、大枣同煮，枣肉为丸，意在温补脾胃，鼓舞运化。诸药合用，使火旺土强，肾泄自愈。

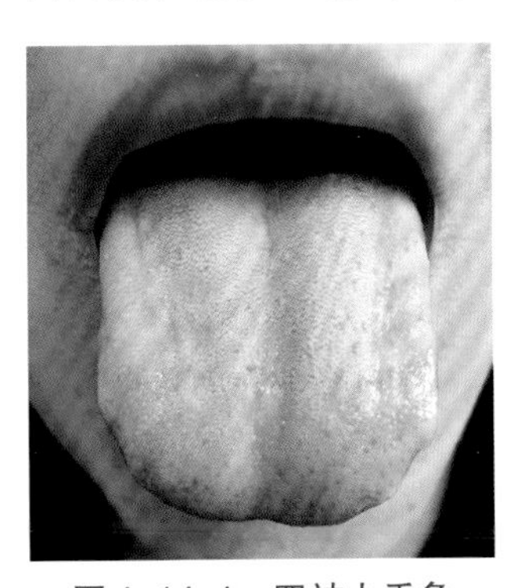

图 4-14-1　四神丸舌象

临症加减： 本方合理中丸，可增强温中止泻之力。若腰酸肢冷较甚者，加附子、肉桂以增强温阳补肾之功。

现代药理研究提示，四神丸具有保肝、调节免疫、止泻、保护肠道黏膜、抑制肠蠕动、调节肠道菌群等作用。临床上常用于治疗急慢性肝炎、肝硬化腹泻、慢性肠炎、慢性结肠炎、肠易激综合征、痢疾、肠结核等病。

舌象特点： 舌淡，苔薄白。见图 4-14-1。

二、桑螵蛸散（《本草衍义》）

桑螵蛸散具有调补心肾、固精止遗的功效。

组成： 桑螵蛸、远志、石菖蒲、龙骨、人参、茯神、当归、龟甲。

主治： 心肾两虚之尿频或遗尿、遗精证。小便频数，或尿如米泔色，或遗尿，或滑精，心神恍惚，健忘，脉细弱。

方解： 方中桑螵蛸甘咸平，入肾经，补肾固精止遗，为君药。人参补益心气，安神定志；龙骨甘平，涩精止遗，镇心安神；龟甲滋阴而补肾，三药合用，补益心肾，滋阴涩精，共为臣药。桑螵蛸得龙骨则固涩止遗之力增强，配龟甲则补肾益精之功更佳。当归调补心血；茯神宁心安神，使心气下达于肾；远志安神定志，通肾气上达于心；石菖蒲开心窍，益心志，共为佐药。诸药合用，补肾固精，养心安神，固精止遗，则神安精固遗止。

临症加减： 若健忘心悸者，可加酸枣仁、五味子以养心安神；兼有遗精者，可加沙苑子、山茱萸以固肾涩精。

现代药理研究提示，桑螵蛸散具有促进平滑肌收缩、促进血小板聚集、抗菌、抗炎、增强机体免疫力等作用。临床常用于治疗小儿尿频、遗尿、糖尿病、神经衰弱等疾病。

舌象特点： 舌淡苔白。见图 4-14-2。

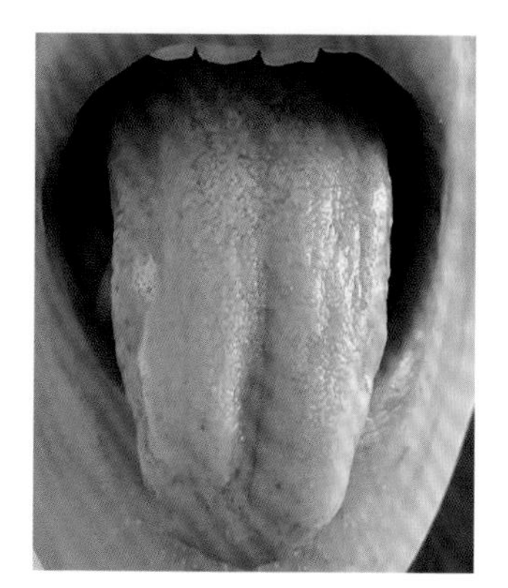

图 4-14-2　桑螵蛸散舌象

三、缩泉丸（《魏氏家藏方》）

缩泉丸具有温肾祛寒、缩尿止遗的功效。

组成： 天台乌药、益智、山药。

主治： 膀胱虚寒证。小便频数，或遗尿不禁，脉沉弱。

方解： 方中益智辛温，归脾、肾二经，温肾固精，缩尿止遗，为君药。乌药辛温，归肾与膀胱经，温肾散寒，疏通气机，为臣药。山药健脾补肾，固涩精气，为佐药。诸药合用，温涩并行，补肾散寒固精，健脾益气缩尿，共奏补肾缩尿之功。

临症加减： 若肾阳虚甚而见畏寒肢冷，夜尿频数者，可合用肾气丸补肾助阳；若肾虚气亏而见小便频数，遗尿日久不愈，可加桑螵蛸、菟丝子、补骨脂等以补肾涩精止遗。

现代药理研究提示，缩泉丸具有抗利尿、抑制平滑肌收缩等作用。临床上常用于治疗小儿遗尿、前列腺炎、前列腺肥大、尿崩症、尿道综合征、慢性肾小球肾炎、肾病综合征等疾病。

舌象特点： 舌淡苔薄白。见图 4-14-3。

四、金锁固精丸（《医方集解》）

金锁固精丸具有补肾涩精的功效。

组成： 沙苑蒺藜、芡实、莲须、龙骨、牡蛎、莲子。

主治： 肾虚不固之遗精。证见遗精滑泄，腰疼耳鸣，四肢酸软，神疲乏力，脉细弱。

方解： 方中沙苑蒺藜甘温，补肾固精，故为君药。莲子补肾涩精；芡实益肾固精；莲须固肾涩精，三药合用，以助君补肾固精之力，共为臣药。龙骨、牡蛎收敛固涩，重镇安神，共为佐药。诸药合用，既能涩精，又能补肾，标本兼顾，以涩为主。

临症加减： 若大便干结者，加熟地黄、肉苁蓉以补精血而通大便；大便溏泄者，加补骨脂、菟丝子、五味子以补肾固涩；腰膝酸痛者，加杜仲、续断以补肾而壮腰膝；兼见阳痿者，加锁阳、淫羊藿以补肾壮阳。

现代药理研究提示，金锁固精丸具有调节尿道、输精管精囊、前列腺的收缩作用。临床上常用于治疗尿浊、遗尿等疾病。

舌象特点： 舌淡苔白。见图 4-14-4。

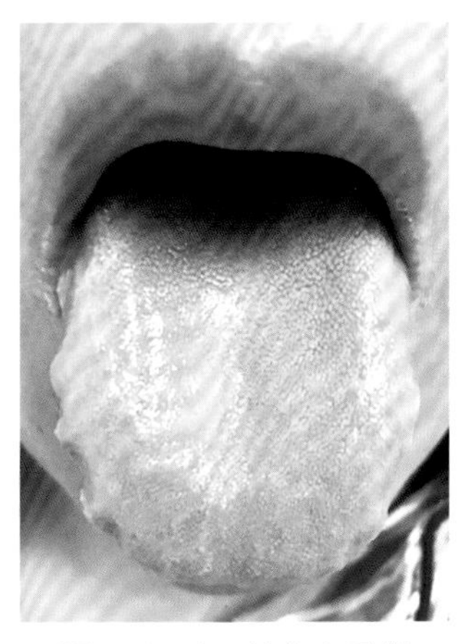

图 4-14-3　缩泉丸舌象

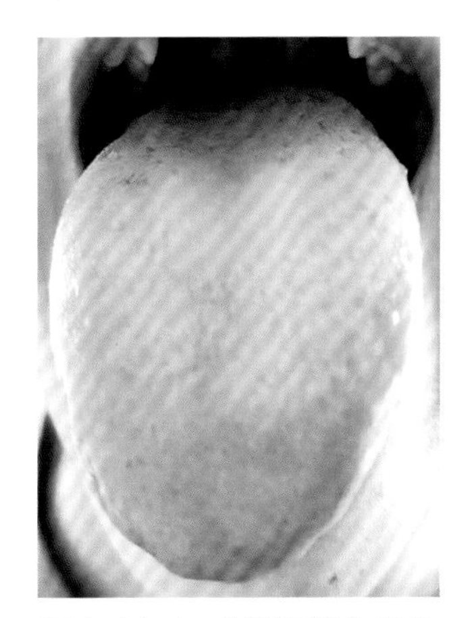

图 4-14-4　金锁固精丸舌象

五、固冲汤（《医学衷中参西录》）

固冲汤具有益气健脾、固冲摄血的功效。

组成： 白术、生黄芪、煅龙骨、煅牡蛎、山茱萸、生白芍、海螵蛸、茜草、棕榈炭、五倍子。

主治： 脾肾虚弱，冲脉不固证。血崩或月经过多，或漏下不止，色淡质稀，心悸气短，神疲乏力，腰膝酸软，脉细弱。

方解： 方中重用白术，与黄芪相伍，补气健脾，使气旺摄血，共为君药。肝肾足即冲任固，故配以山茱萸、白芍补益肝肾以调冲任，并能养血敛阴，共为臣药。煅龙骨、煅牡蛎、棕榈炭、五倍子功专收敛固涩，以增止血之力；海螵蛸、茜草化瘀止血，使血止而不留瘀，共为佐药。诸药合用，共奏益气健脾、固冲止血之功。

临证加减： 若兼肢冷汗出、脉微欲绝者，为阳气虚衰欲脱之象，需加重黄芪用量，并合参附汤以益气回阳。

现代药理研究提示，固冲汤具有促进平滑肌收缩、促进血小板聚集、抗菌、抗炎、增强机体免疫力等作用。临床常用于治疗功能性子宫出血、产后出血过多等疾病。

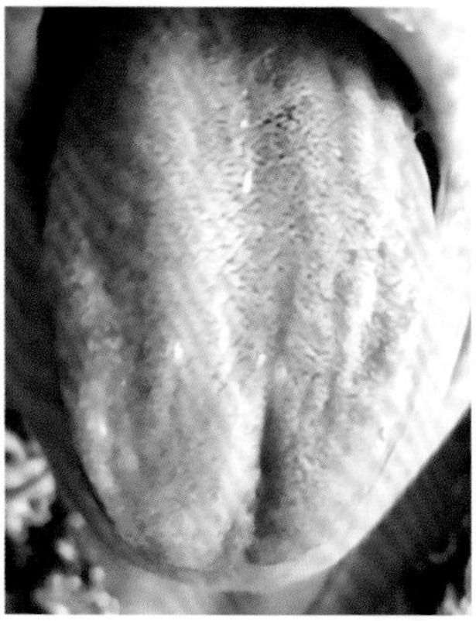

图4-14-5　固冲汤舌象

舌象特点： 舌淡。见图 4-14-5。

第十五节　解表剂

一、银翘散（《温病条辨》）

银翘散具有辛凉透表、清热解毒的功效。

组成： 金银花、连翘、桔梗、薄荷、竹叶、生甘草、荆芥穗、淡豆豉、牛蒡子、芦根。

主治： 温病初起。发热，微恶风寒，无汗或有汗不畅，口渴头痛，咽痛咳嗽，脉浮数。

方解： 方中金银花、连翘芳香清解，既轻宣透表，又清热解毒，重用为君。薄荷、牛蒡子辛凉宣散，疏散风热，清利头目；淡豆豉、荆芥穗辛而微温，透邪外出，两药虽为辛温解表药，但辛而不烈，温而不燥，配伍在辛凉药中，可增强透表之力，共为臣药。桔梗宣肺止咳；竹叶清上焦热；芦根清热生津，同为佐药。甘草调和诸药为使。

临症加减： 渴甚者，为伤津较甚，加天花粉生津止渴；项肿咽痛者，系热毒较甚，加马勃、玄参清热解毒，利咽消肿；衄者，由热伤血络，去荆芥穗、淡豆豉之辛温，加白茅根、侧柏炭、栀子炭凉血止血；咳者，是肺气不利，加苦杏仁，苦降肃肺以加强止咳之功；胸膈闷者，乃夹湿邪秽浊之气，加藿香、郁金芳香化湿，辟秽祛浊。

现代药理研究提示，银翘散具有良好的消炎、抗病毒作用。临床上常用于治疗上呼吸道感染、急性扁桃体炎、水痘、麻疹等疾病。

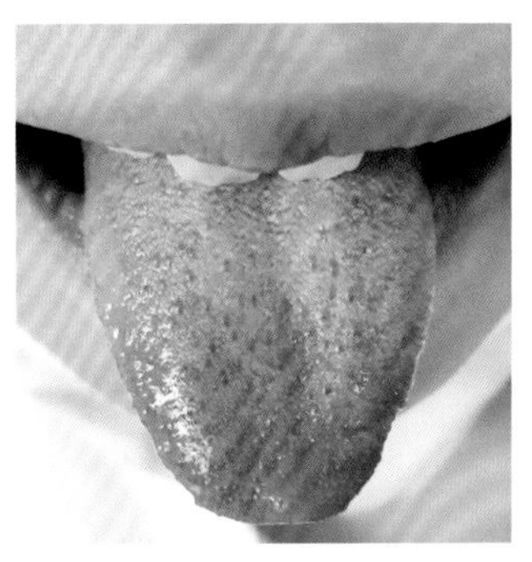

图 4-15-1　银翘散舌象

舌象特点： 舌尖红，苔薄白或微黄。见图 4-15-1。

二、桂枝汤（《伤寒论》）

桂枝汤具有解肌发表、调和营卫的功效。

组成： 桂枝、芍药、炙甘草、生姜、大枣。

主治： 外感风寒表虚证。恶风发热，汗出头痛，鼻鸣干呕，不渴，脉浮缓或浮弱。

方解： 桂枝为君药，解肌发表，散外感风寒，芍药为臣，益阴敛营。桂、芍相合，一治卫强，一治营弱，合则调和营卫，是相须为用。生姜辛温，既助桂枝解肌，又能暖胃止呕。大枣甘平，既能益气补中，又能滋脾生津。姜、枣相合，还可以升腾脾胃生发之气而调和营卫，所以并为佐药。炙甘草之用有二：一为佐药，益气和中，合桂枝以解肌，合芍药以益阴；一为使药，调和诸药。本方虽只有五味药，但配伍严谨，散中有补，正如柯琴在《伤寒论附翼》中赞桂枝汤："为仲景群方之魁，乃滋阴和阳，调和营卫，解肌发汗之总方也。"

临症加减： 恶风寒较甚者，宜加防风、荆芥、淡豆豉疏散风寒；体质素虚者，可加黄芪益气，以扶正祛邪；兼见咳喘者，宜加苦杏仁、紫苏子、桔梗宣肺止咳平喘。

现代药理研究提示，桂枝汤具有抗炎、抗病毒、调节胃肠功能、调节免疫等作用。临床上常用于治疗感冒、流行性感冒、原因不明的低热、产后或病后低热、妊娠呕吐、多形红斑、冻疮、荨麻疹等疾病。

舌象特点： 舌淡苔薄白。见图 4-15-2。

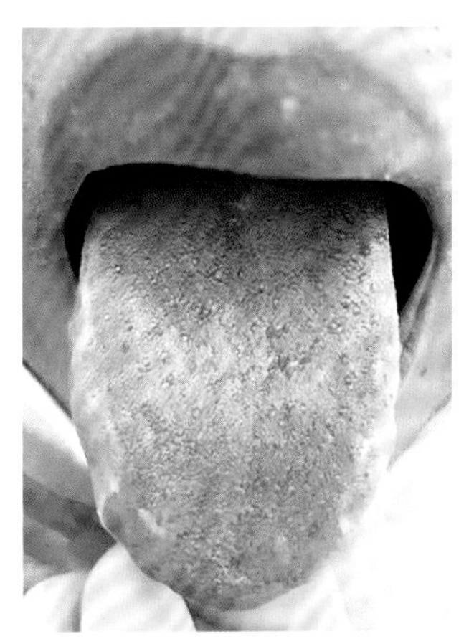

图 4-15-2　桂枝汤舌象

三、参苏饮（《太平惠民和剂局方》）

参苏饮具有益气解表、理气化痰的功效。

组成： 陈皮、枳壳、桔梗、炙甘草、木香、半夏、紫苏叶、葛根、前胡、人参、茯苓。

主治： 气虚外感，内有痰湿证。恶寒发热，无汗，头痛鼻塞，咳嗽痰白，胸脘满闷，倦怠无力，气短懒言，脉弱。

方解： 方中紫苏叶辛温，发散表邪，宣肺宽中，故为君药。臣以葛根助君药发散风寒，解肌舒筋。佐以半夏、前胡、桔梗化痰止咳；陈皮、木香、枳壳理气宽胸；脾为生湿生痰之源，茯苓健脾渗湿以治生痰之源。化痰与理气兼顾，既寓"治痰先治气"之意，又使升降复常，有助于表邪之宣散、肺气之开合。更佐入人参益气扶正，既助解表，又使表药祛邪不伤正。炙甘草合茯苓、人参益气健脾，兼和诸药，为佐使。煎服时，少加生姜、大枣，可助发表、益脾。诸药相合，共奏益气解表、理气化痰之功。

临症加减： 若头痛甚者，可加川芎、白芷、藁本以增强解表止痛作用；气滞较轻者，可去木香以减其行气之力。

现代药理研究提示，参苏饮具有镇咳、祛痰、平喘、调节免疫的作用。临床上常用于慢性支气管炎、肺气肿合并感染、上呼吸道感染等疾病。

舌象特点： 舌淡苔白腻。见图 4-15-3。

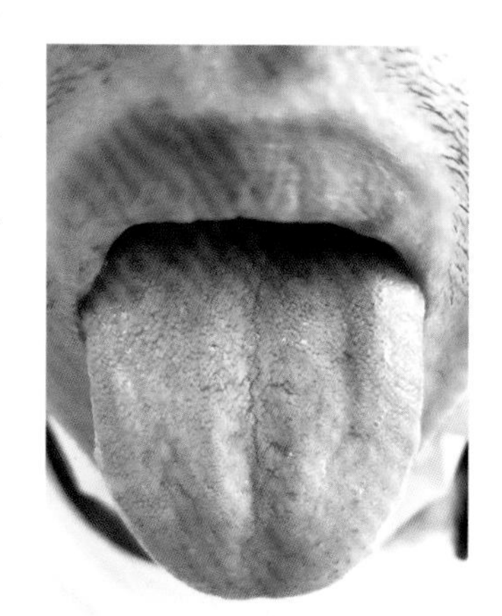

图4-15-3　参苏饮舌象

四、九味羌活汤（《此事难知》）

九味羌活汤具有发汗祛湿、兼清里热的功效。

组成： 羌活、防风、苍术、细辛、川芎、白芷、生地黄、黄芩、甘草。

主治： 外感风寒湿邪，内有蕴热证。恶寒发热，无汗，头痛项强，肢体酸楚疼痛，口苦微渴，脉浮或浮紧。

方解： 方中羌活辛苦性温，散表寒，祛风湿，利关节，止痹痛，为治太阳风寒湿邪在表之要药，故为君药。防风辛甘性温，为风药中之润剂，祛风除湿，散寒止痛；苍术辛苦而温，功可发汗祛湿，为祛太阴寒湿的主要药物。两药相合，协助羌活祛风散寒，除湿止痛，是为臣药。细辛、白芷、川芎祛风散寒，宣痹止痛，其中细辛善止少阴头痛，白芷擅解阳明头痛，川芎长于止少阳、厥阴头痛，此三味与羌活、苍术合用，为本方“分经论治”的基本结构。生地黄、黄芩清泄里热，并防诸辛温燥烈之品伤津，以上五药俱为佐药。甘草调和诸药为使。九味配伍，既能统治风寒湿邪，又能兼顾协调表里，共成发汗祛湿、兼清里热之剂。

临症加减： 若湿邪较轻，肢体酸楚不甚者，可去苍术、细辛以减温燥之性；如肢体关节痛剧者，加独活、威灵仙、姜黄等以加强宣痹止痛之力；湿重胸满者，可去滋腻之生地黄，加枳壳、厚朴行气化湿宽胸；无口苦微渴者，生地黄、黄芩又当酌情裁减；里热甚而烦渴者，可配加石膏、知母清热除烦止渴。

现代药理研究提示，九味羌活汤具有镇痛、抗炎、解热、镇静、抗菌、抗病毒、调节免疫等作用。临床常用于治疗感冒、急性肌炎、风湿性关节炎、偏头痛、腰肌劳损等疾病。

舌象特点： 舌苔白或微黄。见图 4-15-4。

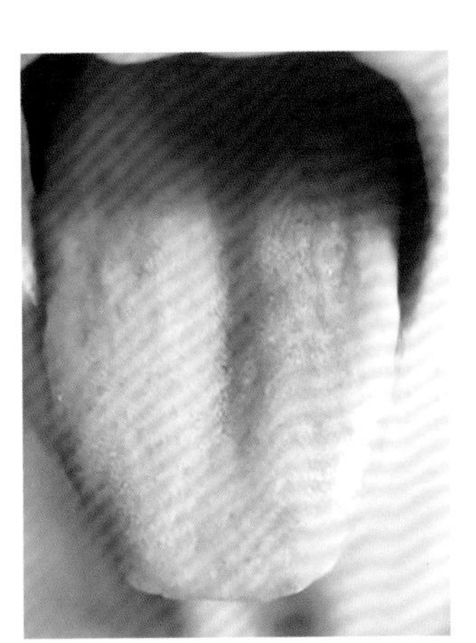

图 4-15-4　九味羌活汤舌象

五、桑菊饮（《温病条辨》）

桑菊饮具有疏风清热、宣肺止咳的功效。

组成： 桑叶、菊花、苦杏仁、连翘、薄荷、桔梗、生甘草、芦根。

主治： 风温初起，邪客肺络证。症见但咳，身热不甚，口微渴，脉浮数。

方解： 方中桑叶甘苦性凉，善走肺络，疏散风热，又清宣肺热而止咳嗽；菊花辛甘性寒，疏散风热，又清利头目而肃肺。二药相须，直走上焦，协同为用，以疏散肺中风热见长，共为君药。苦杏仁苦降，肃降肺气；桔梗辛散，开宣肺气，相须为用，一宣一降，以复肺之宣降功能而止咳，共为臣药。薄荷辛凉解表，助君药疏散风热之力；连翘透邪解毒；芦根清热生津，共为佐药。生甘草调和诸药为使。诸药相伍，使上焦风热得以疏散，肺气得以宣降，则表证解，咳嗽止。

临症加减： 若二三日后，气粗似喘，是气分热势渐盛，加石膏、知母以清解气分之热；若咳嗽较频，是肺热甚，可加黄芩清肺热；若咳痰黄稠，咯吐不爽，加瓜蒌、黄芩、桑白皮、贝母以清热化痰；咳嗽咯血者，可加白茅根、茜草、牡丹皮凉血止血；若口渴甚者，加天花粉生津止渴；兼咽喉红肿疼痛，加玄参、板蓝根清热利咽。

现代药理研究提示，桑菊饮具有抗炎、镇咳、祛痰、平喘、调节免疫的作用。临床用于治疗感冒、急性支气管炎、上呼吸道感染、肺炎、急性结膜炎、角膜炎等疾病。

舌象特点： 舌淡红苔薄黄。见图 4-15-5。

六、麻杏石甘汤（《伤寒论》）

麻杏石甘汤具有辛凉疏表、清肺平喘的功效。

组成： 麻黄、苦杏仁、炙甘草、石膏。

主治： 外感风邪，邪热壅肺证。症见身热不解，有汗或无汗，咳逆气急，甚则鼻扇，口渴，脉浮而数。

方解： 方中麻黄辛温，宣肺平喘，解表散邪；石膏辛甘大寒，清泄肺热以生津，二药相伍，一以宣肺为主，一以清肺为主，合而用之，既宣散肺中风热，又清宣肺中郁热，共为君药。石膏倍于麻黄，相制为用。全方主以辛凉，麻黄得石膏，宣肺平喘而不助热；石膏得麻黄，清解肺热而不凉遏。苦杏仁苦温，宣利肺气以平喘咳，与麻黄相配则宣降相因，与石膏相伍则清肃协同，是为臣药。炙甘草既能益气和中，又防石膏寒凉伤中，更能调和于寒温宣降之间，为佐使药。四药合用，共奏辛凉宣肺，清热平喘之功。

临症加减： 如肺热甚，壮热汗出者，宜加重石膏用量，并酌加桑白皮、黄芩、知母以清泄肺热；表邪偏重，无汗而恶寒，石膏用量宜减轻，酌加薄荷、紫苏叶、桑叶等以助解表宣肺之力；痰多气急，可加葶苈子、枇杷叶以降气化痰；痰黄稠而胸闷者，宜加瓜蒌、贝母、黄芩、桔梗以清热化痰，宽胸利膈。

现代药理研究提示，麻杏石甘汤具有抗炎、镇咳、祛痰、平喘、调节免疫的作用。临床常用于治疗感冒、上呼吸道感染、急性支气管炎、肺炎、支气管哮喘、麻疹合并肺炎等疾病。

舌象特点： 舌苔薄白或黄。见图 4-15-6。

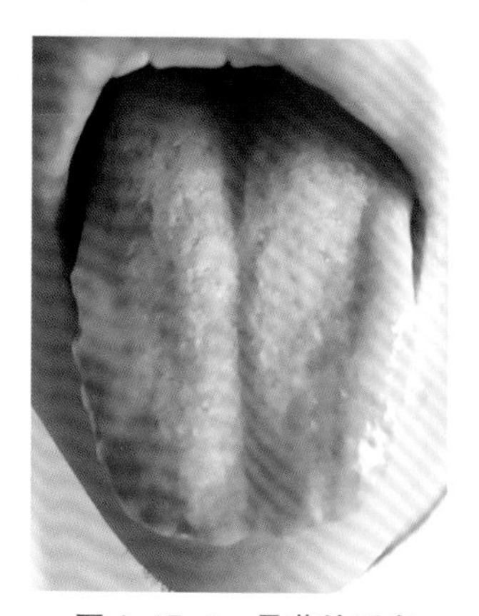

图4-15-5 桑菊饮舌象

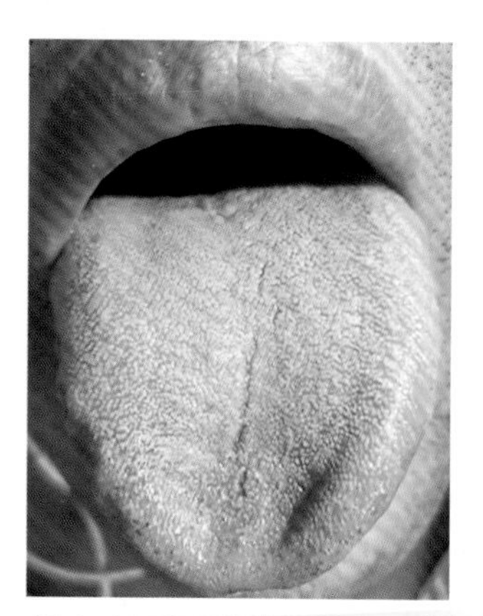

图4-15-6 麻杏石甘汤舌象

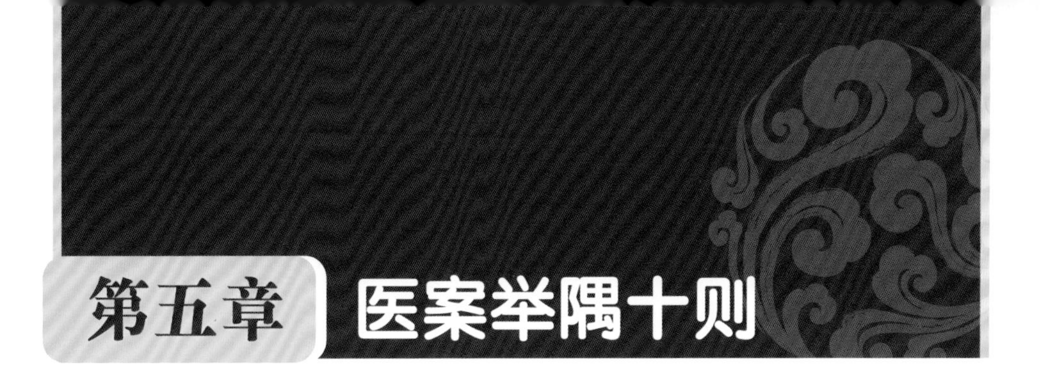

第五章 医案举隅十则

医案一

赵某，女，40岁。2021年2月15日初诊。

病史： 患者发现乙肝“小三阳”13年。2008年体检发现乙肝“小三阳”，未予处治。5年前因谷丙转氨酶（GPT）反复升高住院治疗，曾用干扰素治疗1年后停药，停药时HBV DNA阴性，肝功能正常。1月前因工作压力较大，出现胁肋隐痛，右胁胀闷，腹胀，纳差，进食量较前减少约1/3，舌暗淡，苔白稍厚微腻（图5-1-1），脉弦细。查肝功能：GPT 105U/L，谷草转氨酶（GOT）73U/L；HBV DNA约为10^4U/L，甲胎蛋白正常，腹部彩超提示肝回声增粗。

西医诊断： 慢性乙型病毒性肝炎。

西医治疗： 予“恩替卡韦0.5mg，qd”抗病毒治疗。

中医诊断： 肝着病。

中医证型： 肝郁脾虚证。

中医治法： 疏肝解郁，理气健脾。

处方： 逍遥散加减。

柴胡15g	当归12g	白芍12g	白术10g
茯苓10g	薄荷6g	山楂15g	炒神曲12g
炒麦芽12g	木香12g	砂仁（后入）9g	陈皮12g
炙甘草6g			

复诊： 前方服用4周后，患者症状明显好转，但仍偶感胃脘部胀闷不适，食欲不佳，舌暗，苔薄白（图5-1-2），脉弦细。予原方加莱豆壳、莱菔子各10g，复查肝功能正常。

续服该方4周后，诸症消失，肝功能持续正常，HBV DNA阴性。

按语： 该例患者情志郁结，肝气失于条达，故见胁肋隐痛，右胁胀闷；《金匮要略》言：“见肝之病，知肝传脾，当先实脾。”肝木久郁乘脾，脾虚中焦气机升降失常，故见腹胀；运化不及，故见腹胀，纳差；舌暗淡，苔白微腻，脉弦细为肝郁脾虚之象，方拟“逍遥散”加减。方中柴胡疏肝解郁，使肝气得以条达而为君药；当归甘辛苦温，养血和血，且气香可理气，为血中之气药；白芍酸苦微寒，养血敛阴，柔肝缓急；当归、白芍与柴胡同用，补肝体而和肝用，使血和则肝和，血充则肝柔，共为臣药；白术、茯苓、甘草健脾益气，既能实土以御木侮，且使营血生化有源；山楂、神曲、麦芽健脾消食化滞；木香、砂仁、陈皮为芳香之品，功善理气和胃，醒脾化湿，使全方补而不滞，皆为佐药；薄荷少许，疏散郁遏之气，透达肝经郁热，亦为佐药；柴胡为肝经引经药，又兼使药之用。二诊诉腹胀好转，偶有胃脘部胀闷不适，食欲不佳，于原方基础上加菜豆壳、莱菔子加强健脾和胃、理气宽中之功。诸药相合，肝气得疏，脾运得健，疏养结合，虚实兼顾。

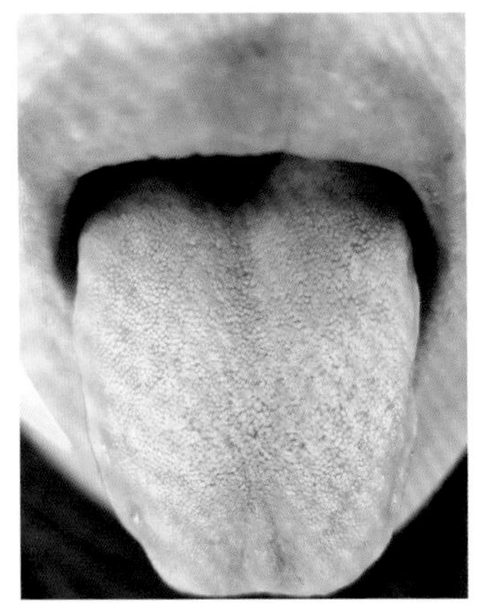

图5-1-1　舌暗淡，苔白稍厚微腻

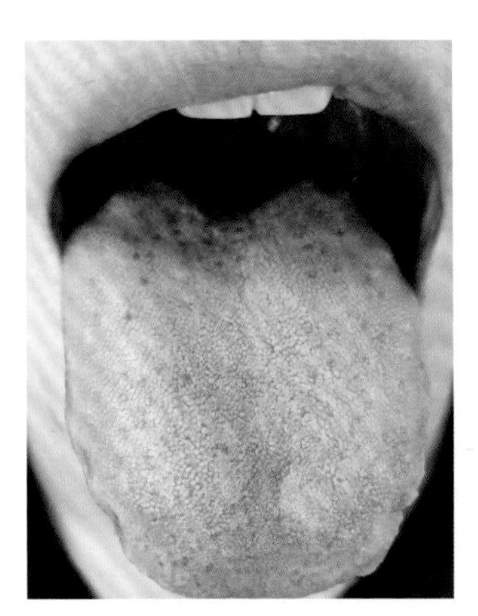

图5-1-2　舌暗，苔薄白

医案二

陈某，男，57岁。2021年4月2日初诊。

病史： 发现乙型肝炎表面抗原（HBsAg）阳性3年，未定期复查，未治疗。近一个月自觉胁肋刺痛，夜间明显，急躁易怒，面色晦暗，口干，大便干，小便正常，舌暗红，苔黄厚腻（图5-2-1），脉弦涩。查HBsAg（+），HBeAg（+）；HBV DNA 5.73E+6U/L，腹部CT提示肝硬化；肝功能ALT 276U/L，AST 108U/L；肝纤维化CAP 202dB/m，E 21.2kPa。

西医诊断： 乙型肝炎肝硬化（代偿期）。

西医治疗： 予“恩替卡韦 0.5 mg，qd”抗病毒治疗。

中医诊断： 积聚病。

中医证型： 瘀血内阻证。

中医治法： 活血化瘀，泻热通便。

处方： 膈下逐瘀汤合小承气汤加减。

川芎 12g　延胡索 12g　牡丹皮 10g　赤芍 10g
五灵脂 6g　乌药 9g　当归 10g　桃仁 6g
红花 10g　香附 10g　枳壳 10g　大黄 6g
甘草 6g

二诊： 服药 2 周后，上述症状较前减轻，目赤疼痛，时有胸闷、腹胀，嗳气频作，得嗳气后胀痛稍舒，舌暗红，苔薄黄稍腻（图 5-2-2），脉弦涩。加大原方中香附、枳壳的用量为 12g，再加菊花、龙胆各 15 克，决明子 30g，加强清肝泻火。复查肝功能，GPT 56U/L，GOT 38U/L。

三诊： 服前方 2 周后，诸症消失，舌暗红，苔薄，脉弦。续服前方 2 周巩固。复查肝功能正常。

随访： 半年后随访，症状未再复发，肝功能持续正常，HBV DNA 转为阴性。肝纤维化 CAP 202dB/m；E 13.2kPa。

按语： 患者素感疫邪，内伏于肝，胁肋为肝之所络，肝失疏泄，气血运行不畅，瘀血内阻，不通则痛，故胁肋刺痛，夜间为阴之盛，血瘀为阴邪，故夜间尤甚；瘀血内阻，久而化热，热邪灼伤津液，津不上乘于口，故见口干；肠道失濡，故见大便干结；肝气不疏，故见急躁易怒；面色晦暗为瘀血内阻之外部征象；舌暗红，苔黄厚腻，脉弦涩为瘀热内结之象，方拟膈下逐瘀汤合小承气汤加减。川芎为“血中之气药”，既能活血化瘀，又能行气止痛；延胡索，“行血中之气滞，能治一身上下诸痛”，为活血行气止痛之良药，两药相合为君，活血行气止痛之力著；牡丹皮、赤芍，性寒，皆入肝经，善清肝经血分之热为臣；五灵脂、乌药、当归、桃仁、红花，五药相合，助君臣加强活血化瘀

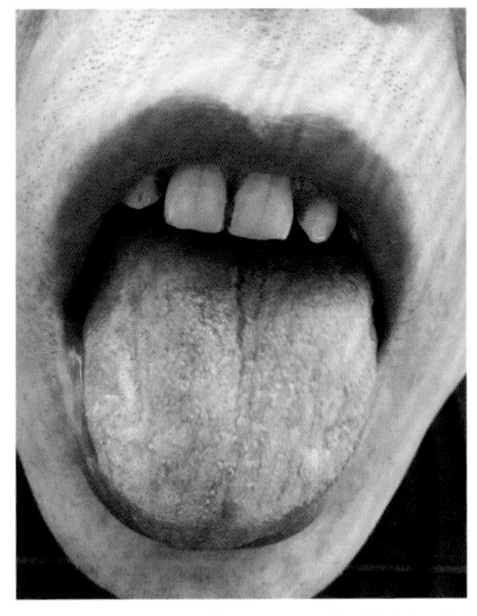

图5-2-1　舌暗红，苔黄厚腻

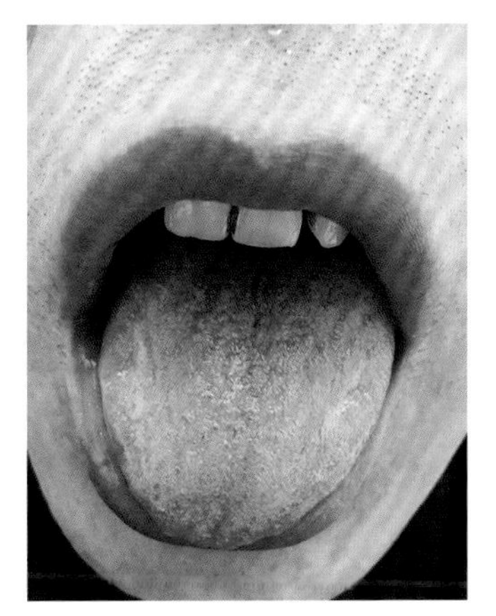

图5-2-2　舌暗红，苔薄黄稍腻

之功；香附、枳壳疏理气机，使得气行则血行；大黄苦寒沉降，善于泄热通便，甘草健脾，调和诸药。二诊服用上药症状好转，但有胸闷、腹胀，嗳气频作，加大原方中香附、枳壳的用量，加强理气疏肝之功，目赤疼痛，为肝之血分热气未消，故加菊花、龙胆、决明子加强清热泻火之力。诸药合用，共奏活血化瘀、泻热通便、疏肝理气之功。

医案三

吴某，男，45岁。2019年7月5日初诊。

病史： 因“腹胀、纳差1周余”为主诉就诊。1周前因进食寒凉食物后出现脘腹痞胀不适，纳呆，进食量较前减少约1/4，倦怠乏力，畏冷，大便黏腻不爽，舌淡苔白边有齿痕（图5-3-1），脉濡缓。肝功能检查：GPT 73U/L，GOT 58U/L，谷氨酰转肽酶（GGT）53U/L。血脂检查：总胆固醇（TC）6.4mmol/L，甘油三酯（TG）3.8mmol/L，高密度脂蛋白（HDL）0.59mmol/L，低密度脂蛋白（LDL）3.72 mmol/L。腹部彩超检查提示：中度脂肪肝。

西医诊断： 非酒精性脂肪性肝病。

西医治疗： 饮食指导，加强运动。

中医诊断： 肝癖病。

中医证型： 寒湿困脾证。

中医治法： 温中化湿，健脾和胃。

处方： 茵陈术附汤加减。

干姜 12g	肉桂 12g	炮附子 6g	白术 10g
厚朴 10g	木香 10g	大腹皮 10g	陈皮 12g
茯苓 15g	泽泻 15g	炙甘草 6g	

二诊： 服用半个月后，诉症状较前好转，时有乏力，纳食不香，偶有腹胀，舌淡红，苔白微腻，脉濡缓。复查肝功能：GPT 62U/L，GOT 51U/L，GGT 52U/L。血脂检查：TC 5.4mmol/L，TG 2.8mmol/L，HDL 0.79mmol/L，LDL 2.74mmol/L。加藿香、砂仁各12g, 黄芪 15g。

三诊： 服药1个月后，诸症消失，精神可，纳食正常，夜寐安，二便调，舌淡红苔薄白（图5-3-2），脉濡。复查肝功能、血脂未见异常，续服用前方3周以巩固。

按语： 本例患者进食寒冷食物后出现脘腹痞胀不适，此乃寒湿之气困阻中焦，脾胃升降失常所致；脾胃运化失职，故见纳呆；脾主四肢，脾为湿所困，故见倦怠乏力；寒为阴邪，易伤阳气，温煦不能，则畏寒；湿困脾阳不升，故见大便黏腻；舌淡苔白边有齿痕，脉濡缓为一派寒湿之象。因此，治疗以温中化湿、健脾和胃为主。方拟茵陈术附汤加减。方中干姜温脾阳而助运化，肉桂、附子大热之品，善温肾阳而助气化，三味相合，温补脾肾，抑阴扶阳共为君药；白术归脾胃经，为“补气健脾第一要药”，用其健脾益气燥湿为臣，厚朴、木香、大腹皮、陈皮皆为辛温气香之品，行气燥湿，消胀除满；茯苓、泽泻渗湿止泻，炙甘草健脾，调和诸药，共为佐药。二诊腹胀、纳呆改善不明显，故于原方基础上加藿香、砂仁芳香化湿，行气理脾；并加黄芪健脾补气。三诊症状悉除，疗效满意。

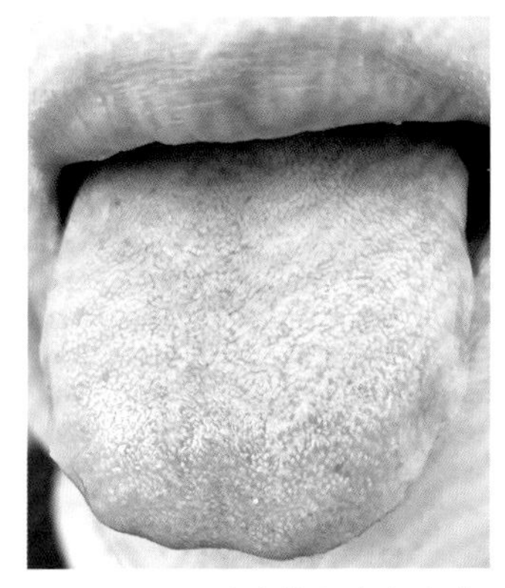

图5-3-1 舌淡苔白边有齿痕

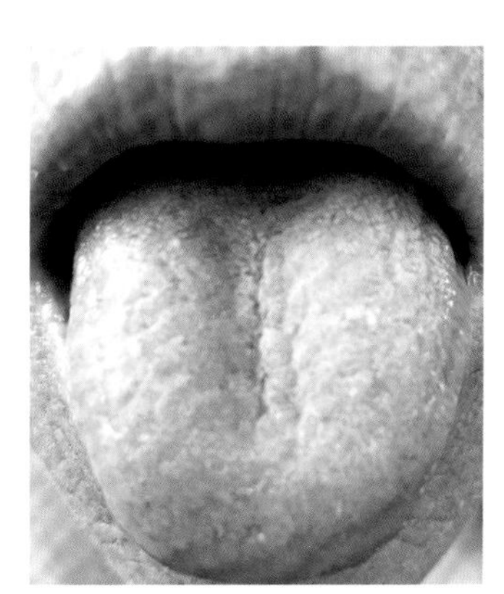

图5-3-2 舌淡红苔薄白

医案四

江某，男，56岁，2020年10月8日初诊。

病史： 缘于30年前体检发现HBsAg、乙型肝炎e抗原（HBeAg）、乙型肝炎核心抗体（HBcAb）阳性，无不适，未治疗。10年余前无明显诱因出现乏力，我科门诊查彩超“肝回声粗，脾饱满97mm×42mm”，HBV DNA“9.29E+7copies/mL”，为进一步明确病情于本科住院治疗，肝穿刺病理学检查：“轻度慢性肝炎（G2S1）”。HBVM：HBsAg（+），HBeAg（+），HBcAb（+），HBV DNA 6.43E+7copies/mL。肝功能：总胆红素（TB）45μmol/L，白蛋白29g/L，GPT 88U/L，GOT 80U/L，GGT 108U/L。予口服恩替卡韦抗病毒治疗后HBV DNA阴性，肝功能正常，但患者乏力反复发作，右胁隐痛喜揉，灼痛不止，五心烦热，夜寐欠安，烦躁易怒，健忘，腰酸，不耐劳作，纳食不香，舌暗红，苔薄黄微干（图5-4-1），脉细弦无力。查肝纤维化扫描：CAP 289dB/m，E13.0kPa。腹部彩超提示：早期肝硬化形成，门静脉稍增宽，脾肿大。

西医诊断： 乙型肝炎肝硬化，活动性，代偿期。

西医治疗： 予“恩替卡韦0.5mg，qd”抗病毒治疗。

中医诊断： 积聚病。

中医证型： 肝肾阴虚证。

中医治法： 滋阴补肾，调理肝气。

处方： 六味地黄汤加减。

熟地黄 12g	枸杞子 12g	石斛 12g	山茱萸 10g
女贞子 10g	五味子 6g	炙龟甲 10g	牡丹皮 6g
醋鳖甲 10g	丹参 12g	郁金 10g	莲子心 5g
百合 10g			

二诊： 用药1个月后，症状改善，乏力仍时常发作，舌暗红，苔薄白（图5-4-2），脉弦细。于前方基础上加黄芪 20g，白术 12g，党参 12g，复查肝功能正常。

三诊： 症状消退，舌暗，苔薄白，脉弦细。肝纤维化扫描：CAP 256dB/m，E6.8kPa。胁下积块化软回消，CAP 值偏高，给予净山楂、荷叶、玫瑰花各 10g，代茶饮，配合健康饮食运动指导。

按语： 本例患者属于虚滞相兼。以虚为主，但病由肝郁化火，导致阴虚，阴虚火盛，结痰成瘀，痰瘀火热，更耗肝肾之阴，滋养肝肾是培其本，清火化瘀乃治其标。本例患者肝病日久，虽经过有效抗病毒治疗，但病情仍有进展，CAP 值偏高，不排除该患者同时合并脂肪肝，方中熟地黄、枸杞子滋肾阴、益肾精为君，配臣药山茱萸、龟甲、石斛、女贞子滋阴潜阳、软坚散结，补养肝肾；佐以牡丹皮、郁金、丹参清肝经火热，行气解郁，活血化瘀；五味子益气生津、补肾宁心；鳖甲软肝化坚、活血化瘀之功，加用莲子心、百合清心降火安神。二诊症状改善，诉乏力，加黄芪、白术、党参健脾益气、养阴生津。全方滋养肝肾，清火化瘀，养阴生津，共奏奇效。

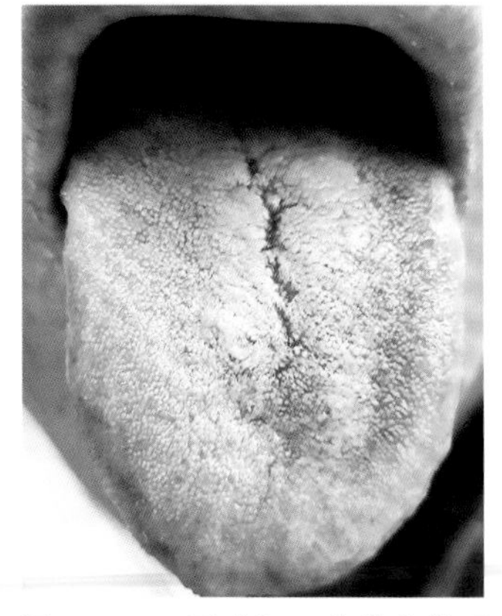

图5-4-1　舌暗红，苔薄黄微干

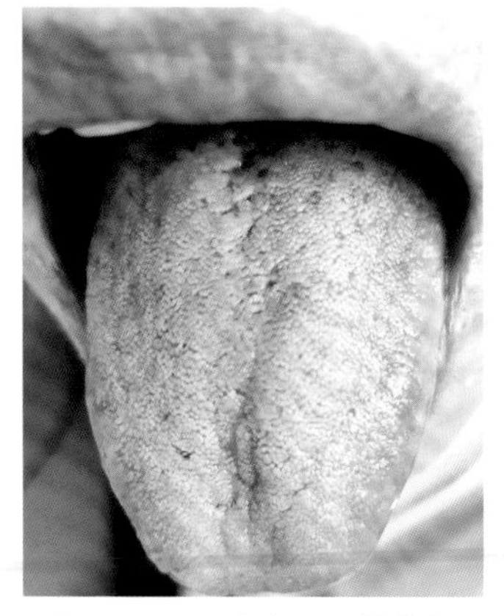

图5-4-2　舌暗红，苔薄白

医案五

黄某，男，42 岁。2020 年 7 月 8 日初诊。

病史： 患者平素怕冷，四肢不温，1 个月前患者无明显诱因出现少腹冷痛，遇寒加重，得热痛减，腰膝酸冷，耳鸣，颜面浮肿，小便清长，大便时溏，日 3 次，夜寐一般，舌淡暗，胖大，苔厚腻（图 5-5-1），脉沉细缓。查肝功能：GPT 105U/L，GOT 82U/L，乙肝大三阳，HBV DNA 3.25E+6IU/mL，甲胎蛋白正常，腹部彩超提示肝硬化改变。肝纤维化扫描：CAP182dB/m；E 15.2kPa。

西医诊断： 乙型肝炎肝硬化（代偿期）。

西医治疗： 予“恩替卡韦 0.5mg，qd”抗病毒治疗。

中医诊断： 积聚病。

中医证型： 脾肾阳虚。

中医治法： 温肾暖脾。

处方： 附子理中丸合金匮肾气丸加减。

干姜 10g	肉桂 15g	桂枝 12g	干地黄 10g
山茱萸 10g	小茴香 12g	山药 10g	白术 12g
泽泻 12g	茯苓 5g	牡丹皮 15g	炙甘草 6g

二诊： 服药 2 周后，上述症状较前略有好转，上腹胀闷，嗳气矢气则舒，胃寒，舌淡暗，苔白腻，脉沉。予原方加大干姜、小茴香用量各为 15g，再加陈皮、枳壳各 12g。复查肝功能：GPT 57U/L，GOT 43.8U/L，GGT 54U/L。

三诊： 续服药 2 周后胃寒及上腹胀满较前好转，肝区偶有不适，肝功能正常。舌暗，苔薄腻（图 5-5-2），脉沉缓。上方加柴胡、木香各 10g，肝气稍舒，脾肾阳复。

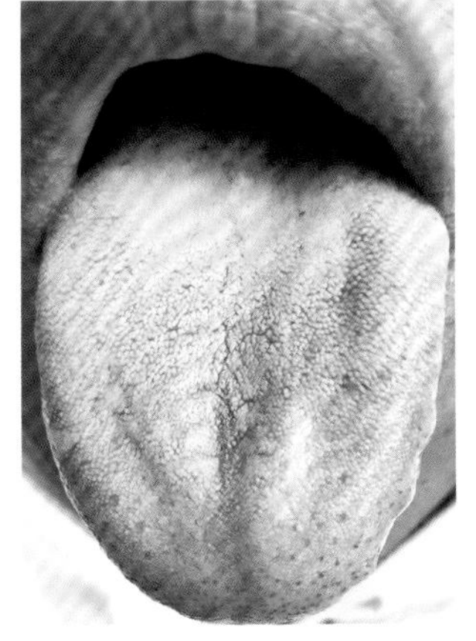

图 5-5-1　舌淡暗，胖大，苔厚腻

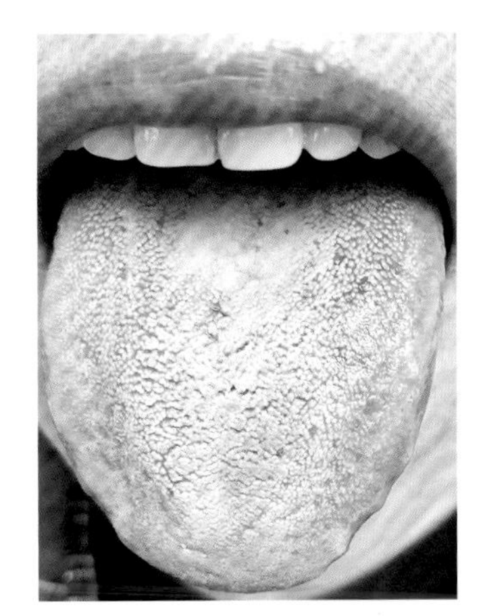

图 5-5-2　舌暗，苔薄腻

服药2月后，复查肝功能正常，肝纤维化扫描：CAP 179dB/m，E 9.8kPa。诸症消失。3个月后随访，未再复发。

按语： 肝硬化“病在于肝，不止于肝”，其致病因素持久地损伤肝脏，久病伤及脾肾阳气，脾肾阳虚，温煦失职，故见胃寒肢冷；腰膝失于肾阳的温养，故见冷痛；肾开窍于耳，肾精不能上养耳窍，故见耳鸣；阳虚津液运化失常，则颜面水肿；肾气蒸腾气化功能失常，故见小便清长；脾阳虚弱，运化不能，故见大便溏；舌淡暗，胖大，苔厚腻，脉沉细缓为脾肾阳虚之象，予附子理中丸合金匮肾气丸加减治之。方中干姜，主入脾胃，长于温中散寒、健运脾阳，《本草求真》言其“大热无毒，守而不走”，为温暖中焦的良药，肉桂，甘而大热，能补火助阳，益阳消阴，为之命门火衰之要药，桂枝甘温，通阳扶卫，散寒止痛，三药专于补脾肾之阳为君；“善补阳者，必于阴中求阳，则阳得阴助而生化无穷”(《类经》)，故配干地黄滋补肾精；山茱萸、小茴香、山药补益肝脾肾之气，共为臣药；白术、茯苓、泽泻健脾利湿；牡丹皮活血化瘀，伍桂枝调血中之滞，有助水湿祛除，上药共为佐药。炙甘草调和诸药。二诊症状好转，但感胃寒、腹胀，遂加大原方中干姜、小茴香的用量，旨在加强温中健脾之功；加陈皮、枳壳调理中焦气机。三诊症状较前好转，时有肝区不适，柴胡、木香皆入肝经，可调理肝气。诸药相配，共奏温肾暖脾之功。

医案六

吴某，男，47岁。2019年8月6日初诊。

病史： 因“目黄，身黄，小便黄半个月余”就诊。患者半月前无明显诱因开始出现目黄，身黄，小便黄，大便秘结，晨起口干口苦，恶心纳差，进食量较前减少约1/2，舌淡暗，苔薄腻稍干（图5-6-1），脉弦滑数。查肝功能：GPT 353U/L，GOT 254U/L，总胆红素（TBil）225mmol/L，抗-HAV IgM阳性。乙肝、丙肝病毒检测均阴性，否认饮酒史。

西医诊断： 急性甲型病毒性肝炎。

西医治疗： “多烯磷脂酰胆碱胶囊（易善复）2粒，tid”保肝治疗。

中医诊断： 肝热病。

中医证型： 肝胆湿热证（热重于湿）。

中医治法： 清热利湿，疏肝利胆。

处方： 茵陈蒿汤合龙胆泻肝汤加减。

茵陈 15g	龙胆 12g	栀子 12g	黄芩 6g
车前子 10g	泽泻 10g	木通 9g	大黄 6g
当归 12g	生地黄 10g	柴胡 12g	甘草 6g

二诊： 服药7剂后，小便清长，黄疸日益消退，食欲较前改善，进食量恢复正常。舌淡红苔白微腻（图5-6-2）脉弦滑。肝功能：GPT 182U/L，GOT 105U/L，TBil 180mmol/L，续予前方。

三诊： 续服14剂后，诸症消失，黄疸消退，肝功能正常。

按语： 本例患者感受湿热疫毒之邪，导致肝气郁滞，疏泄不利，胆汁疏泄失常，胆液不循常道，外溢肌肤，下注膀胱，故兼身黄、目黄、尿黄；热邪灼津液，肠道失濡，故见大便秘结；湿热蕴结中焦，津不上乘于口，故见口干、口苦；湿邪困脾，脾胃运化不能，故见恶心、纳差，舌淡暗、苔薄腻稍干为湿热之象。"热得湿而愈炽""湿得热而愈横"，湿邪如得化得利，则湿去而热孤，热邪若得清得泄，则热透而湿消，因此，本证的治疗以清热利湿为主，兼顾疏肝利胆。方拟茵陈蒿汤合龙胆泻肝汤加减。方中茵陈、龙胆重用为君，上泻肝胆实火，下清下焦湿热，泻热除湿，利胆退黄。黄芩、栀子为臣，二药性皆苦寒，专于泻火解毒，清热燥湿，以除中焦湿热。泽泻、木通、车前子清利湿热，导邪而小便出；大黄泻热通便，使湿热从大便而解；肝为藏血之脏，肝经有热，本易耗伤阴血，方中苦燥渗利之品又会损伤阴液，故用生地黄、当归滋阴养血以顾肝体，使邪祛而不伤正。柴胡舒畅肝气以利肝用，兼引诸药归于肝胆经。甘草调和诸药，并防苦寒败胃。上八药，共为佐使药。全方清利并行，佐以滋养，祛邪兼防伤正；苦寒降泄，寓以疏利，泄肝并遂肝木之性。

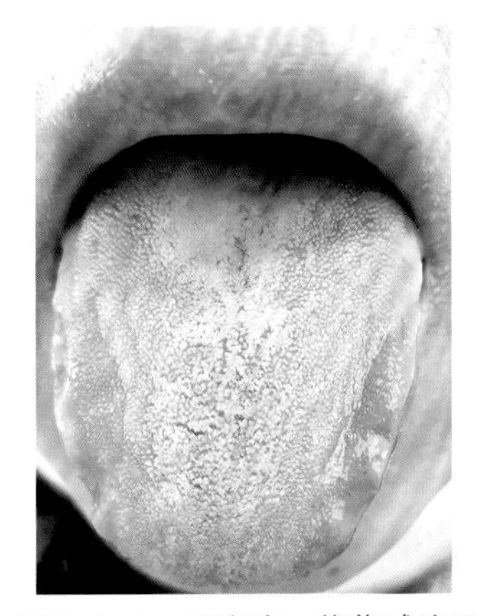

图5-6-1　舌淡暗，苔薄腻稍干

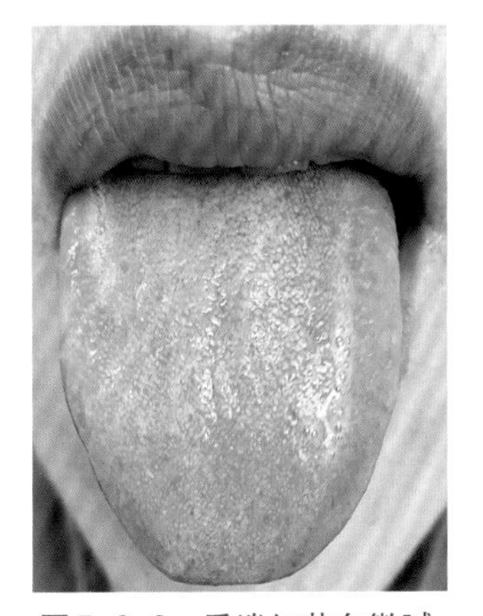

图5-6-2　舌淡红苔白微腻

医案七

许某，男性，35岁。2020年7月5日初诊。

病史： 以"胁肋胀满1周"为主诉就诊。患者性格内向，1周前无明显诱因出现胁肋胀满，偏于右胁，卧则加重，动则减轻，精神抑郁，时时太息，腹胀，纳呆，舌红，苔薄白（图5-7-1），脉弦。查肝功能：GPT 114U/L，GOT 98U/L。血脂检查：TC 6.4mmol/L，TG 3.8mmol/L，HDL 0.59mmol/L，LDL 3.72mmol/L。腹部彩超检查提示：轻度度脂肪肝。乙肝、丙肝、甲肝均阴性，否认饮酒史。

西医诊断： 非酒精性脂肪性肝病。

西医治疗： 饮食指导，加强运动。

中医诊断： 肝癖病。

中医证型： 肝郁气滞证。

中医治法： 疏肝理气。

处方： 柴胡疏肝散加减。

柴胡 15g	香附 15g	川芎 10g	陈皮 12g
枳壳 12g	白芍 10g	麦芽 12g	鸡内金 12g
山楂 12g	白术 12g	山药 15g	甘草 6g

二诊： 服药1周后，诸症改善明显，偶有腹胀，纳寐尚可，二便调，舌淡红，苔薄白（图5-7-2），脉弦。复查肝功能较前明显下降。予加莱豆壳、莱菔子各10g。

三诊： 续服14剂后，诸症消失，复查肝功能正常，予续服1周巩固。

按语： 肝喜条达而恶抑郁，其经脉布胁肋，患者性格内向，平素工作压力大，肝气郁结，经气不利，故见胁肋胀闷；肝气疏泄失职，故见情志抑郁，喜太息；全身气机不畅，中焦气机升降失常，故见腹胀；脾胃运化不能，故见纳呆；舌红，苔薄白，脉弦为肝郁气滞之证，治疗以疏肝理气为主。方拟柴胡疏肝散加减。方中柴胡辛苦凉，主入肝胆经，功擅条达肝气而疏郁结；香附专入肝经，长于疏肝理气，二药用为君药，旨在疏肝解郁。川芎味辛气雄，主入

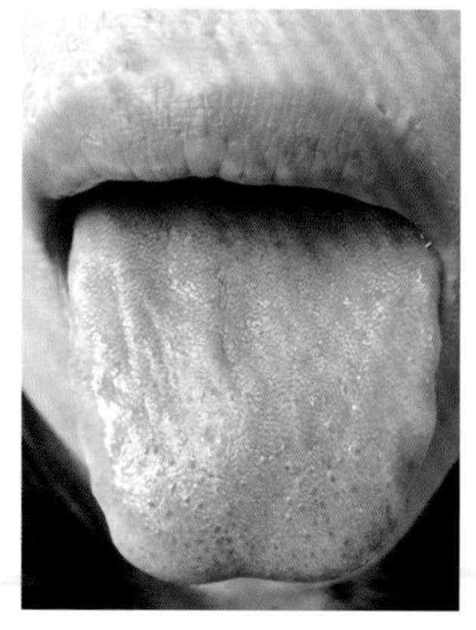

图5-7-1　舌红，苔薄白

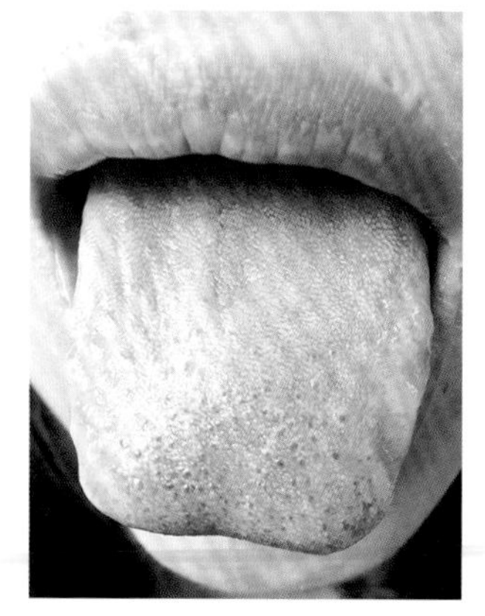

图5-7-2　舌淡红，苔薄白

肝胆经，能疏肝开郁，行气活血，止胁痛，助柴胡解肝经之郁滞，增行气活血止痛之效，为臣药。陈皮、枳壳理气行滞调中；白芍养血柔肝，缓急止痛；麦芽、鸡内金、山楂重在健脾消食化脂，白术、山药健脾益气，共为佐药。甘草调和诸药。全方以疏肝理气为主，疏柔结合。二诊腹胀改善不明显，予莱豆壳、莱菔子理气和中消痞满。三诊该患者诸症悉除，疗效显著。

医案八

王某，男，32岁。2019年10月15日初诊。

病史： 患者因“右胁肋部胀痛半个月余”就诊。患者右胁肋部胀痛，周身困重，口干，食欲减退，恶心欲呕，夜寐可，大便溏，小便色黄，舌红苔黄厚腻（图5-8-1），脉濡缓。腹部彩超检查提示：轻度脂肪肝。肝功能：GPT 60U/L，GOT 50U/L。饮酒史6年余，每周约5次，每次6两50度白酒。近2周无饮酒。

西医诊断： 酒精性脂肪肝。

西医治疗： 禁酒。

中医诊断： 肝热病。

中医证型： 肝胆湿热证（湿重于热）。

中医治法： 清热利湿。

处方： 甘露消毒饮加减。

茵陈 15g	滑石 12g	黄芩 12g	木通 6g
石菖蒲 10g	豆蔻 15g	藿香 10g	白术 10g
泽泻 15g	薏苡仁 30g	甘草 6g	

复诊： 患者服药2周后诉上诉症状大有好转，夜卧不安，舌红苔薄黄（图5-8-2），脉弦数。肝功能：GPT 52U/L，GOT 30U/L。总胆固醇5.50 mmol/L，

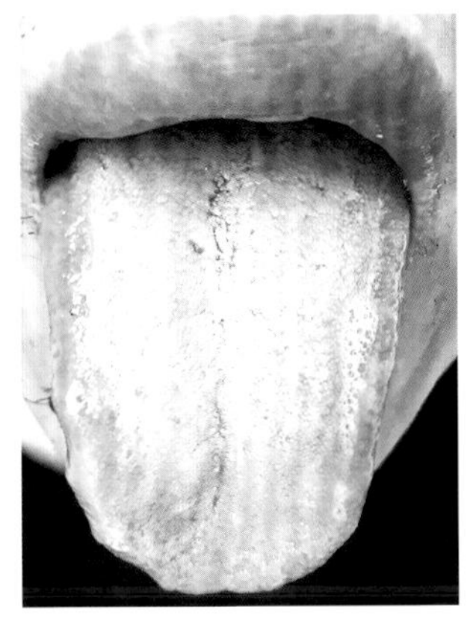

图5-8-1　舌红苔黄厚腻

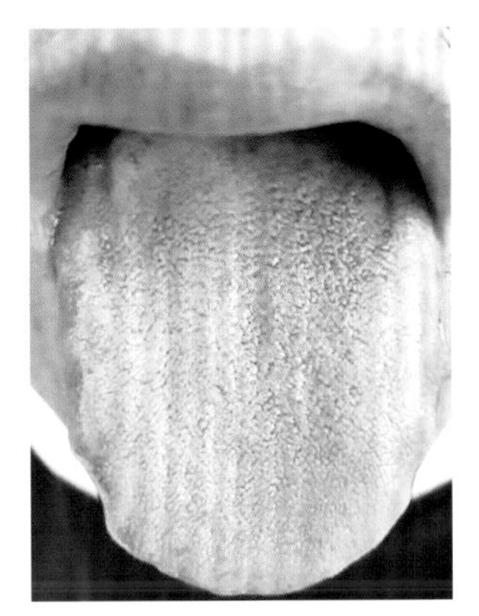

图5-8-2　舌红苔薄黄

甘油三酯 3.56mmol/L，高密度脂蛋白胆固醇 0.82mmol/L，低密度脂蛋白胆固醇 2.03mmol/L。守上方加黄连 9g、茯神 12g。

续服该方 8 周后，患者症状消失，复查肝功能、血脂正常，腹部彩超提示肝脏正常。

按语： 患者长期嗜酒无度，脾胃损伤，运化功能失职，湿浊内生，蕴久化热，湿热之邪阻滞气机，蕴结肝体，不通则痛故见胁肋胀痛；湿困四肢，则周身困重；热灼津液，故见口干、小便色黄；脾胃运化失常，故见纳差；胃气上逆，故见恶心欲呕；脾阳不升，故见大便溏；舌红苔黄厚腻，脉滑数为湿热蕴结之象，治以利湿清热，方拟甘露消毒饮治之。方中茵陈善清肝胆脾胃之湿热，亦能导湿热下行；黄芩清热解毒而燥湿，滑石性寒滑利，使湿热邪气从小便而解，三药相配为君，清热祛湿两擅其长。臣以石菖蒲、豆蔻、藿香芳香化湿，醒脾和中；白术健脾益气，以绝生湿之源。佐以木通利水消肿，下利湿热；泽泻、薏苡仁利水渗湿，甘草调和诸药。诸药合用，使湿去热清，气机调畅。二诊症状改善，但夜寐不安，此乃余热扰心，心神不安，加黄连，泄心火以挫热势；茯神宁心安神。守方续服数周，症状消失，疗效满意。

医案九

刘某，男，48 岁。2020 年 7 月 8 日初诊。

病史：“发现 HBsAg 阳性 10 年余，右胁胀痛伴口干口苦 1 个月余”就诊。患者 10 余年前体检发现“乙肝大三阳”，3 年前开始规律服用替诺福韦酯抗病毒治疗。1 个月前因工作压力大开始出现右胁胀痛伴口干口苦，情志不畅，纳呆，腹胀，大便黏滞不畅，舌红，苔略厚腻，舌疮（图 5-9-1），脉弦滑。肝功能：ALT 75U/L，AST 63U/L；HBV DNA 阴性；HBsAg（+），HBeAg（+）。腹部彩超：肝回声增粗。

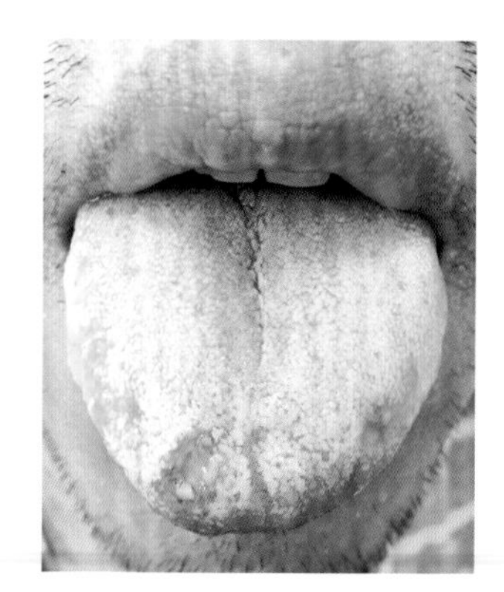

图5-9-1　舌红，苔略厚腻，舌疮

西医诊断： 慢性乙型病毒性肝炎。

西医治疗： 替诺福韦酯 300mg，qd，口服。

中医诊断： 肝着病。

中医证型： 肝胆湿热证。

中医治法： 清热利湿。

处方： 小芩连汤加减。

黄连 6g	黄芩 10g	柴胡 10g	郁金 10g
蒲公英 15g	茵陈 15g	菜豆壳 15g	甘草 3g
白芍 10g			

二诊： 服药 2 周后，患者胀痛较前减轻，口干、口苦消失，偶有腹胀，大便溏稀，舌淡红，苔薄白（图 5-9-2），脉弦滑。考虑患者脾虚湿盛，予加用茯苓 15g、芡实 10g、薏苡仁 30g。

三诊： 续服 14 剂后，诸症消失，复查肝功能、甲胎蛋白正常。

按语： 慢性乙型肝炎的基本病机为湿热及肝郁，病情由实到虚，虚实夹杂，迁延日久导致肝纤维化、肝硬化的发生，本例患者感受湿热之邪，郁结少阳，枢机不利，肝胆经气失于疏泄，故见胁痛、情志不畅，热邪久羁，耗伤肝阴，故见口干；肝郁乘脾，日久脾气虚弱，运化失职，故见纳呆、腹胀、大便黏滞不畅；舌红，苔略厚腻，脉弦滑均为湿热蕴结之象。方中黄芩、黄连合用，泻实火，除湿热，共为君药。臣以茵陈清热利湿，蒲公英清热解毒，共清肝胆湿热、火毒。伍以郁金、菜豆壳理气解郁，白芍、甘草柔肝养阴，缓急止痛，共为佐药。柴胡疏胆泄热，和解少阳，且引诸药以达肝胆；甘草调和诸药，此二者共为使药。诸药合用，使清热利湿、理气解郁并举，共奏通络止痛、利胆退黄之效。二诊时患者便溏考虑脾胃虚弱，运化失职，故加用茯苓、芡实、薏苡仁健脾化湿。

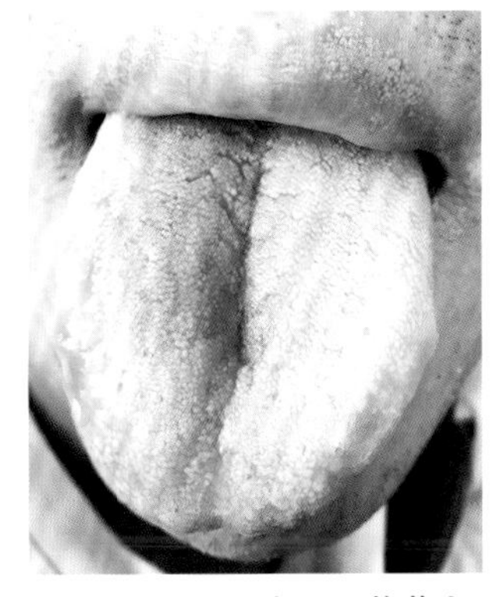

图 5-9-2　舌淡红，苔薄白

医案十

陈某李，男，35岁，2021年8月16日初诊。

病史： 诉半年余前体检腹部彩超提示轻度脂肪肝。未系统诊治。本次常规复查血脂升高，ALT 80U/L，AST 72U/L，TG 4.64mmol/L，UA 437μmol/L。腹部彩超：轻度脂肪肝。肝硬度测定值：CAP 289dB/m，E 9.8kPa。进一步住院肝穿刺病理学检查提示：轻度脂肪肝。SAF评分：4分。近2周无明显诱因出现体力下降，不耐劳作，纳食减少，胁肋胀闷不舒、喜按喜揉，腹胀，嗳气不适，便溏，肢体困倦，形体肥大，舌暗，瘀斑，苔厚腻（图5-10-1），脉弦细。平素少量饮酒史。

西医诊断： 非酒精脂肪性肝病。

西医治疗： 禁酒，加强运动，低脂饮食。

中医诊断： 肝癖。

证型： 肝郁脾虚证。

中医治法： 疏肝解郁，益气健脾。

处方： 逍遥散加减。

柴胡 12g	白芍 10g	当归 10g	白术 10g
茯苓 10g	薄荷（后入）6g	薏苡仁 30g	山药 12g
藿香 12g	砂仁（后入）12g	生姜3片	甘草 6g

二诊： 服用半月后，诸症改善，时有口干，急躁易怒，舌暗，瘀斑，苔薄腻（图5-10-2），脉弦细。加栀子12g，竹茹9g。复查肝功能：GPT 64U/L，GOT 40U/L。

三诊： 3个月后体重下降，诸症消失，肝功能恢复正常。腹部彩超：肝

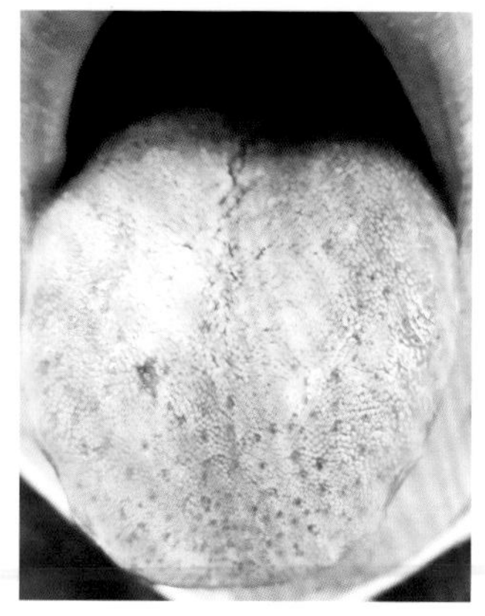

图5-10-1 舌暗，瘀斑，苔厚腻

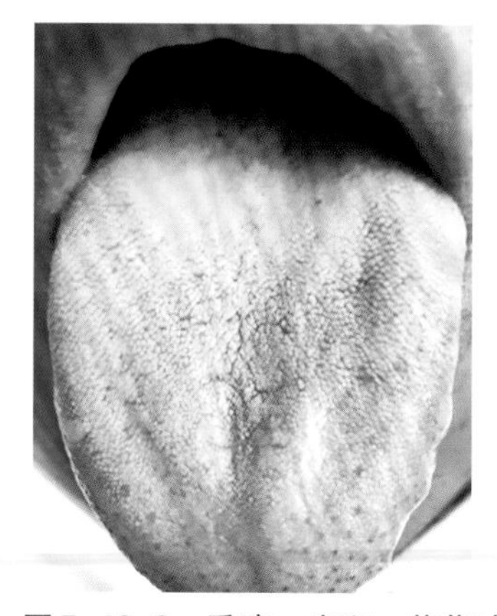

图5-10-2 舌暗，瘀斑，苔薄腻

胆胰脾未见异常。

按语： 本例患者平素喜食肥甘厚味之品，加之缺乏运动，导致脂肪沉积于肝，肝脏疏泄不能，气机郁结，故见胁肋胀闷不舒；中焦气机不畅，故见腹胀；脾胃虚弱，气血生化不足，不能营养四肢，故见乏力；清阳不升，故见大便溏；胃气上逆，故见嗳气频频；舌暗，瘀斑，苔腻，脉弦细，为肝郁脾虚之证，治以疏肝解郁，益气健脾，方拟逍遥散治之。方中柴胡辛行苦泄，性善条达肝气，疏肝解郁，为君药；白芍酸敛肝阴，养血柔肝，当归甘温质润，长于补血，两药相合，养肝血以利肝用，为臣药；白术、茯苓、山药健脾益气除湿；薏苡仁渗湿利水，藿香、砂仁化湿醒脾，行气和胃；薄荷疏肝而散郁热；生姜、甘草健脾和中，共为佐使药。二诊：患者诉口干、急躁易怒，结合舌苔脉象，考虑肝经有热，故予栀子、竹茹清肝经热火，3 个月后火热清，肝气疏，脾气旺，诸症皆消。

参考文献

[1] 梁嵘 . 明末清初时期的舌诊研究特征分析 [J]. 江西中医学院学报，2005，17 (3): 14-16.

[2] 张伟，曹江鹏 . 舌诊源流探究 [J]. 河南中医学院学报，2008，23 (2): 19-20.

[3] 段绍杰，陈佳良，程钰，等 . 慢性肝病患者舌象特征研究进展 [J]. 中西医结合肝病杂志，2019，(06): 567-569.

[4] 黄娜，唐亚平，戴芳，等 . 肝、胆与舌象相关性的研究 [J]. 中华中医药杂志，2020，(07): 3388-3391.

[5] 曹建春 . 看舌态知疾病 [N]. 中国中医药报，2014-03-27 (006) .

[6] 胡素敏，孙悦，肖茜琼，等 . 中医思维与辨证论治 [J]. 中华中医药杂志，2017，32 (08): 3377-3380.

[7] 苏明玉 . 中医舌诊中舌象特征提取及分类算法研究 [D]. 长春工业大学，2018.

[8] 赵军，谢静华，师建平，等 . 中医舌诊探析 [J]. 内蒙古中医药，2020，(06): 146-148.

[9] 陈佳良 . 基于舌诊的 NAFLD 预测模型建立及磁共振肝脂肪含量相关性研究 [D]. 北京中医药大学，2020.

[10] 杜松，刘寨华，于峥，等 . “舌苔”源流考 [J]. 中国中医基础医学杂志，2019，25 (11): 1492-1495.

[11] 王庆侠 . 胃气、胃阴、浊气与舌苔 [J]. 甘肃中医学院学报，1998，(02): 9-10.

[12] 徐丽，孙悦，李伟，等 . 黄苔成因与临床表征及意义探讨 [J]. 江西中医药，2017，48 (10): 7-9.

[13] 张照琪 . 病毒性肝炎舌诊辨证体会 (摘要) [J]. 中西医结合肝病杂志，1998，0 (S1): 371-372.

[14] 许岚，宓余强 . 慢性乙型肝炎舌诊研究进展 [J]. 新中医，2013，(11): 120-121.